はじめに

- 人の名前が出てこない
- 買い忘れや家事の失敗が増えた
- 以前よりも料理が苦手になった
- 何かをするのがおっくうになった

年を取って、定年退職したあと、子供が巣立ったあと、
こんな悩みが増えてきていませんか?

そんな人に必要なのが、

脳活 です。

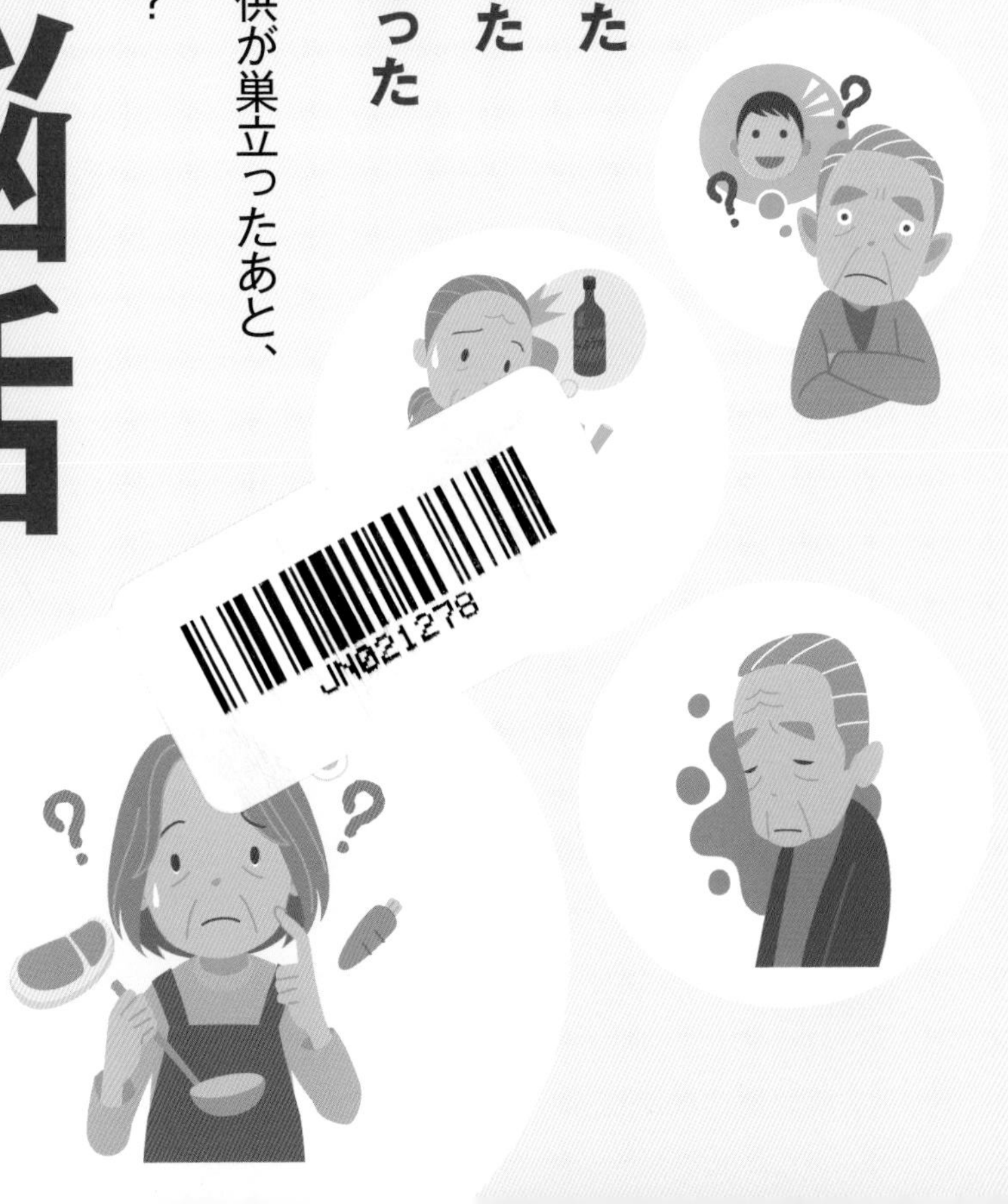

年を取ると、顔にシワが増えてくるように、私たちの脳も老化して少しずつ
萎縮（いしゅく）して衰えていきます。物忘れやうっかりミスが増えると、

「このままでは、ボケてしまうのではないか？」

と、不安になる人も多いのではないでしょうか。

しかし、悲観することはありません。

脳の衰えがあっても、
認知症に直結するわけではないのです。

認知症とは、
単に脳が衰えただけでなく、
自立した生活が困難になった状態のこと。

認知症とは

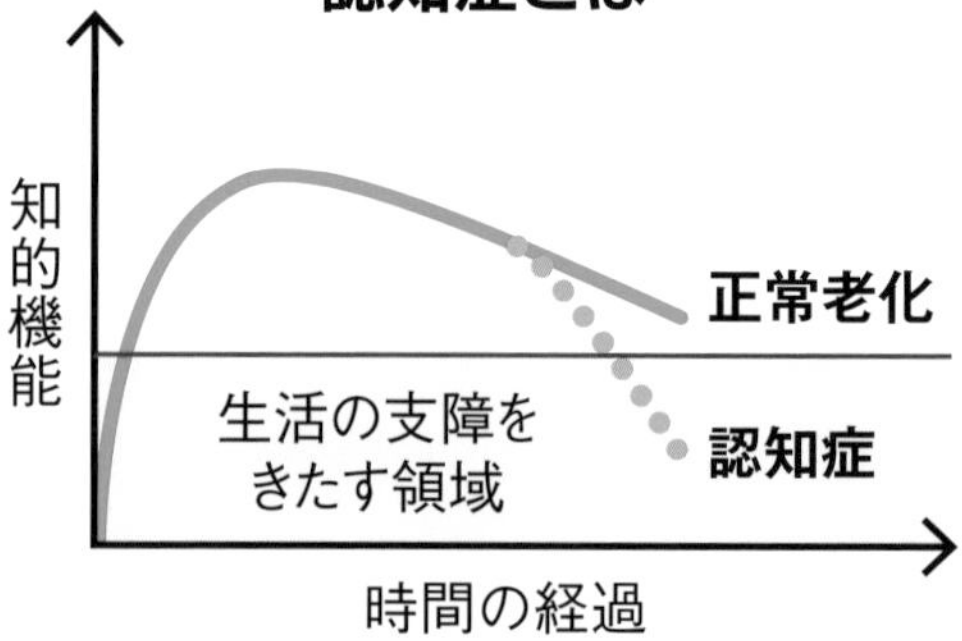

認知症とは、一度成熟した知的機能がなんらかの障害によって持続的に低下し、日常生活に支障をきたすようになる状態をいう。

そして、近年の研究で、**ふだんの生活の送り方や心がけしだいで認知症の発症率が大きく変わることがわかってきました。**

脳への刺激が少ない生活を送ると、脳の衰えが進んで認知症のリスクは高まります。

逆に、**日常生活で脳を活性化する「脳活」を心がければ、何歳であっても脳の衰えに歯止めをかけることができるのです。**

みなさんは、知らず知らずのうちに
脳の衰えを進める生活や考え方をしていませんか?

次のページで、脳の衰え（認知症）の危険度をチェックしてみてください。

認知症のリスク度チェック ✔

食生活や運動習慣など

- □ 魚や野菜をあまり食べない
- □ 味の濃い食事や甘いお菓子をよく食べる
- □ 間食が多い
- □ ほとんど自炊はしない
- □ 週に2回も外出しない
- □ 30分以上歩くのは困難だ
- □ 喫煙をしている
- □ 目覚めが悪く、日中に眠くなることが多い

性格・考え方

- □ マイナス思考ですぐにクヨクヨ考えてしまう
- □ 家族以外とはあまり話をしない
- □ 几帳面で融通が利かない
- □ 頑固でよく機嫌を損ねる
- □ 無趣味だ

持病

- □ 血圧が高い（最大血圧130ミリ以上）
- □ 血糖値が高い（空腹時血糖値が110ミリグラム以上）
- □ 肥満である（BMI＊が25以上）
- □ 定期的な健康診断を受けていない
- □ 歯周病や虫歯がある
- □ 耳が聞こえづらい

脳の衰え

- □ 物の名前が出てこない
- □ 置き忘れやしまい忘れが目立ってきた
- □ 好きだった趣味や日課をやる気になれない
- □ おしゃれをするのがめんどうだ
- □ 家事をするのに時間がかかる
- □ テレビを見なくなった

該当した項目が 1～4個の人は、現時点では認知症の心配は少ない。
5～9個の人は要注意。
10個以上の人は認知症の発症リスクが高いので要対策。

＊肥満指数で、体重（kg）÷身長（m）÷身長（m）で算出できる。
日本ではBMI25以上が、米国では30以上が肥満とされる。

結果はいかがでしたか?

脳活の3本柱は、①食事 ②運動 ③コミュニケーション(脳への刺激)です。食生活では、栄養バランスのいい食事をとることがまず大切です。間食が多かったり、味つけの濃い食事や甘い物をとっていたりすると、高血圧・高血糖・脂質異常といった生活習慣病の危険が高まり、脳にも悪影響を及ぼします。

また、**脳にいい栄養を補うことも重要。**サバやサンマのような青背の魚の油にはDHA(ドコサヘキサエン酸)・EPA(エイコサペンタエン酸)といった成分が、緑黄色野菜にはビタミンが豊富に含まれています。**こうした成分には、脳血管が傷むのを防いだり、脳の神経伝達を活発にしたりする作用があります。**

そして、運動不足も問題です。**運動には、脳の神経細胞を活性化させ、脳にたまる老廃物を分解する効果があります。**そのため外出の習慣が乏しく、歩く機会が少ないと、脳の衰えが早まる恐れがあります。喫煙の習慣がある人や、睡眠の質に問題がある人も、リスクが高くなるため要注意です。**このほか、高血圧・高血糖・脂質異常のような持病があると、脳血管が傷みやすく認知症のリスクが高まります。**持病の治療に取り組み、定期的に健康診断を受けましょう。歯周病がある、耳が聞こえにくい、といった悩みのある人も、認知症の発症率の高まることが指摘されています。

性格や考え方も、認知症の発症率を左右する要因になります。考え方が後ろ向きだったり、頑固だったりする性格の人は、人とのコミュニケーションが少なくなる傾向があります。**定年を迎え、人と話す機会が減り、**

孤立しがちになると、認知症のリスクが高くなってしまうのです。

もし、以前よりも、物忘れ・置き忘れ・うっかりミスが増えたり、趣味やテレビを楽しめなくなったり、日課を続けられなくなったり、おしゃれがおっくうになったりしたら、脳の衰えのサインかもしれません。

しかし、物忘れがあっても、あとから思い出せれば過度な心配は不要です。

認知症の発症前である軽度認知障害（MCI）の段階で脳活を心がければ、健常な状態に回復できることが研究でわかっているからです。

MCIから半数の人が健常脳に回復

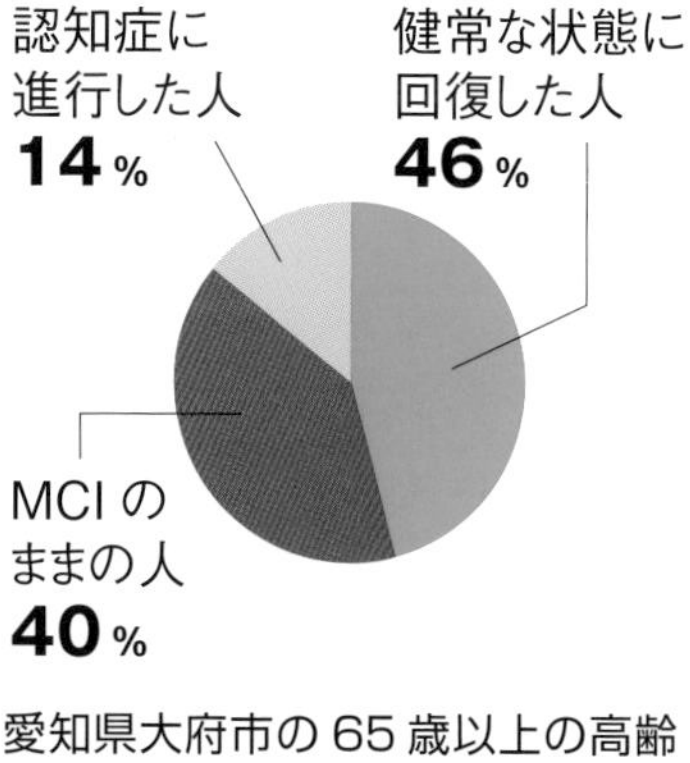

愛知県大府市の65歳以上の高齢者約4200人を追跡調査。調査開始時点で約740人がMCIと判定され、4年後このうち14%が認知症に進んだ一方で、約46%の人が健常な状態に回復していた。

＊国立長寿医療研究センターの研究より

大切なのは、脳の健康寿命を延ばすこと。

脳の健康寿命とは、ひと言でいうと、「脳神経どうしの結びつきの強さ」です。 脳神経どうしの結びつきが強ければ、たとえ脳の萎縮が進んでも働きが正常に保たれ、認知症の発症が防げます。本書では、国内外の研究でわかった脳の健康寿命を延ばす脳活の秘訣を数多く紹介しています。

2020年春以降、コロナ禍で外出を控え人との接触もない生活を送り、認知機能が急激に衰えている高齢者が増えています。ぜひ、脳活を始めて、生涯にわたり元気脳に至る道への第一歩を踏み出してください。

聖路加国際大学臨床教授
遠藤英俊

認知症予防！ 1週間 脳活メニュー

脳の働きをサポートする食材・栄養満載の

認知症の発症には、ストレスや食事、社会との交流など、さまざまな要因が関係してるといわれていますが、中でも重要なのが毎日の食事です。そこで、脳の働きをサポートする栄養を毎日補える1週間の脳活メニューのレシピを用意しました。

1週間

レシピ

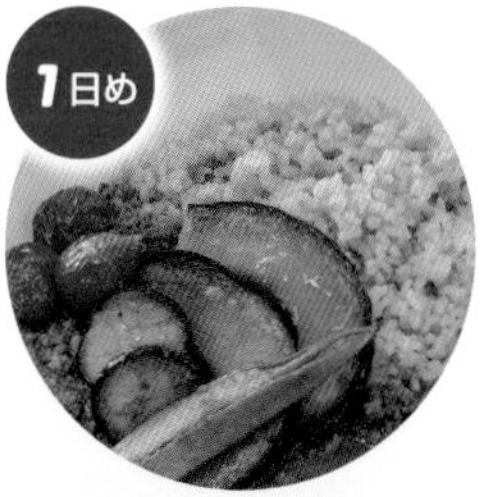
1日め

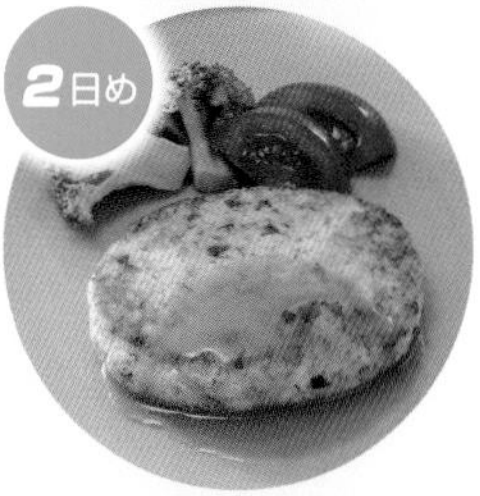
2日め

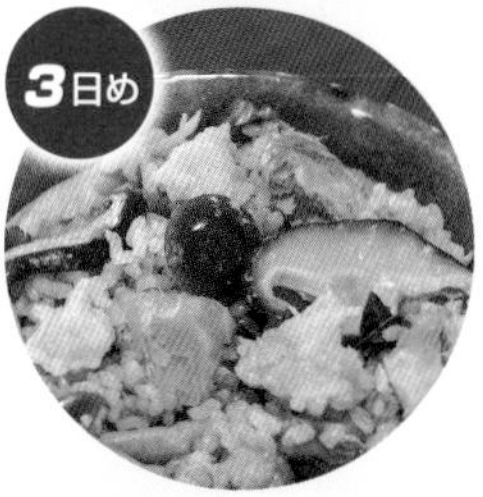
3日め

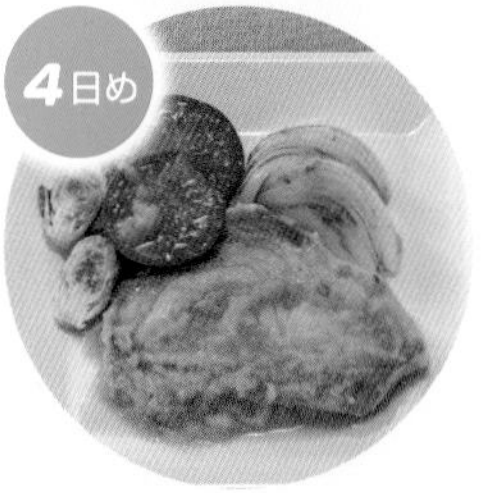
4日め

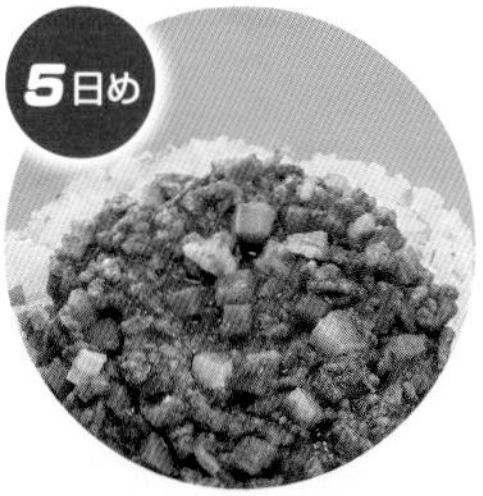
5日め

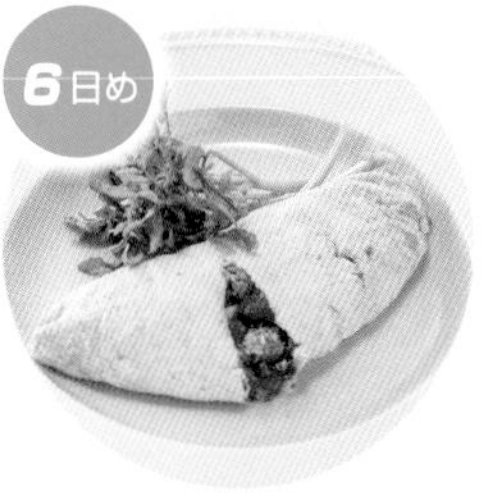
6日め

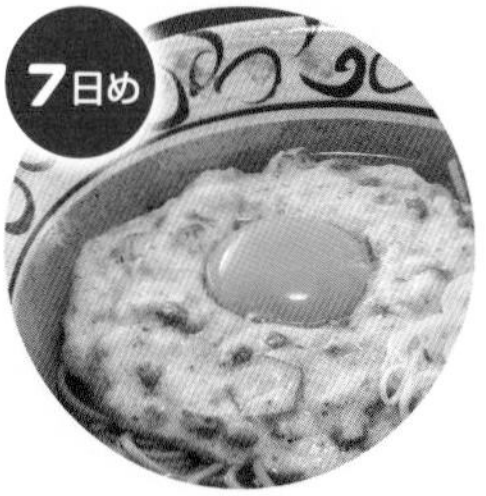
7日め

物忘れや認知症を防ぐには**脳血管**や**脳神経**を活気づける**脳活食材**・**脳活栄養**の補給が大切

近年、国内外の数多くの研究で、食事の内容しだいで認知症の発症率が左右されることが確認されています。認知症を防ぐには、バランスのいい食生活に加え、毎日の食事で脳の働きをサポートする脳活栄養を補うことが重要です。**例えば、サンマやマグロなど青背の魚にはDHA（ドコサヘキサエン酸）やEPA（エイコサペンタエン酸）といった脂肪酸が豊富に含まれていて、脳の神経細胞を活性化させたり、脳の血流を促したりする作用があるといわれています。**また、緑黄色野菜に含まれる色素成分（フラボノイド）には優れた抗酸化作用が備わっていて、脳血管の動脈硬化を防ぐ作用があると考えられています。**さらに、カレー粉に含まれるポリフェノールのクルクミンは、アルツハイマー病の原因とされる脳の老廃物「アミロイドβ（ベータ）」の蓄積を抑えるのに役立つことも確認されています。**

認知症の予防では、以上のような脳活成分を毎日の食事で上手に取り入れることが大切です。脳活食材・栄養をおいしく効率的に補える1週間脳活メニューを掲載したので、ぜひ、毎日の食生活に取り入れてください。

（白澤卓二）

＊食生活のくわしいポイントについては第3章（63ﾍﾟｰｼﾞ）をご覧ください。

物忘れや認知症を防ぐ注目の脳活栄養（50音順）

★亜鉛
魚介類や肉類に多く含まれるミネラルで、不足すると物忘れやうつの原因になると考えられている。

★アスタキサンチン
サケなどの紅色の色素成分で、脳の動脈硬化を進める活性酸素を除く抗酸化作用に優れている。

★アントシアニン
ブルーベリーなどに含まれる色素成分で、摂取量が多いほど認知症の発症率が下がるという報告がある。

★イソフラボン
大豆ポリフェノールの一種で、女性ホルモンに似た作用があり、脳の神経細胞の修復を促すのに役立つとされる。

★カテキン
緑茶に含まれるポリフェノールで、脳の萎縮や学習能力・記憶力の低下を防ぐ効果があると考えられている。

★ガラクタン
野菜のネバネバ成分で、血液中の脂質を除き脳の動脈硬化を抑える作用がある。

★γ（ガンマ）-アミノ酪酸（ギャバ）
玄米などに含まれるアミノ酸（たんぱく質の構成成分）の一種で、ストレスを和らげ脳の興奮を鎮める作用がある。

★クルクミン
カレー粉に含まれる色素成分で、アルツハイマー病の原因とされるアミロイドβの凝集を抑えるといわれている。

★サポニン
大豆の苦み成分で、抗酸化作用に優れ、血液中の悪玉コレステロールを減らし脳の血液をサラサラにする作用が期待できる。

★短鎖脂肪酸
牛乳に含まれる脂肪酸の一種で、認知機能の向上に役立つことが研究で示されている。

★テアニン
緑茶に含まれるうまみ成分の一種で、脳の興奮を鎮めてストレスを除く働きがある。

★DHA・EPA
マグロやサバなど青魚に含まれる脂肪酸で、脳の神経細胞を活性化させたり脳の血流を促したりする作用がある。

★ナットウキナーゼ
納豆のネバネバ成分で、脳の血栓を溶かして血流を促す作用があり、脳梗塞の予防に役立つと考えられている。

★ビタミンC
活性酸素を除去して脳の神経細胞を保護する作用があり、血中濃度が高いと認知症のリスクの減ることが報告されている。

★リコピン
トマトに含まれる赤い色素成分で、活性酸素の害を除去して脳の神経細胞を保護する作用が期待できる。

★硫化アリル
ニンニクやタマネギに含まれる成分で、血液中の糖や中性脂肪、悪玉コレステロールを減らす作用がある。

★ルチン
ソバに含まれる有効成分でビタミンPとも呼ばれており、脳神経を保護する作用が認められている。

★レシチン
卵や大豆に含まれる脂質の一種で、脳の神経細胞の細胞膜を構成し、記憶力や集中力の向上に役立つ。

1日め

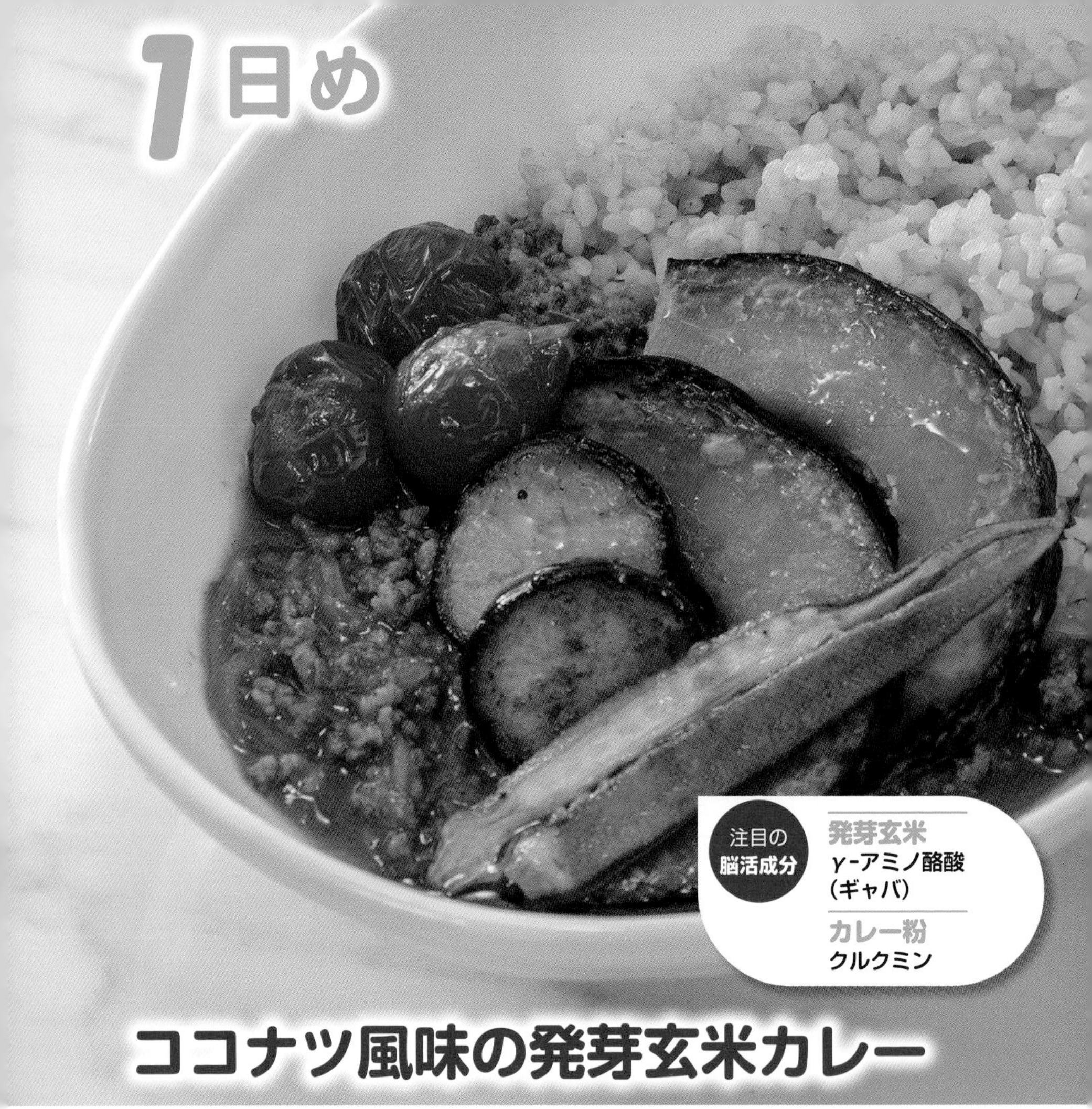

注目の脳活成分

発芽玄米
γ-アミノ酪酸（ギャバ）

カレー粉
クルクミン

ココナツ風味の発芽玄米カレー

材料（2人分）

発芽玄米ご飯……400グラム
合いびき肉……200グラム
タマネギ……1/2個
ニンニク……１片（みじん切り）
カボチャ……5ミリスライス４枚
オクラ……２本（縦に割る）
ミニトマト……６個
ナス……1/2本（輪切り）
ココナツ油……大さじ３
カレー粉……大さじ１と1/2
A［ウスターソース……大さじ１
　 ケチャップ……大さじ２
　 水……400ミリリットル
塩・こしょう……各適量

作り方

1 フライパンにココナツ油大さじ1を熱し、タマネギを中火で炒める。しんなりしたら、ニンニクと合いびき肉、塩を加え、肉の色が変わるまで炒める。カレー粉を加え、さらに炒める。
2 **1**に**A**を加え、中火で10分ほど煮る。塩・こしょうで味を調える。
3 残ったココナツ油を別のフライパンで熱し、カボチャ、オクラ、ナス、ミニトマトを火が通るまで中火で焼き、軽く塩を振る。
4 器に発芽玄米ご飯を盛り、**2**をかけ、**3**をのせる。

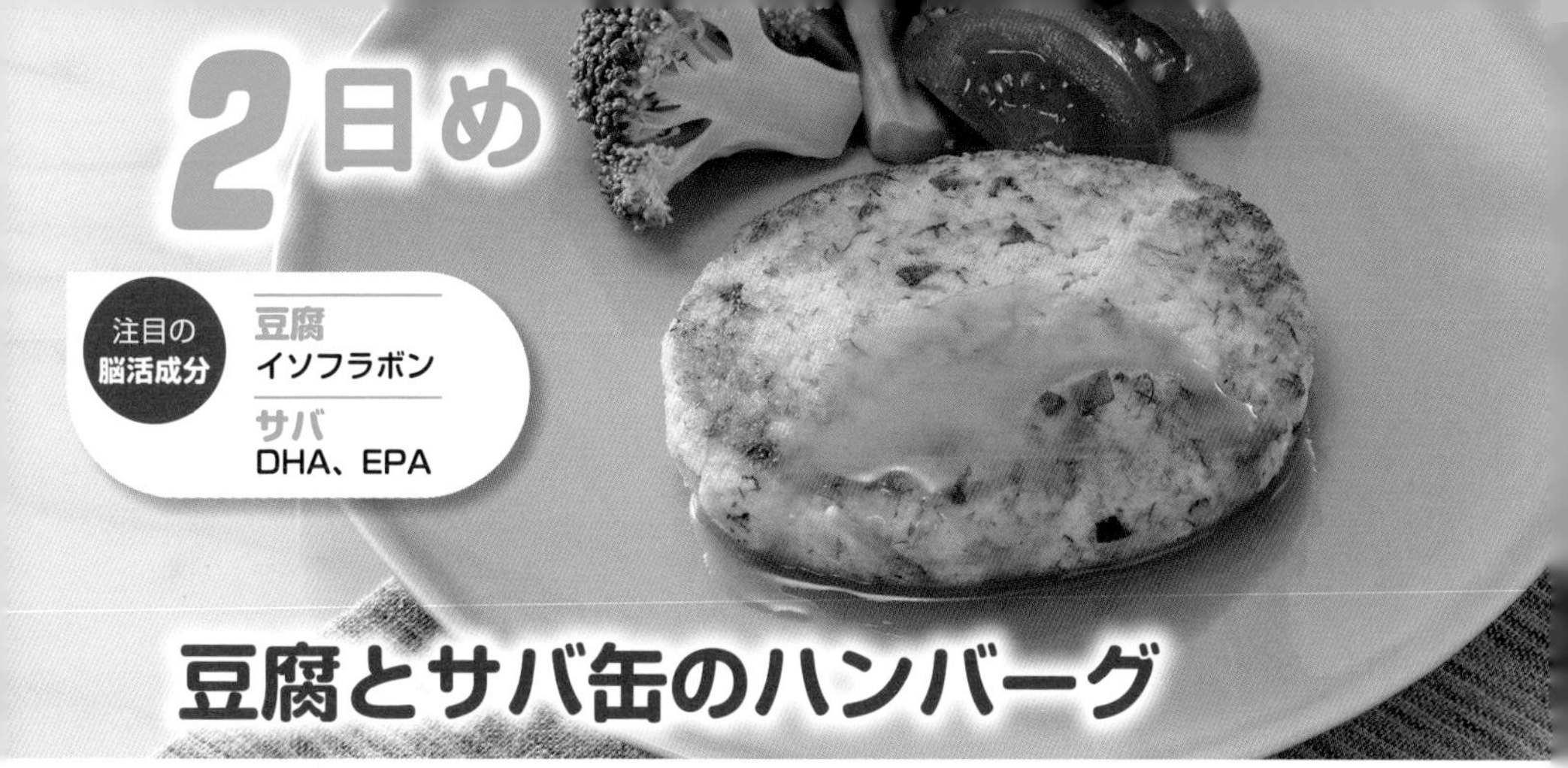

2日め

注目の脳活成分
豆腐
イソフラボン
サバ
DHA、EPA

豆腐とサバ缶のハンバーグ

材料（2人分）

A
- 木綿豆腐……1/2丁
- サバの水煮缶……１缶（汁は捨てる）
- おから……20グラム
- マヨネーズ……大さじ1/2
- 大葉……６枚（粗みじん切り）
- ショウガ……15グラム（千切り）

B
- 水……50ミリリットル
- みそ……小さじ１

バター……小さじ２
食用油……小さじ１
ゆでブロッコリー・トマト……各適量

作り方

1 ボウルに**A**を入れてよくまぜる。２等分にして、小判型に丸める。
2 フライパンに食用油を熱し、**1**を両面とも色よく焼き、皿に盛る。
3 **2**のフライパンにバターと**B**を入れて軽く煮つめ、ハンバーグにかける。ゆでブロッコリーとトマトを添える。

ブルーベリージャムのミルクゼリー

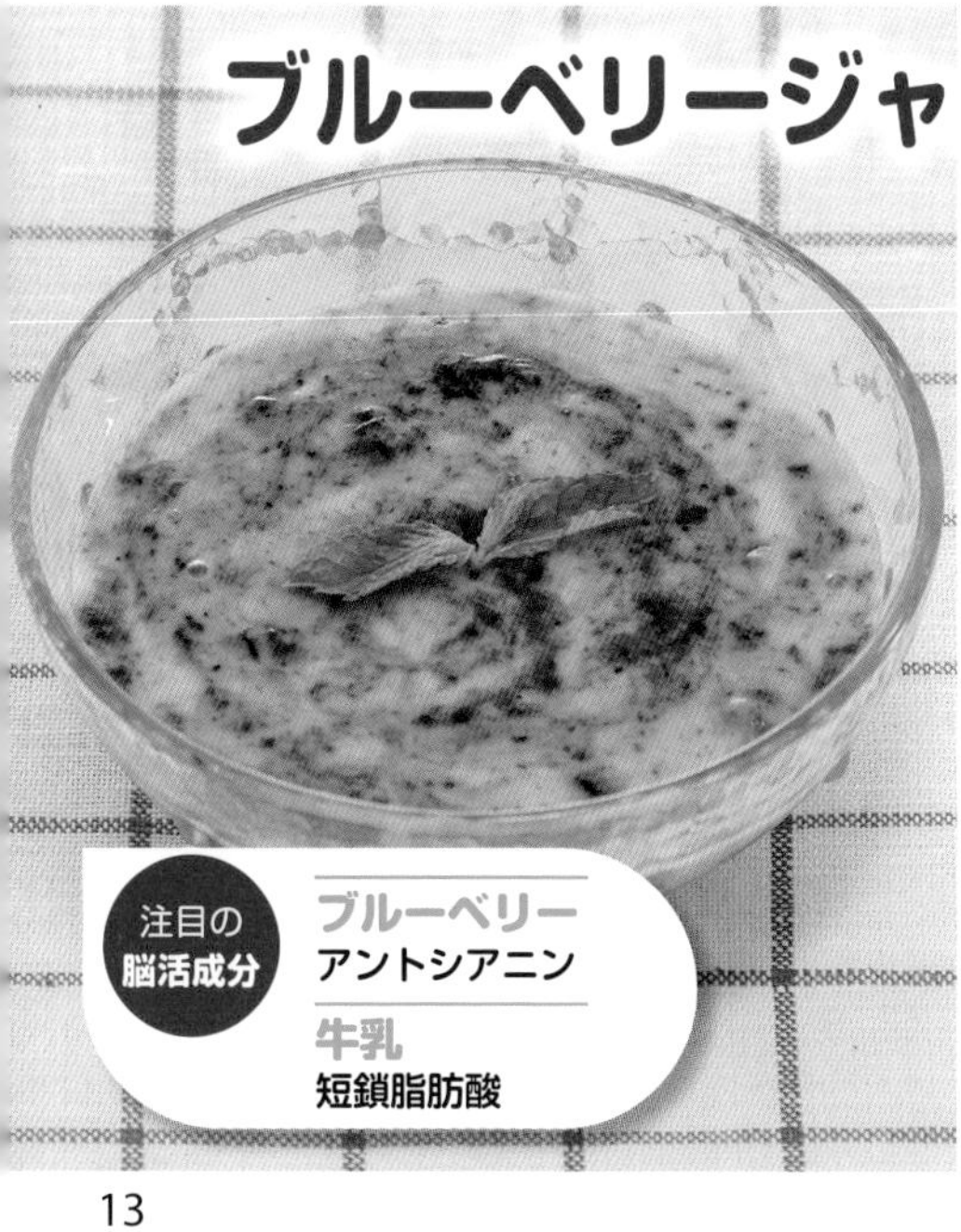

注目の脳活成分
ブルーベリー
アントシアニン
牛乳
短鎖脂肪酸

材料（2人分）

牛乳……300ミリリットル
水……大さじ２
粉ゼラチン……５グラム

A
- ブルーベリージャム……大さじ３
- レモン汁……大さじ1/2

ミント……適量

作り方

1 粉ゼラチンを水に振り入れ、ふやかす。
2 小鍋に牛乳を目分量で半量入れて、中火にかける。沸騰直前で火を止め、**1**を加えてしっかり溶かす。溶けたら、残りの牛乳を加えてよくまぜる。
3 **2**の小鍋を氷水に当てて冷やしながら、かきまぜる。とろみがついてきたら、**A**を加え軽くまぜる。
4 **3**を器に盛り、冷蔵庫で１時間程度冷やし、ミントを飾る。

3日め

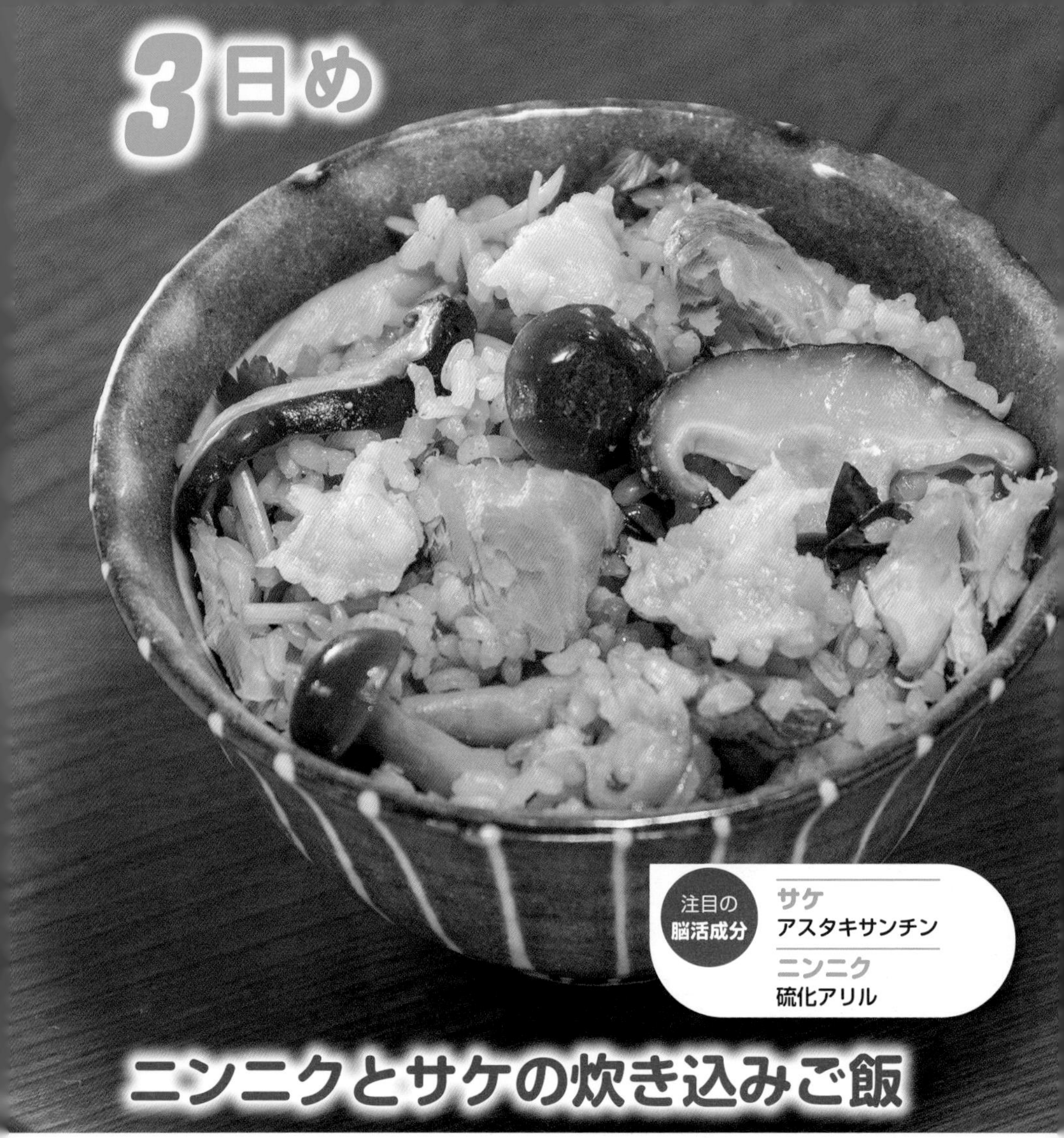

注目の脳活成分

サケ
アスタキサンチン

ニンニク
硫化アリル

ニンニクとサケの炊き込みご飯

材料（2人分）

発芽玄米……2合
ニンニク……3片
塩サケ（甘塩）……2切れ
シイタケ……3枚
（石突きを除き、軸は手で裂き、笠は薄切り）
シメジ……1/2パック
（石突きを除き、小房に分ける）
A［しょうゆ……大さじ1/2
酒……大さじ1
塩……小さじ1/3］
ミツバ……1束（2㌢の長さに切る）

作り方

1 炊飯釜に発芽玄米を入れ、適量の水（分量外）を加える。
2 **1**に**A**を加えて軽くまぜる。そして、ニンニク・シイタケ・シメジ・塩サケを入れて、炊く。
3 **2**が炊き上がったら、塩サケの骨を外す。ミツバを加え、塩サケをほぐしながらまぜる。器によそう。

4日め

注目の脳活成分
豚肉
亜鉛
タマネギ
硫化アリル

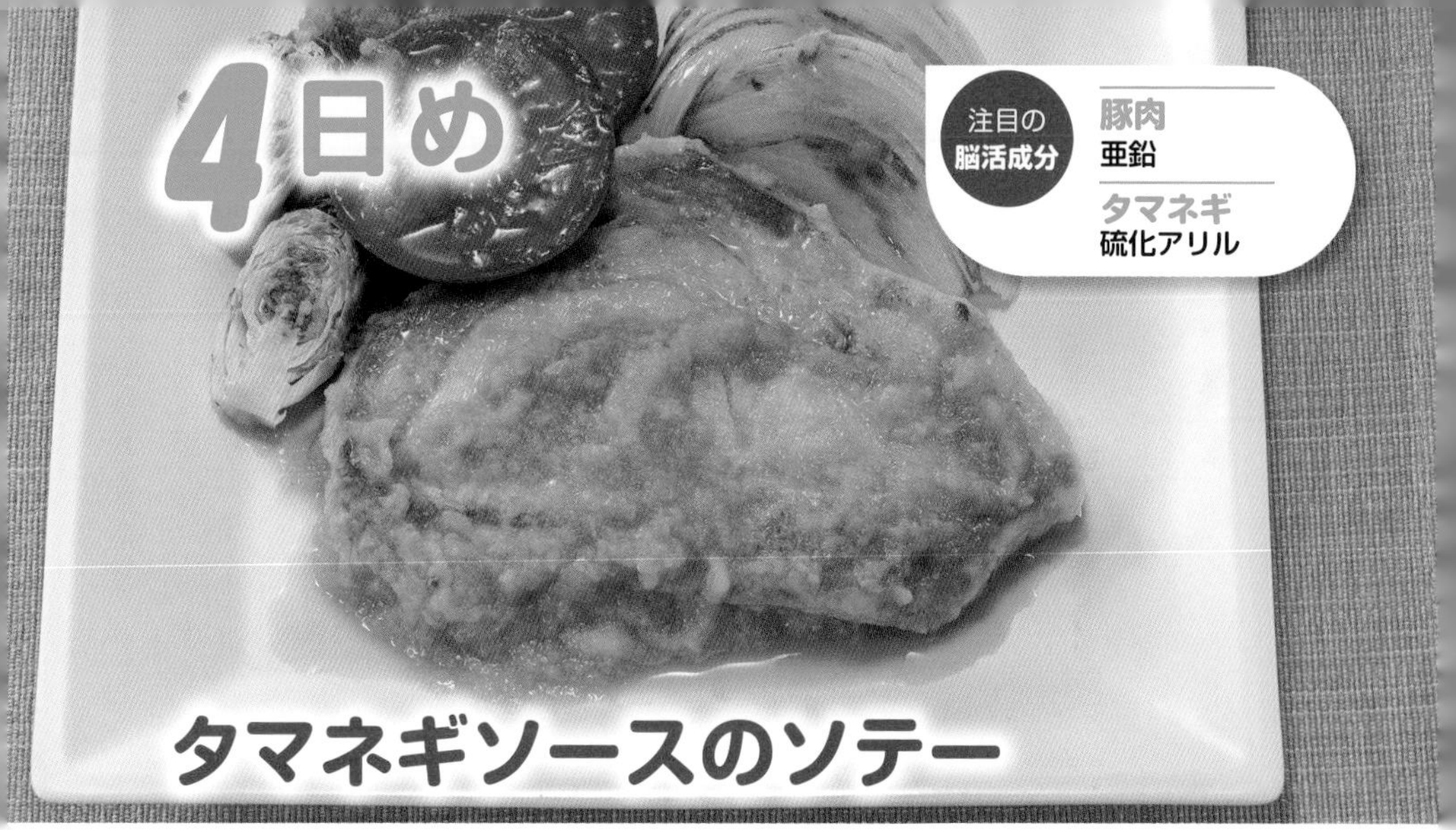

タマネギソースのソテー

材料（2人分）

豚ロース肉……（とんかつ用）2枚
タマネギ……1/2個（くし型切り）
芽キャベツ……2個（半分に切る）
トマト（小）……1個（輪切り）
A
- タマネギ……1/2個（すりおろして軽く水けを切る）
- ショウガ……1片（すりおろす）
- リンゴ……1/8個（すりおろす）
- 酢……大さじ1
- しょうゆ……大さじ1
- ハチミツ……大さじ1/2

オリーブ油……大さじ1
塩・こしょう・薄力粉……各適量

作り方

1 豚ロース肉はスジ切りをし、両面に軽く塩・こしょうを振って、薄く薄力粉をまぶす。
2 フライパンにオリーブ油を引いて中火で熱し、**1**とタマネギ、芽キャベツを入れて焼く。豚ロース肉に焼き色がついたら裏返し、フタをして3～4分焼く。
3 フタをはずしたら、トマトを加えて軽く焼き、合わせた**A**を加えて火を強める。水分を軽く煮つめて全体に絡まったら火を止め、器に盛る。

注目の脳活成分
緑茶
カテキン・テアニン
豆乳
イソフラボン・サポニン

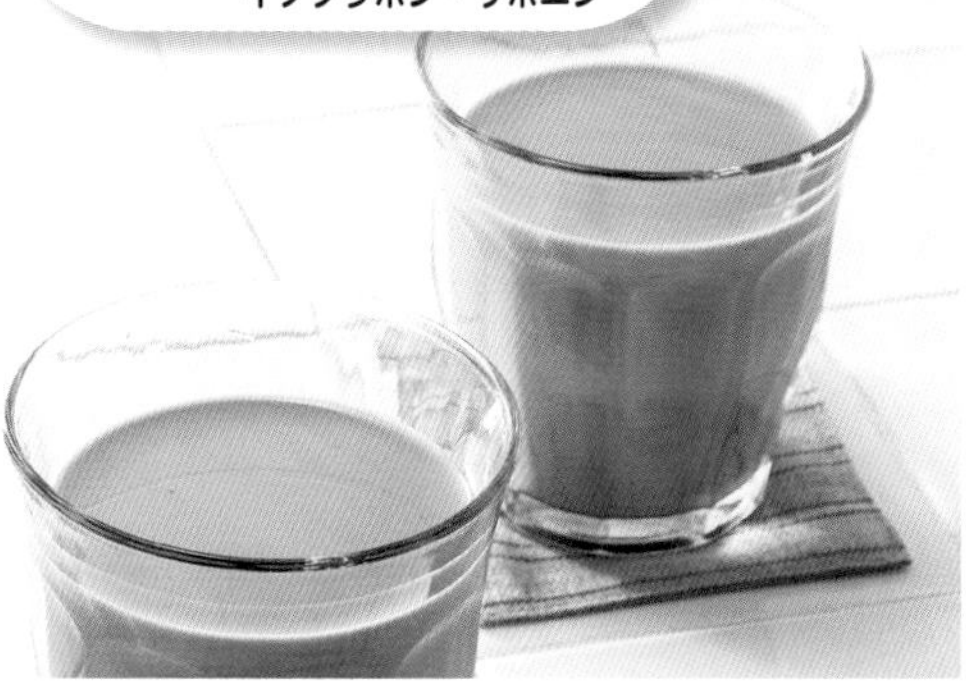

緑茶豆乳

材料（2人分）

粉末緑茶……小さじ2
（粉末緑茶がなければ、緑茶をミキサーなどで細かく粉砕してもいい）
湯……大さじ2
豆乳……400ミリリットル

作り方

1 鍋に粉末緑茶を入れて、お湯で溶く。
2 グラスに**1**と冷やした豆乳を加え、よくまぜる。
※ 氷を入れて飲むのがおすすめ。

5日め

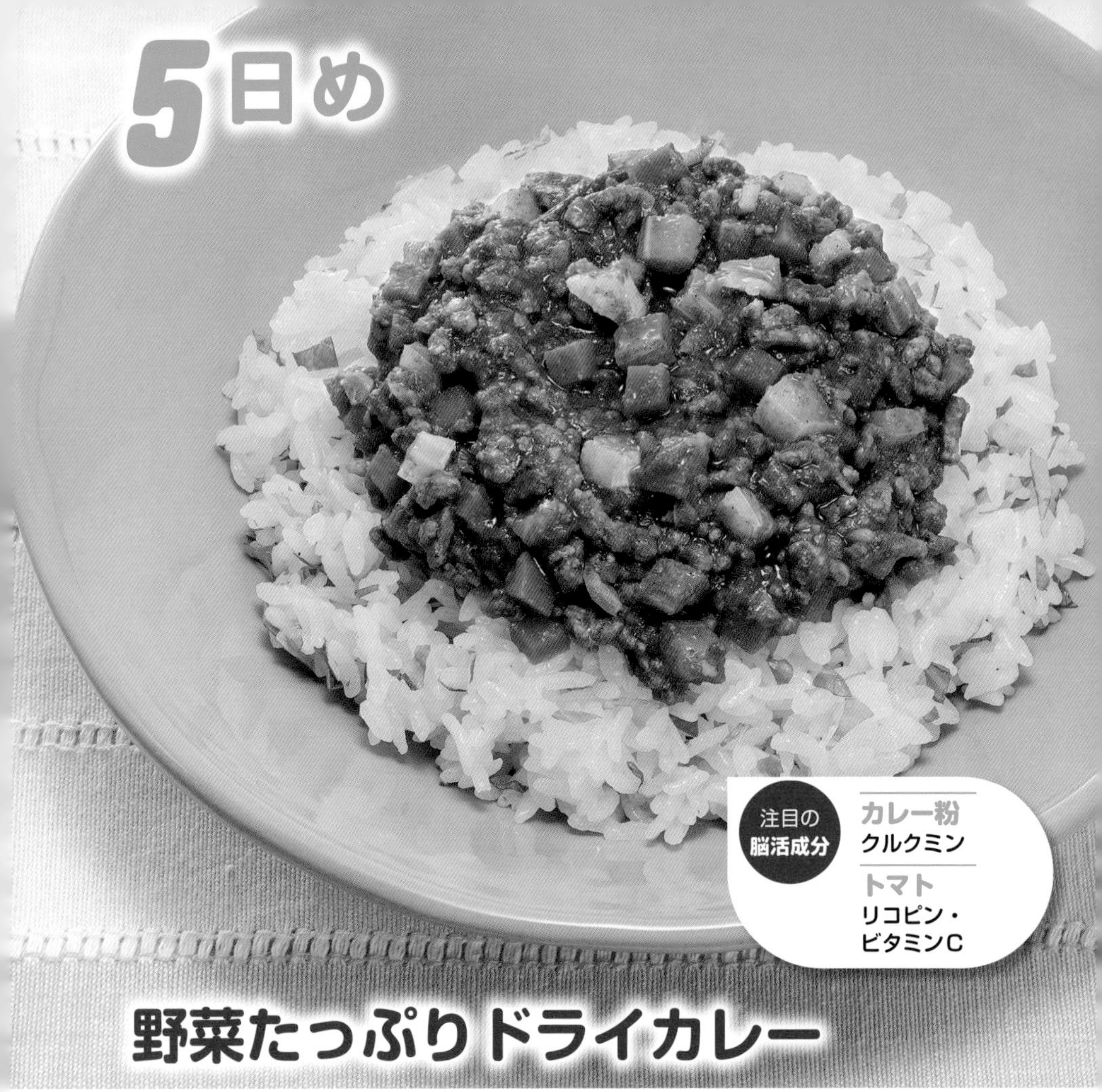

注目の脳活成分
カレー粉
クルクミン
トマト
リコピン・ビタミンC

野菜たっぷりドライカレー

材料（2～3人分）

合いびき肉……150グラム
ニンニク……1/2片（みじん切り）
タマネギ……1/2個（みじん切り）
セロリ……1/2本（粗みじん切り）
ニンジン……1/3本（粗みじん切り）
ピーマン……１個（種とヘタを取り、粗みじん切り）
トマト……１個（ヘタを取り、ざく切り）

A
- カレー粉……大さじ１と1/2
- 水……100ミリリットル
- ケチャップ……大さじ1/2
- ウスターソース……小さじ１
- ハチミツ……小さじ２

塩・こしょう……各適量
食用油……大さじ1/2
セロリの葉……1/3本（粗みじん切り）
ご飯……400グラム

作り方

1. フライパンに食用油とニンニクを入れて中火にかける。香りが立ったらタマネギとセロリ、ニンジンを加えてしっかり炒める。
2. **1**に合いびき肉を加えて、炒め合わせる。合いびき肉がポロポロになったら、トマトとピーマンを加えてサッと炒める。火を止めずに**A**を入れてまぜ、軽く煮つめたら、塩・こしょうで味を調える。
3. 温かいご飯にセロリの葉をまぜ、器に盛って**2**をかける。

6日め

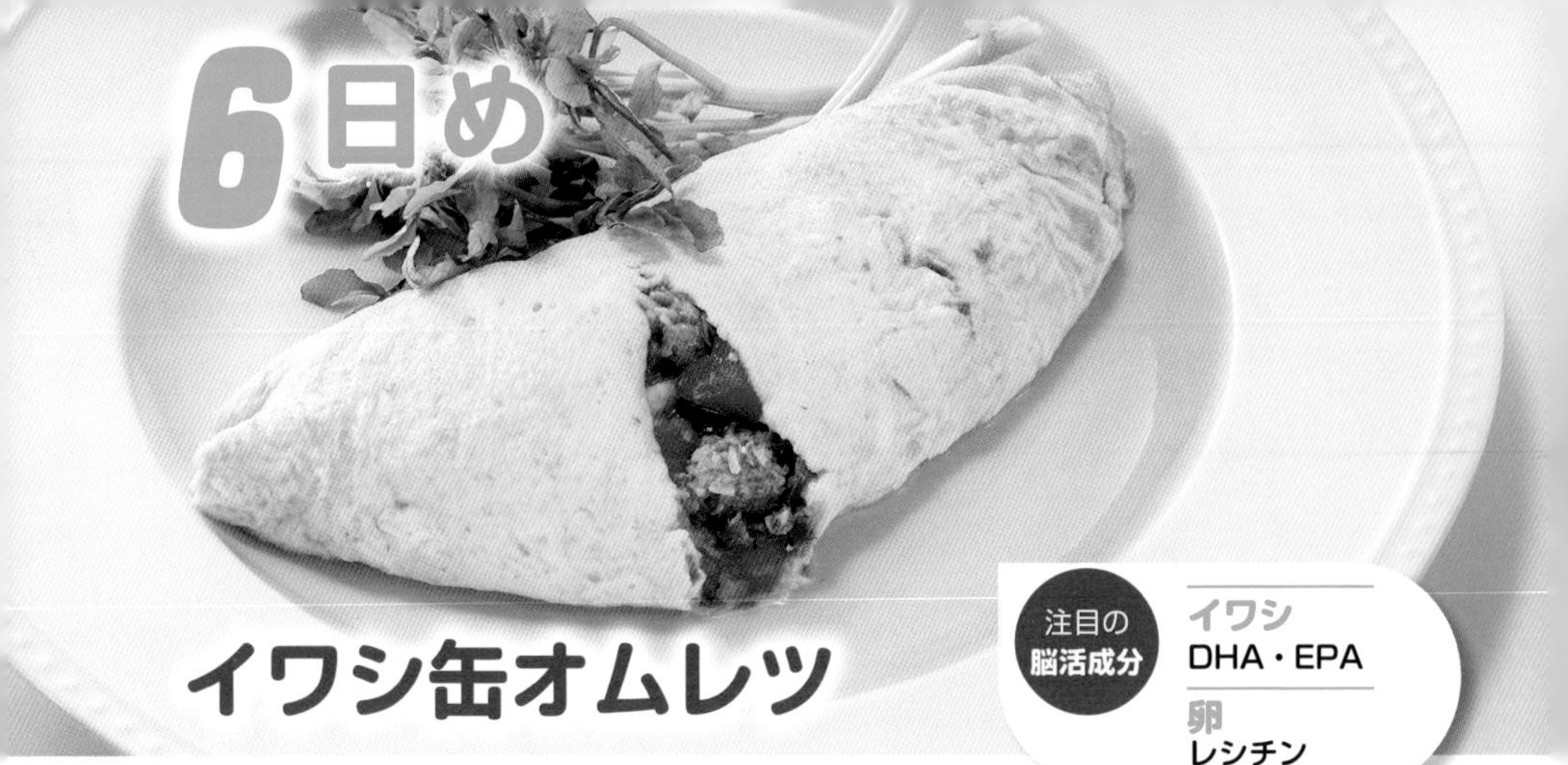

イワシ缶オムレツ

注目の脳活成分
イワシ　DHA・EPA
卵　レシチン

材料（2人分）

A
- イワシ缶……1缶（軽くほぐす）
- ピザ用チーズ……30グラム
- トマト……1/2個（1センチ角に切る）
- バジルの葉……6枚（ちぎっておく）

卵……4個
塩・こしょう……各適量
バター……大さじ1
イタリアンパセリ……適量

作り方

1 ボウルに**A**をまぜ合わせておく。
2 別のボウルに卵2個を溶きほぐし、塩・こしょうを振る。
3 小さめのフライパンでバター大さじ1/2を弱火で溶かし、**2**を流し込む。菜箸などで全体を手早くかきまぜる。半熟状になったら、**1**の半量をのせて巻き、オムレツの形にまとめる。皿に盛り、イタリアンパセリを添える。同様にもう１つ作る。

ネバネバ野菜サラダ

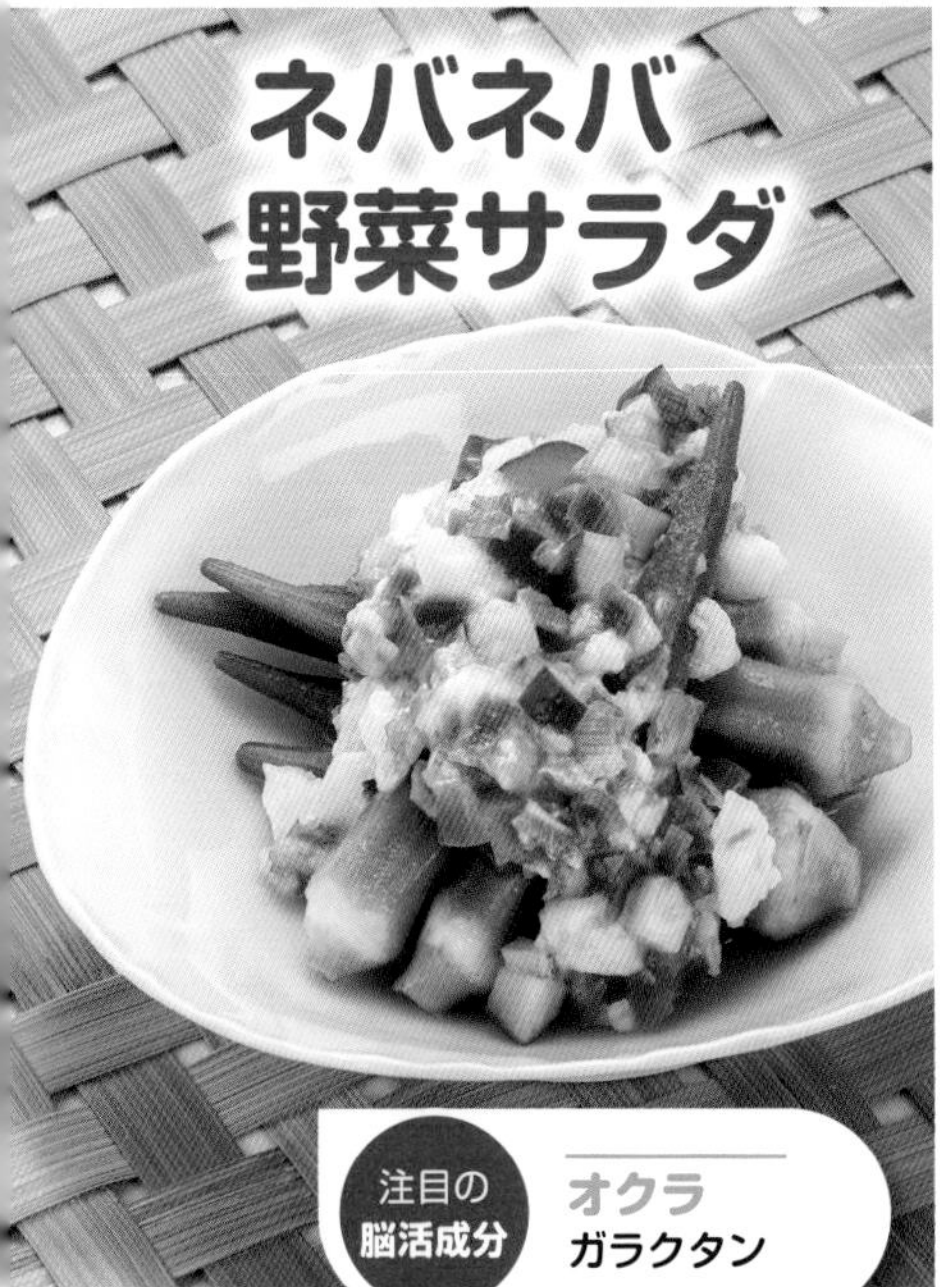

注目の脳活成分
オクラ　ガラクタン

材料（2人分）

オクラ……12本
塩……適量

A
- 麺つゆ〈3倍希釈用〉……大さじ1/2
- 水……50ミリリットル

ナガイモ……80グラム（皮を除く）
ミョウガ……２本（縦半分に切る）
キュウリ……1/3本（5ミリ角に切る）
大葉……３枚（5ミリ四方に切る）

B
- 甘酢　米酢……大さじ３
- 砂糖……小さじ２
- 塩……少々

作り方

1 オクラは塩ゆでし、**A**に漬け、冷蔵庫で冷やす。
2 ミョウガは沸騰した湯で20秒ほどゆでてから、**B**に漬ける。粗熱が取れたらいったん取り出し5ミリ角に切って、**B**に戻す。
3 ナガイモはビニール袋などに入れてたたいたらボウルに移し、**2**とキュウリ・大葉を加えまぜる。
4 **1**のオクラを器に盛り、**3**をかける。

7日め

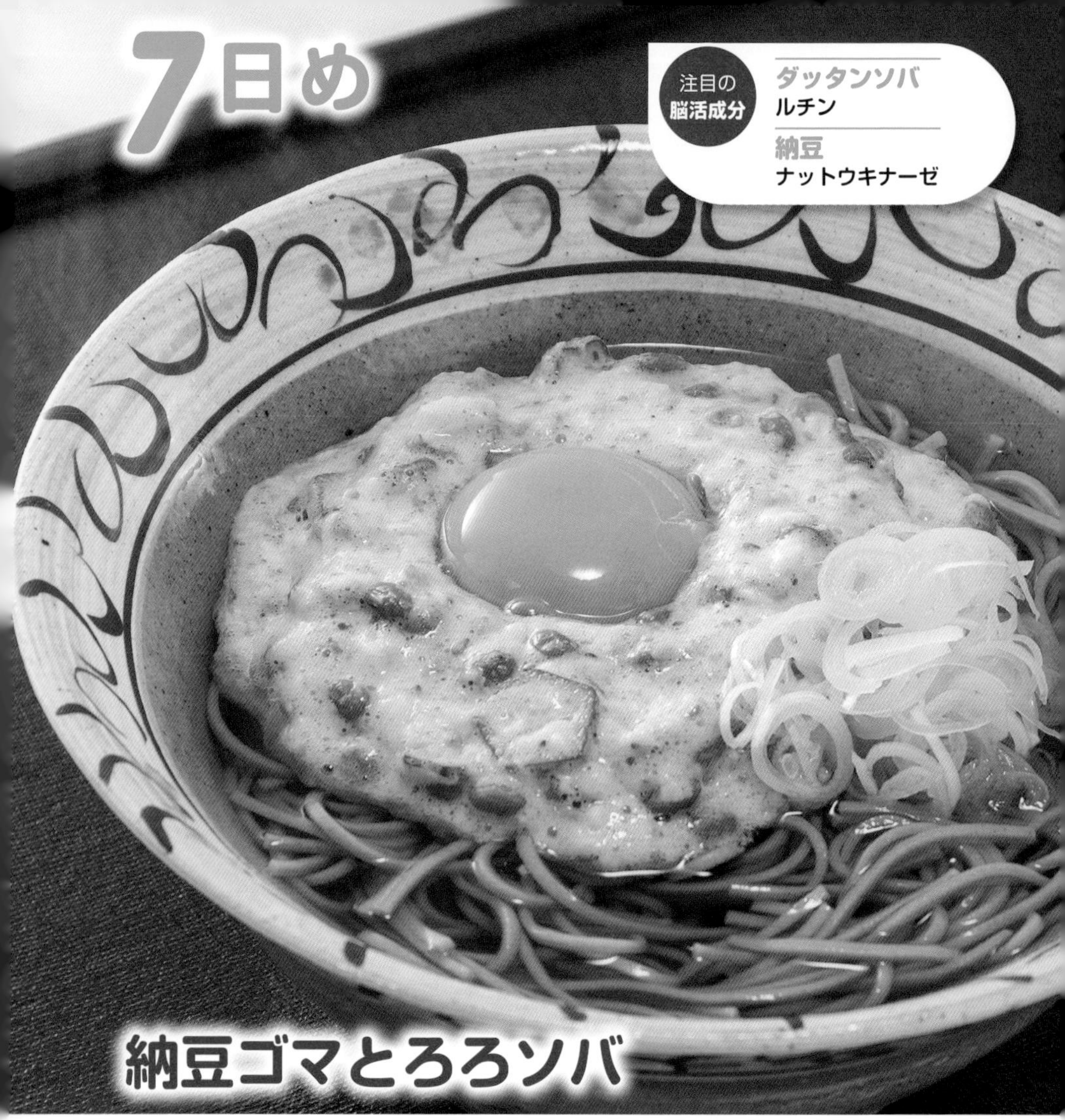

注目の脳活成分
ダッタンソバ
ルチン
納豆
ナットウキナーゼ

納豆ゴマとろろソバ

材料（2人分）

ダッタンソバ（乾麺）……200グラム
だし汁……800ミリリットル

A
- しょうゆ……大さじ2
- みりん……大さじ2
- 酒……大さじ1

B
- ヤマトイモ……60グラム（すりおろす）
- 納豆……2パック
- 納豆のタレ……2パック分
- すりゴマ（白）……大さじ2

オクラ……3本
卵……2個
ネギ……適量（小口切り）

作り方

1. 鍋にだし汁を入れ、中火にかける。沸いたら、**A**を入れてひと煮立ちさせる。
2. オクラは塩（分量外）でゆで、小口切りにする。卵は卵黄と卵白に分ける。
3. ボウルに**B**と**2**の卵白とオクラを合わせ、よくまぜる。
4. ダッタンソバをゆで、器に盛る。**1**をかけ、**3**と卵黄、ネギをのせていただく。

解　説　者　紹　介

※掲載順

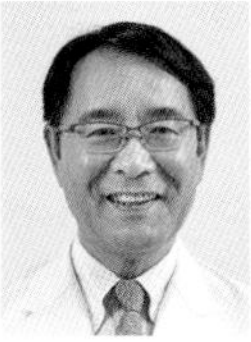

遠藤（えんどう） 英俊（ひでとし） 先生

聖路加国際大学臨床教授　名城大学特任教授
いのくちファミリークリニック院長

名古屋大学医学部附属病院、国立長寿医療研究センターなどを経て現職。専門は認知症・介護保険制度等で国や地域の制度・施策にもかかわり、患者さんには心のケアを含め多面的な診療に従事してきた。日本老年医学会老年病専門医・指導医、日本認知症学会専門医・指導医など。

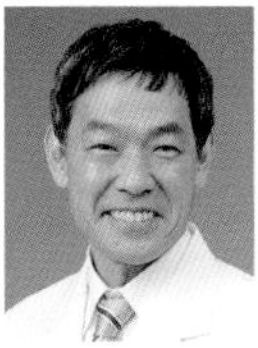

白澤（しらさわ） 卓二（たくじ） 先生

千葉大学医学部予防医学センター客員教授
お茶の水健康長寿クリニック院長・白澤抗加齢医学研究所所長

順天堂大学大学院医学研究科加齢制御医学講座教授などを経て現職。専門は寿命制御遺伝子の分子遺伝学、アルツハイマー病の分子生物学など。アンチエイジング医学の第一人者としてテレビなどでも活躍中。

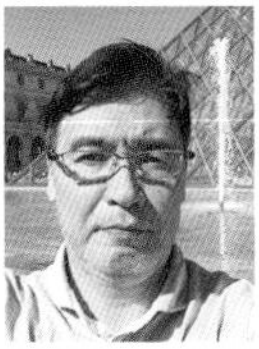

征矢（そや） 英昭（ひであき） 先生

筑波大学体育系教授　同大学ヒューマン・ハイ・パフォーマンス先端研究センター（ARIHHP）センター長

医学博士。運動生化学、運動生理学、神経内分泌学を専門とし、脳フィットネス理論を提唱。運動がどのように脳を発達させるかを研究することで、"脳フィットネス"を高める運動プログラムを開発中。文部科学省やスポーツ庁などのさまざまなプロジェクトを率いる。

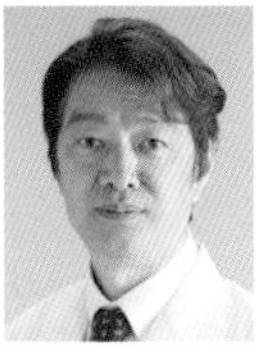

中川（なかがわ） 雅文（まさふみ） 先生

国際医療福祉大学医学部教授
同大学病院耳鼻咽喉科部長

専門は、耳鼻咽喉科学、気管食道科学、臨床神経生理学（脳波、誘発電位）。耳の不調に悩む患者さんの生活の質の向上に役立ちたいと尽力。日本耳鼻咽喉科学会認定耳鼻咽喉科専門医、補聴器適合判定医（日本耳鼻咽喉科学会認定補聴器相談医）など。

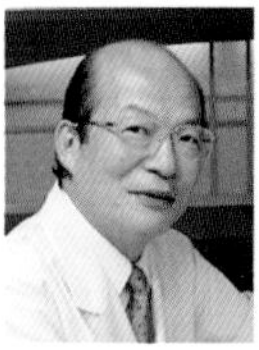

てい むねてつ

丁 宗鐵 先生

日本薬科大学学長・教授、百済診療所院長

米国スローン・ケタリングがん研究所、北里研究所東洋医学総合研究所研究部門長などを経て現職。専門は漢方による難病治療、がんの免疫療法、抗加齢療法など。患者さんに寄り添い本格的な漢方処方から最新の西洋医学を組み合わせた幅広い診療を行っている。

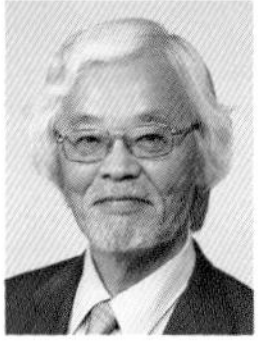

たけうち たかひと

竹内 孝仁 先生

元国際医療福祉大学大学院医療福祉研究科教授

1973年より特別養護老人ホームでの介護指導を始め、自立支援介護の先駆けとなる「離床」「おむつゼロ」などを実践。80年代後半より在宅ケア指導など高齢者ケア全般にかかわり、自立支援介護の理論と実践を全国に展開。日本自立支援介護・パワーリハ学会理事長など。

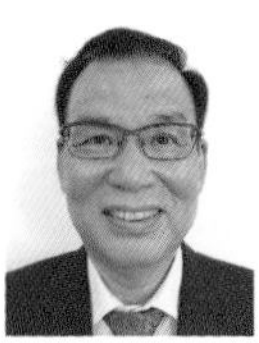

みやざき そういちろう

宮崎 総一郎 先生

中部大学生命健康科学研究所
睡眠・認知症予防プロジェクト中部大学推進センター特任教授

日本で初めて滋賀医科大学に開設された睡眠学講座の特任教授を経て現職。睡眠からアプローチする認知症予防プロジェクト、睡眠健康指導士の育成、睡眠障害の包括的医療、睡眠知識の普及活動に取り組んでいる。日本睡眠教育機構理事長、日本睡眠学会理事など。

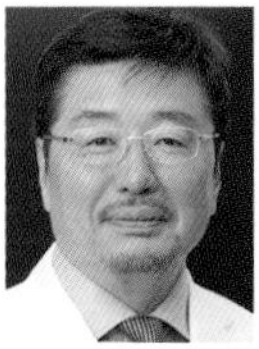

おくむら あゆみ

奥村 歩 先生

おくむらメモリークリニック理事長

岐阜大学附属病院脳神経外科勤務を経て開院。神経外科医の視点から「もの忘れ外来」を中心とした診療を展開し、これまで10万人以上の脳を診断。認知症の予防・早期発見・治療の啓蒙活動を精力的に行う。日本脳神経外科学会評議員、日本認知症学会認定専門医・指導医など。

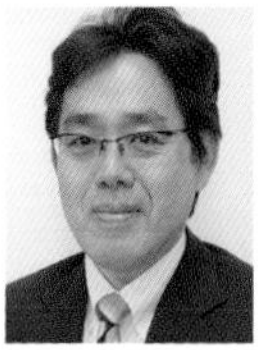

かわしま りゅうた

川島 隆太 先生

東北大学加齢医学研究所所長・教授
同大学スマート・エイジング学際重点研究センターセンター長

専門は脳機能イメージング、認知科学。日本の脳機能イメージング分野のパイオニアで脳機能開発研究の第一人者。高齢者の認知機能を高める学習療法などを産学連携で研究・開発するなど、社会活動にも意欲的に取り組む。日本神経科学会、日本生理学会などに所属。

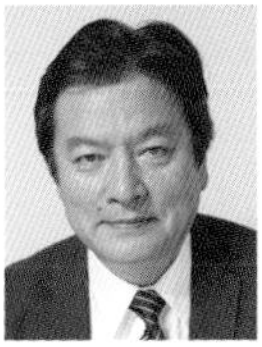

よねやま　きみひろ
米山 公啓 先生

米山医院院長

作家・医学博士。元・聖マリアンナ医科大学第2内科助教授。専門は神経内科、脳卒中、認知症など。大学病院に勤務しながら、作家活動を開始。開業医として診察を続ける一方、著作は300冊を超える。神経内科専門医・老年病専門医など。

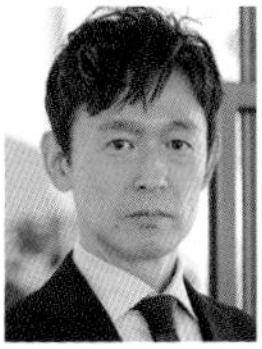

たき　やすゆき
瀧 靖之 先生

東北大学加齢医学研究所機能画像医学研究分野教授
同大学スマート・エイジング学際重点研究センター副センター長

専門は画像診断、画像医学など。脳のMRI画像を用いたデータベースを作成し、脳の発達、加齢のメカニズムを明らかにする研究者として活躍。約16万人の脳を読影、解析し、生活習慣と脳の加齢の相関などを解明してきた。放射線診断専門医など。

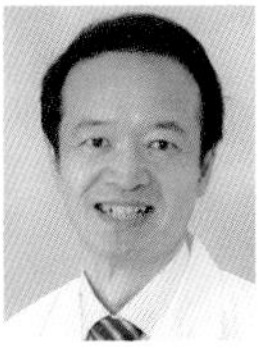

はやさか　しんや
早坂 信哉 先生

東京都市大学人間科学部教授
日本健康開発財団温泉医科学研究所所長

入浴習慣、温泉医学の第一人者。大学等で入浴・温泉に関する研究と診療を続け、3万人以上の入浴を調査。研究結果等をもとにお風呂・温泉の正しい情報をわかりやすく伝える。日本温泉気候物理医学会理事・温泉療法専門医・博士（医学）。

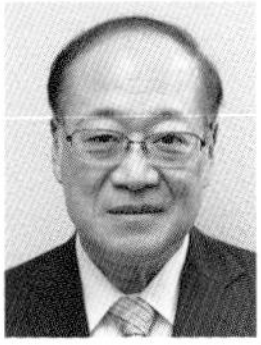

うらかみ　かつや
浦上 克哉 先生

鳥取大学医学部保健学科生体制御学講座環境保健学分野教授

認知症（アルツハイマー病）を専門とし、簡易認知機能検査（物忘れ相談プログラム）を開発。認知症予防にアロマセラピーを推奨する。日本認知症予防学会理事長・認知症予防専門医、日本老年精神医学会理事、日本老年学会理事、日本脳血管・認知症学会理事など。

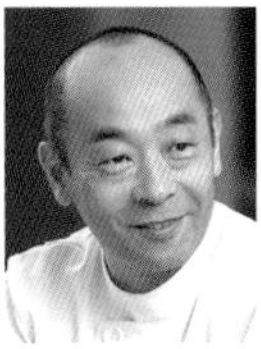

くどう　ちあき
工藤 千秋 先生

くどうちあき脳神経外科クリニック院長

脳神経外科専門医であるとともに、認知症、高次脳機能障害、パーキンソン病、痛みの治療に情熱を傾け、心に迫る医療を施すことを信条とする。日本アロマセラピー学会理事長・JSAトリートメント認定医師、厚生労働省認定認知症サポート医、日本早期認知症学会理事など。

目次

第3章

脳の健康寿命を延ばす食生活のポイント

第4章

脳の健康寿命を延ばす眠り方のコツ

第7章

脳の健康寿命を延ばす家事・買い物・生活のコツ

第8章

脳の健康寿命を延ばす人づきあいのコツ

第9章

認知症を招きやすい性格・タイプ・生き方

第10章 認知症を招きやすい病気と対策

第11章 脳の健康寿命を延ばす最新の脳トレドリル

第1章

年を取りたとえ脳が萎縮しても
認知症と生涯無縁でいられる秘訣がわかり
決め手は脳の健康寿命を延ばすカギ
「認知予備力」を蓄える生活

日本は**認知症**とその**予備群**が約**1200万人**と増え、予備群の人は**放置する**と半数が**5年**で**発症**

認知症は年を重ねるにつれ、発症しやすくなります。そのため、高齢社会になると認知症の人も右肩上がりに増えて、推計では2012年には約462万人、2015年には約525万人、2020年には約631万人になると見られています。そして、2025年には、その数は約700万人に達すると見込まれています。

ところで、「認知症」という言葉は、厳密には病名ではありません。「脳の神経細胞が障害され、記憶や学習、判断などの機能が低下し、日常生活に支障が出てきた状態」と定義されています。この定義で注目したいのが「日常生活に支障が出てきた」という部分です。逆にいえば、脳の神経細胞が障害され、記憶や学習、判断などの機能が低下しても、日常生活に支障をきたさなければ認知症とは診断されません。

一方、高齢者の中には、日常生活に支障をきたすほどではないけれど、同じ質問を何度もする、物を置き忘れたと始終、探し物をするといった人が多くいます。このような正常な状態と認知症の間の段階にある場合を軽度認知障害（ＭＣＩ）といいます。**日本には軽**

認知症の一歩手前の軽度認知障害（MCI）

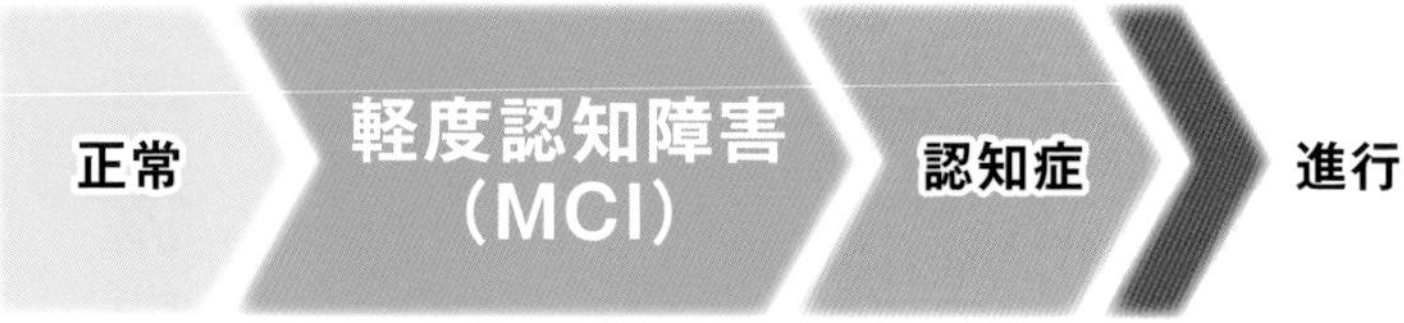

度認知障害の人は２０１２年時点で約４００万人おり、２０２５年には５００万人に増えると推測されており、認知症の人と合わせると、なんと１２００万人にも達するというのです。これまでの研究で、軽度認知障害の人は、１年間で10％、５年間で約50％が認知症に進行すると報告されています。

その一方で、軽度認知障害の段階であれば正常な状態に回復しうることが複数の研究でも明らかになっており、２０１７年の国立長寿医療研究センターの報告によれば、軽度認知障害と診断された人の約半数（46％）が正常に回復したことが報告されています（7ページ参照）。軽度認知障害の人が認知症に進行するか、それとも正常に戻るかは、今の医学では判断できません。ただうれしいことに、近年、どういう対策が認知症予防に有効なのかについての論文が世界中で数多く発表されはじめています。

認知症の人は進行を遅らせるように、軽度認知障害の人は認知症に移行しないように、正常の人は脳の機能を低下させないように努めることが大切です。

（遠藤英俊）

認知症が増える日本を尻目に欧米では発症率が減りだし秘密は脳の健康寿命を延ばす脳活生活

日本では認知症の人は年々増えていますが、海外には認知症になる人の割合が近年減少している国があります。アメリカやイギリス、オランダなど欧米の国々です。

２０１７年に米国ミシガン大学のグループが米国医師会誌「ＪＡＭＡ」に発表した研究報告によると、65歳以上の男女２万１０５７人を対象にした調査で、２０００年の認知症の有病率は11・６％だったのが、２０１２年には８・８％に低下していました。なんと12年間に２割を超える減少です。

「日本にはない画期的な抗認知症薬が欧米だけで使用されているの？」いえ、確かに新薬の開発は進んでいますが、認知症の薬物療法はいまだ途上です。

これらの国々でも日本同様に高齢化が進んでいます。それなのに日本とは真逆で、認知症の発症率が減っているのはなぜでしょうか。

欧米の研究者たちは「その理由ははっきりとはわかっていない」と断ったうえで、教育水準の向上が要因の一つではないかと推測しています。つまり、知的な刺激を受ける教育期間が以前よりも長くなり、高学歴の人が増えているのです。教育歴が長い人は、認知機能が比較的高いところから落ちていくので低くなるまでに時間がかかると考えられます。加えて、学歴が高い人はふだんから頭を使う習慣があるので、落ちる速度も遅くなると思われます。

高学歴の人ほど、認知症のリスクである肥満にならないように食事に気をつけたり、禁煙したりするなど健康に気をつけているといわれます。国をあげての認知症予防の啓発活動を理解して対応し、生活を改めている可能性が高いわけです。

認知症といえばアルツハイマー病が代表的ですが、続いて多いのが脳卒中を原因とする血管性認知症です。教育水準が上がり収入が増え、脳卒中を引き起こす高血圧や糖尿病、肥満といった生活習慣病の治療をきちんと受ける人が増えたことも認知症発症率の低下に影響していると推測されています。

つまり、欧米では認知症の発症率を減らし「脳の健康寿命」を延ばす行動を取る人が増えていることが見て取れます。いい換えれば、私たち日本人も脳を活性化する生活を心がければ認知症の発症率を下げられると考えられるのです。

（遠藤英俊）

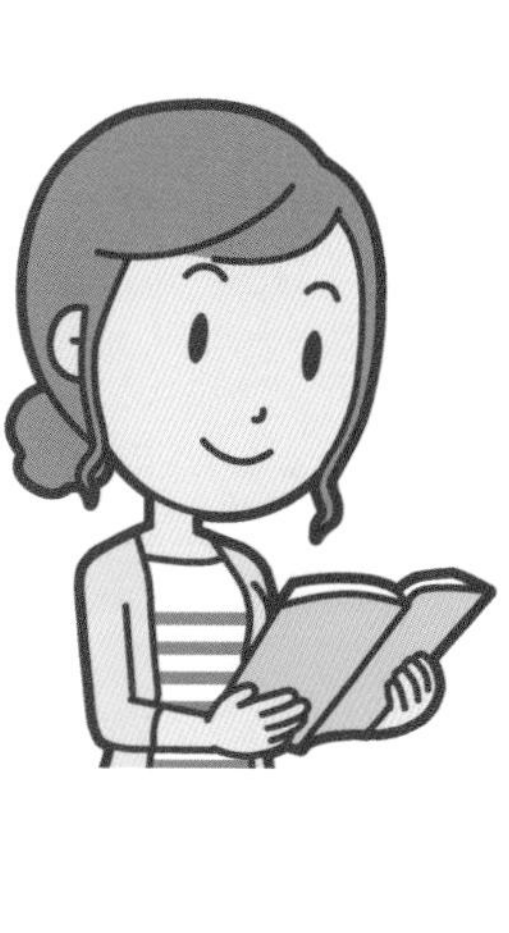

脳をよく使い鍛えた人は脳力貯金「認知予備力」が充実し脳が萎縮しても認知症は発症せず天寿を全うできる

脳の神経細胞は脳全体で約2000億個あるといわれていますが、この数は、基本的には赤ちゃんのときが最も多く、あとは年齢を重ねるにつれて減るいっぽうです。

脳の神経細胞の大事な役割は情報の伝達です。情報伝達は、神経細胞の長い突起がいくつにも枝分かれして作ったネットワーク（回路）を介して行われます。**例えば、脳梗塞の後遺症に半身マヒが生じるのは、運動の動きをコントロールする領域の神経細胞が壊れたためです。リハビリテーションを行うと徐々にマヒの回復が見られますが、このとき脳内では障害を受けなかった別のところで新たな回路が作られ、失われた機能を代償します。**

このように脳には、脳細胞が減少しても状況に応じて回路をうまく操りながら対応しようとする「予備能力（コグニティブ・リザーブ）」が備わっているのです。

このことを裏づけしたのが世界的に有名な研究「ナン・スタディ」です。

「ナン・スタディ」では、アメリカの高齢の修道女（ナン）678人を対象に1991年から毎年認知機能テストを行い、亡くなると必ず解剖して脳を調べています。それによると、脳に病変が認められた修道女のうち、生前に認知症を発症していなかった人が8%も存在していました。中でも注目されたのがシスター・バーナデットです。彼女は認知機能テストで毎回高得点を取りつづけて、亡くなる直前まで修道院の毎日の務めをこなしていました。ところが、死後、彼女の脳を解剖してみると、大量のアミロイドβ（ベータ）（アルツハイマー病の原因となる物質）が脳内に沈着し、脳が萎縮（いしゅく）していたのです。

認知症を発症しなかった修道女たちは、日々神に仕える役割を果たしながら過ごしていました。社会に役立つための奉仕活動にも積極的だったといわれます。

もう一つ、ナン・スタディでは、若いころに言語能力が高かった修道女が年を取っても認知症になりにくいことも明らかになっています。若いころに言葉が豊かだった人はその後の人生においてもほかの人と活発にコミュニケーションをしたり、数多くの書物に親しんだりして、脳を絶えず刺激していたのでしょう。

きっと、こうした毎日の暮らしが彼女たちの脳の「認知予備力」を高く維持し、認知症の発症から免れたのだと考えられます。

認知予備力とは、いわば脳力の貯金のようなものといえます。日々、脳に刺激を与える生活を送れば、たとえ脳が萎縮しても認知機能を支える力が蓄えられ、脳の健康寿命は延びて認知症を発症せずに天寿を全うすることが可能となるのです。

（遠藤英俊）

脳の健康寿命は頭を使えば使うほど延び「自分で考える」「新しいことに挑戦する」が肝心

脳神経が作るネットワーク（回路）は永続的なものではなく、その状態は柔軟に変化します。実際、よく使われる回路は増強され、使われない回路は退化することがわかっています。

一日じゅう家に閉じこもってテレビばかりを見ているような生活では、脳に入ってくる情報はいつも一定で、新たな情報はわずかです。これでは、いつも使う回路でまにあうので、新しい回路は作られません。しかも現状の回路は加齢により機能が低下していきます。**逆に、自分で考えたり、いろいろなことを学習・経験したりして新しいことに挑戦すれば、脳に新しい情報をインプットしつづけられます。脳は受け取った情報を処理するために、新たな回路を作ったり、既存の回路を強化したりして対応します。**

脳は体の一部ですから、骨や筋肉といっしょで、使わないと萎縮（いしゅく）するのが基本です。認知症にならないようにするには、いくつになっても脳に刺激を与え、鍛えて、脳の健康寿命を少しでも延ばすことが何より大切です。

（遠藤英俊）

高血圧・肥満・難聴・喫煙・孤立など九つの危険要因を減らせば認知症は35%も減らせる

30ジペーで、アメリカで認知症の発症率が低下した理由の一つは学歴の高い人が増えたからではないかと推測されていると述べました。学歴と認知症の関係は、このアメリカの研究報告が出る以前から、さまざまな論文で示されていました。

2017年、世界的に権威のあるイギリスの医学雑誌『ランセット』の認知症予防・介入・ケアにかんする国際委員会は、学歴を含め、それまで発表されたさまざまな研究結果

認知症の発症を促す9大要因

危険因子	相対リスク*	人口寄与割合**
小児期		
低学歴（11～12歳までに教育が終了）	1.6倍	8%
中年期（45～65歳）		
高血圧	1.6倍	2%
肥満	1.6倍	1%
難聴（聴力低下）	1.9倍	9%
高年期（65歳超）		
喫煙	1.6倍	5%
抑うつ	1.9倍	4%
運動不足	1.4倍	3%
社会的孤立	1.6倍	2%
糖尿病	1.5倍	1%

* 相対リスク：そのリスク要因を持たない人に比べて持っている人がどれだけ認知症になりやすいかを示す。
** 人口寄与割合：そのリスク要因を持つ人がいなくなったら認知症患者がどの程度減少するかを示す。

出典：Lancet2017;390:2673-734

を解析した結果を発表しました。認知症の発症リスクを高める要因は11あり、そのうち一つは原因不明、もう一つは遺伝的素因なので自分ではどうしようもないけれど、残りの九つは自分しだいで改善できるというのです。

九つのリスク要因は小児期、中年期（45〜65歳）、高年期（65歳超）の三つのステージに分かれています。小児期のリスクには低学歴が入っています。**中年期のリスクでは「高血圧」「肥満」「難聴」、高年期のリスクとしては「喫煙」「抑うつ」「運動不足」「社会的孤立」「糖尿病」があげられています。**

この『ランセット』の調査ではそれぞれのリスクについて、実際にどの程度のリスクがあるのか、また、そのリスク要因を排除できた場合の人口寄与割合（社会全体で認知症患者をどの程度減らせるか）も推計しています。例えば、中年期に高血圧のある人は、将来、認知症になる可能性は、高血圧がない場合に比べ、1・6倍高くなります。一方、血圧をきちんとコントロールをすれば認知症患者は2％減らせるというのです。

もし、これら9種の認知症発症リスクをすべて減らせたとしたら、認知症の患者さんをどの程度減らせるでしょうか。単純計算すると、35％も減らせる可能性があることになります。超高齢社会を迎えた日本で認知症が大きな課題になっているいま、国民一人ひとりが認知症の危険因子を一つでも減らす努力をするべきでしょう。

（遠藤英俊）

第2章

脳の健康寿命を延ばす運動・体操の簡単なコツ

脳血流を増やす20分の息弾み歩きや暗算足踏み・ダンスで認知症のリスクが大幅減！

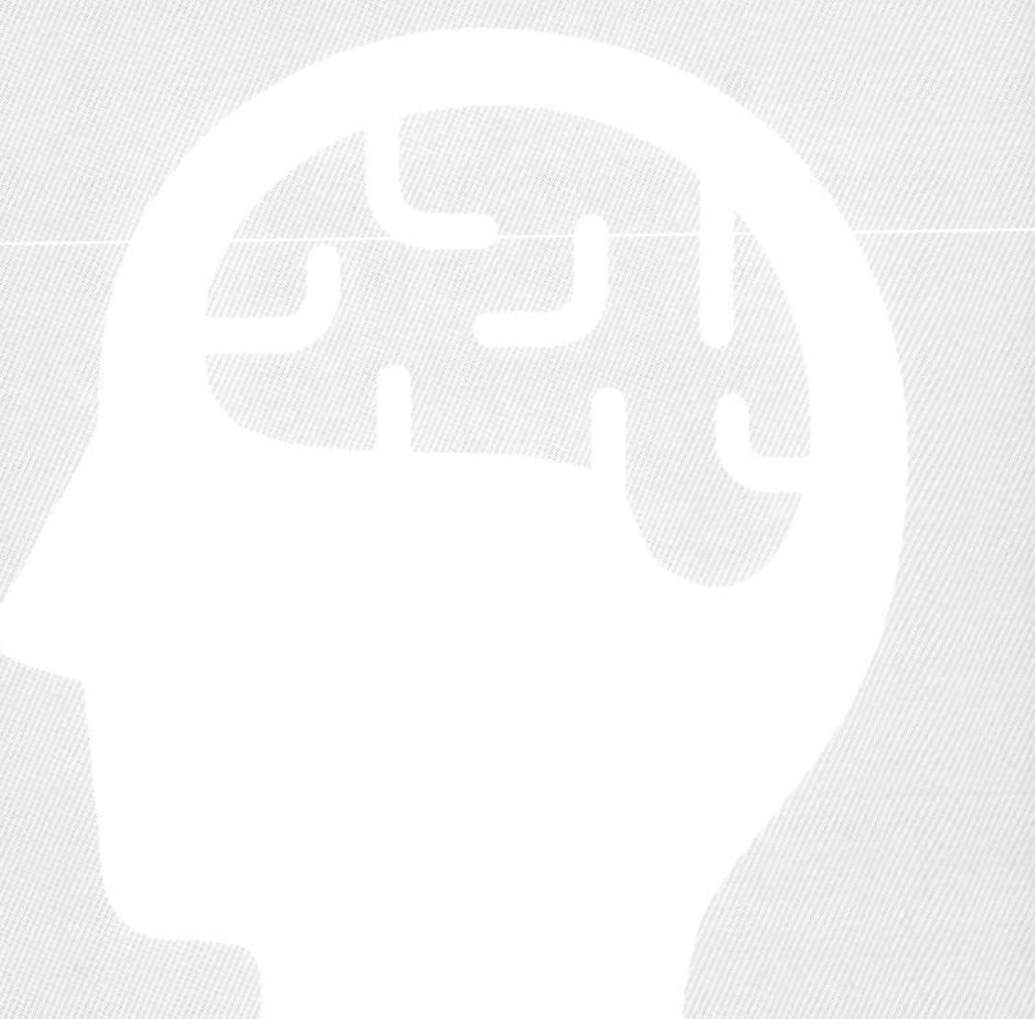

認知症を防ぐには有酸素運動が簡単・効果的で脳血流を増やす20分の息弾み歩きがおすすめ

運動が認知症予防に有効という研究は、これまで国内外で数多く報告されています。例えば、認知症を発症していない高齢者４６１５人を5年間追跡した海外の論文では、**歩行よりも強度の強い有酸素運動を週3回以上行っていた群は、週3回以下で歩行以下の強度の運動の群と比較すると、認知症の一歩手前である軽度認知障害（MCI）、アルツハイマー病、全種類の認知症を発症するリスクがいずれも有意に低いとの結果が得られています。**

また、複数の研究を総合評価したメタ解析（複数の研究を統合して分析する方法）でも、高齢者の運動は認知機能の維持や認知症の予防に有効との結果が出ているので、運動の認知症予防効果は確実と考えられます。

ここでいう運動は、突然走り出したり、急に止まったりするサッカーやテニスのような運動や、ダンベルを持ち上げるようなきついトレーニングではありません。ウォーキングやジョギング、水泳、サイクリングといった有酸素運動です。

運動量が増えるほど脳の活性化因子が増加

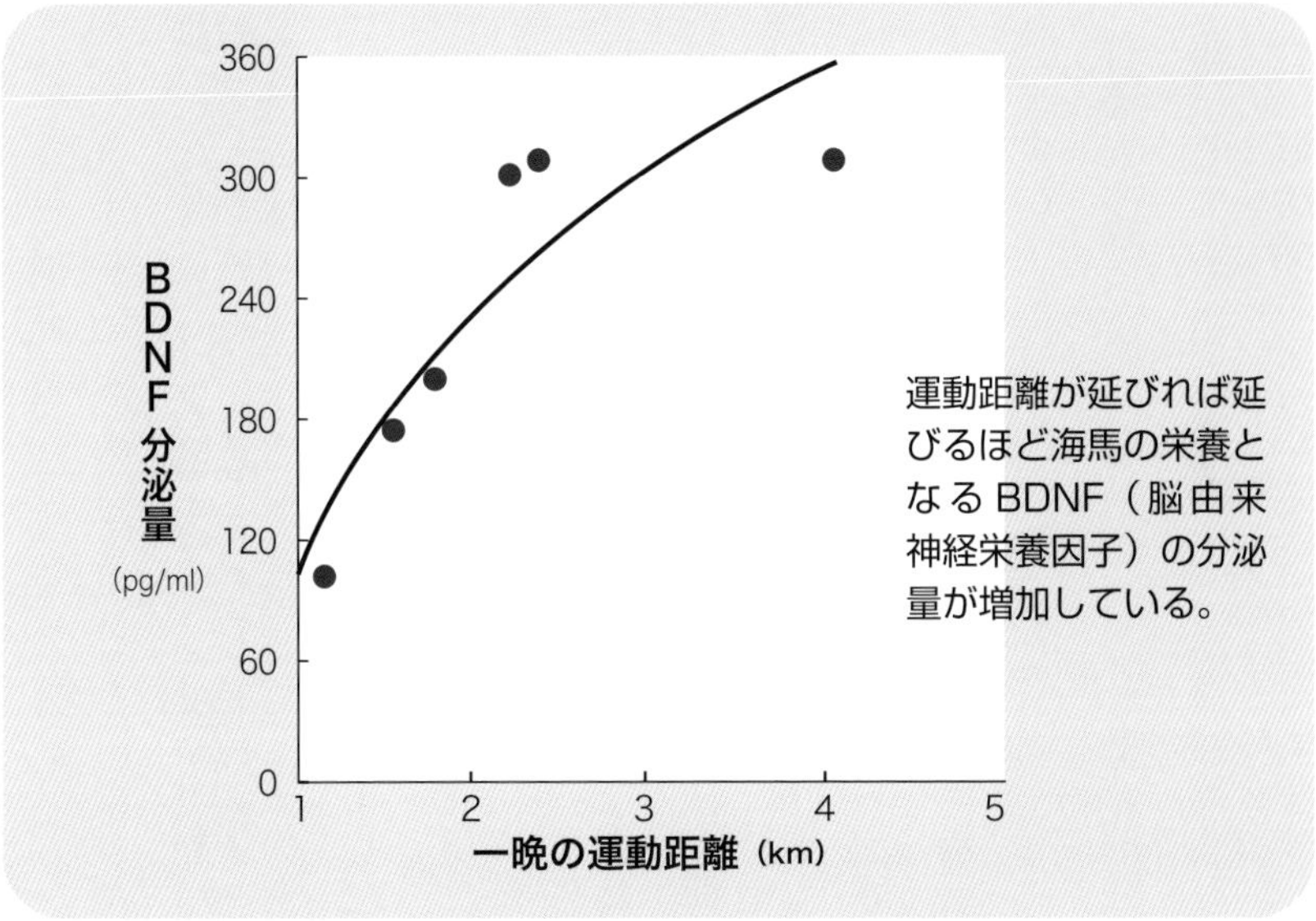

出典：Cotman CW,Berchtold NC:Exercise;a behavioral intervention to enhance brain health and plasticity.Trends Neurosci 25（6）:2995-301,2002

有酸素運動の大きな特徴は、酸素を継続的に体内に取り込みながら行うことです。継続的な酸素の体内への供給が脳に大きくプラスに働くのです。

酸素が継続的に体内に取り込まれると、脳内で「BDNF（脳由来神経栄養因子）」というたんぱく質の分泌（ぶんぴつ）が盛んになることがわかっています。BDNFは脳の神経細胞の活性に重要な働きをし、特に記憶をつかさどる海馬（かいば）の大切な栄養となります。実際、マウスの実験で、運動量が多いほど、BDNFの分泌量が増える結果が得られています。

ところで、海馬を含め脳の神経細胞については、長い間、減ることはあっても増えないと考えられてきました。この考えのもとになったのは、スペインの神経解剖学者でノーベル賞を受賞したサンティアゴ・ラモン・イ・カハール博士による「いったん発達が終わると脳神経細胞の成長と再生の泉は枯れてしまいもとに戻らない」という説です。しかし、近年、この説が間違いだったことがわかりました。**1998年、脳の中で海馬だけは新しい神経細胞が作られることが確認されたのです。**

海馬と運動の関係についてアメリカのピッツバーグ大学の研究チームは興味深い論文を報告しています。55歳から80歳までの健康な男女120名を、有酸素運動を行う群と有酸素運動ではない運動を行う群に分け、1年後の海馬の体積を比較しました。すると、**非有酸素運動群は加齢に伴い海馬の体積が減少していたのに対し、有酸素運動群は海馬の体積が増えていました。有酸素運動によって作り出されるBDNFが海馬の神経細胞を新生させたのです。当然ながら新しい神経細胞ができれば、脳内の神経ネットワーク（回路）も増強していきます。**

また、有酸素運動で筋肉を動かすことで心拍数が増え、血流が促進されます。脳は多くの血管が集積している場所なので、血流が高まれば脳に酸素や栄養素が多く運ばれます。これもまた、脳の働きを高めるのに役立ちます。さらに、脳の血流が増えれば、認知症の原因となるアミロイドβ（ベータ）の排出が促され、蓄積を妨げるとも考えられています。

では、どの程度の強さの有酸素運動をどのくらい行えばいいのでしょうか。

それには、群馬県中之条町で行われた長期研究が参考になります。65歳以上の全住民約5000人に対し、身体活動と病気予防の関係についての調査が2000年から実施されました。**その結果、中強度の有酸素運動を1日20分程度行うとよいことがわかりました。中強度の目安は、ややきつい、少し息が弾む程度です。いつもより歩くスピードを2割ほどアップした速歩きが中強度の有酸素運動に該当します。**

1日20分はトータルの時間なので、朝10分、夕方10分といったように何回かに分けて行ってもかまいません。

大切なことは三日坊主で終わらせないこと。継続してはじめて運動効果は現れます。いつもと違う道を歩いてみる、きれいな花を見つけながら歩くなど自分なりの工夫をして習慣化することが大切です。また、運動習慣のない人は、いつもより5分多く歩くなど少しでだけ上の目標を設定するといいでしょう。ちなみに、中之条町の研究では、歩数計を持つだけで歩数が2000歩増えたそうです。恐らく、目標設定がしやすいからでしょう。歩数計機能を備えたスマホアプリがたくさん出ているので、利用するといいでしょう。

（遠藤英俊）

簡単な暗算をしながら足踏みする脳活エクササイズで認知機能が向上と国立研究機関が実証

有酸素運動を行うと脳の神経細胞のネットワーク（回路）の形成や発達に重要な栄養素であるＢＤＮＦ（脳由来神経栄養因子）が脳内に多量に分泌されます（39ページ参照）。この分泌量をさらに増やす方法があります。**それは有酸素運動を行うときに頭を使う課題をプラスすることです。二つの課題に同時に取り組むことを「デュアルタスク」といいます。**「デュアル」とは「二つ」あるいは「二重」、「タスク」とは「課題」という意味です。

私が長年勤めてきた国立長寿医療研究センターでは、認知症予防を目的としてデュアルタスク運動「コグニサイズ」を開発しました。コグニサイズとは、「コグニション」（認知活動）と「エクササイズ」（運動）を合わせた造語です。

例えば、歩きながら、しりとりをする、都道府県名をいう、100から7を引きつづけるといったことです。これらは歩くという有酸素運動をしながら同時に頭を使うことになるので、脳のかなりの部分を活性化させることができます。

国立長寿医療研究センターと愛知県大府市は軽度認知障害（ＭＣＩ）の高齢者３０８人

コグニサイズにより認知機能が維持・向上

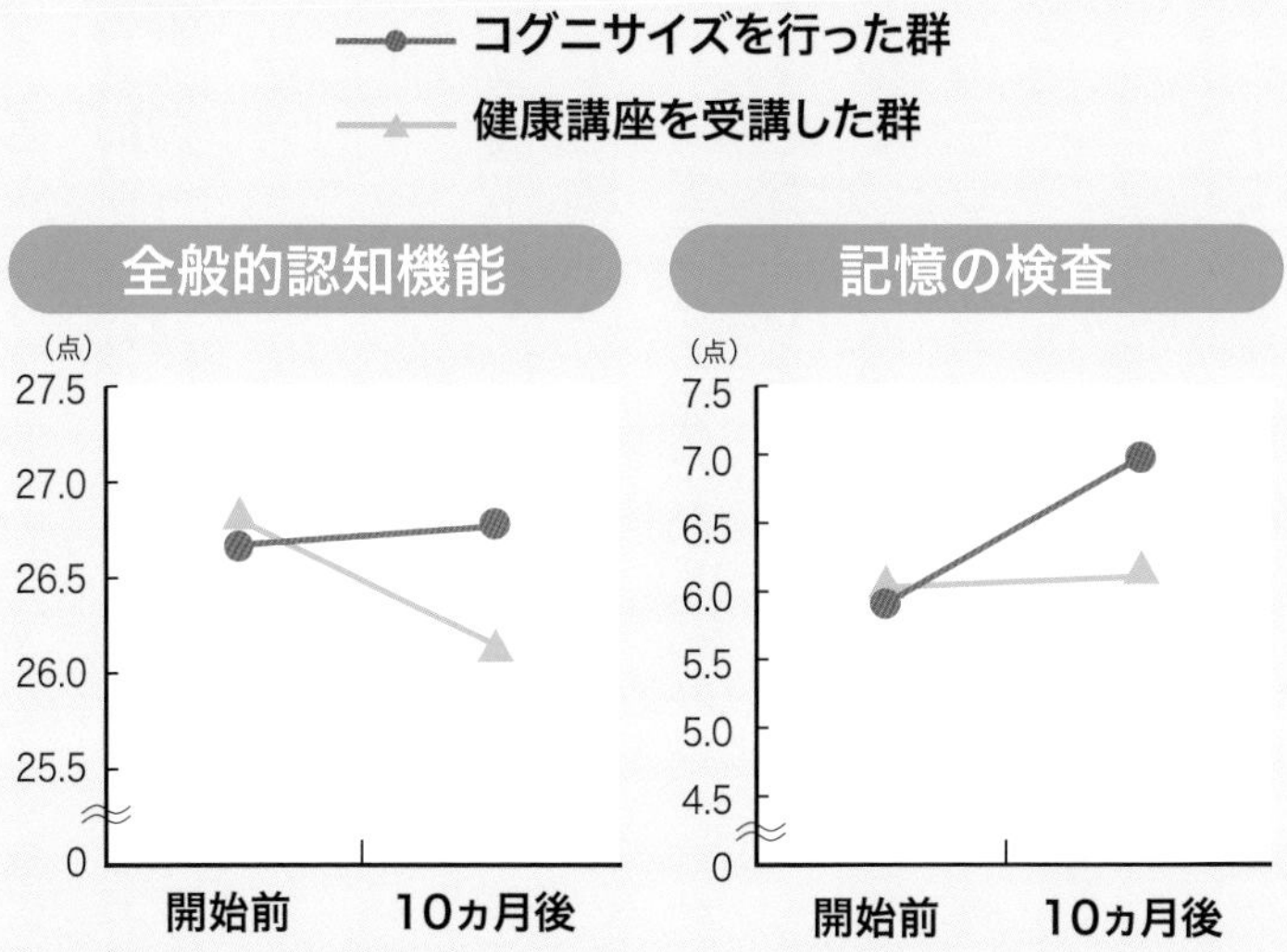

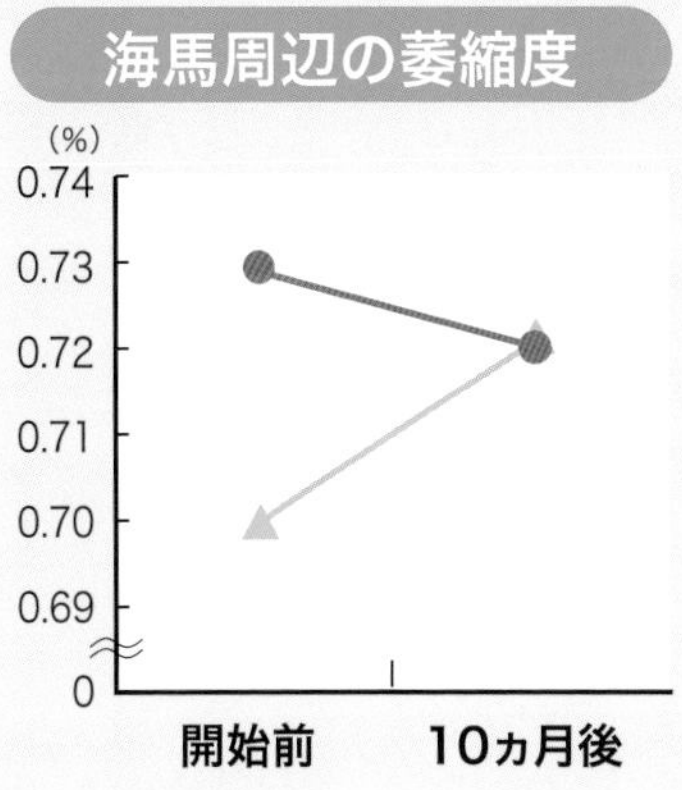

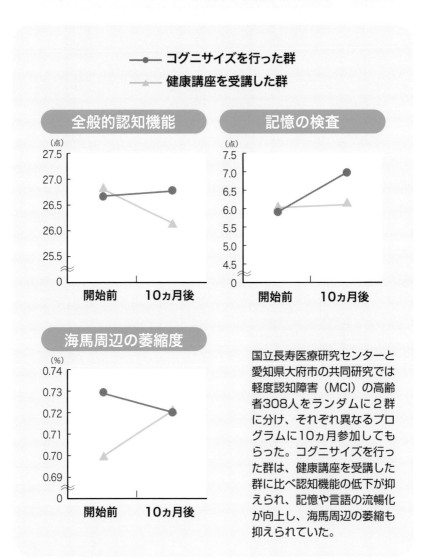

国立長寿医療研究センターと愛知県大府市の共同研究では軽度認知障害（MCI）の高齢者308人をランダムに２群に分け、それぞれ異なるプログラムに10ヵ月参加してもらった。コグニサイズを行った群は、健康講座を受講した群に比べ認知機能の低下が抑えられ、記憶や言語の流暢化が向上し、海馬周辺の萎縮も抑えられていた。

出典：国立長寿医療研究センター

を対象に共同研究を行いました。軽度認知障害とは認知症の手前の段階をいい、なんの対策もしないでいると、5年間で約50％が認知症に進むと報告されています。

大府市との共同研究では、週1回90分のコグニサイズを10ヵ月続けた人たちは、やらなかった人たちに比べ、認知機能の低下が抑えられ、記憶力や言語能力が向上し、さらに記憶に関係する海馬の萎縮も抑えられていました。

運動と頭を使う課題を組み合わせたコグニサイズにはさまざまなものがありますが、ポイントは、中強度程度の運動（少し息が弾む程度）と、花の名前をテーマにしたしりとりというように少し難易度の高い認知課題を選ぶことです。

ここでは、一人でできる簡単な足踏みコグニサイズを紹介しましょう。

両足をそろえて背すじを伸ばして立ったら、「1、2、3」と声を出しながらリズミカルに足踏みをします。さらに、3の倍数のところで、声を出さずに手をたたきます。足踏みは、できるだけももを高く上げて行うと、歩行時に使うお尻やももの前側を鍛えることができます。すると、脚力がアップし、認知症のリスク要因であるフレイル*予防にも役立ちます。

足踏みコグニサイズよりも少し難しいのがコグニステップです。

右横と左横に交互に片足を踏み出し、それをくり返します。一つひとつの動作に合わせ

＊加齢によって心身の活力が衰えて、放置すると要介護になる虚弱状態。

足踏みコグニサイズのやり方

両足をそろえて背すじを伸ばして立ち、リズミカルに足踏みをしながら、足踏みの数を声に出していう。「3の倍数」のときは声を出さずに数え、手をたたく。

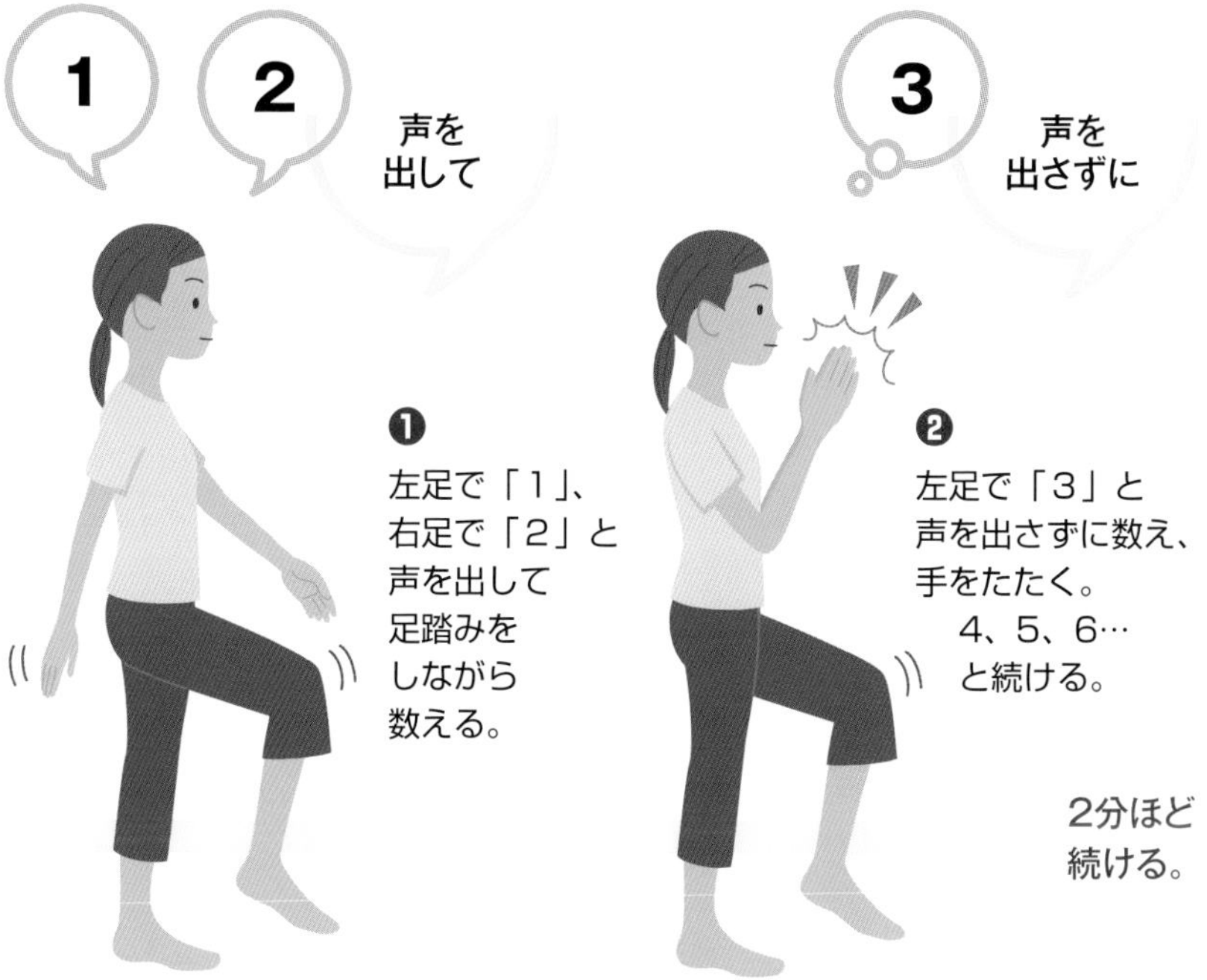

1
2
声を出して
3
声を出さずに
❶
左足で「1」、右足で「2」と声を出して足踏みをしながら数える。
❷
左足で「3」と声を出さずに数え、手をたたく。
4、5、6…と続ける。
2分ほど続ける。

て、「1、2」と声を出し、3の倍数のときには声を出さずに手をたたきます。

　このコグニステップを間違えずにできたら、前後に動くステップを加える、3以外の倍数で手をたたくなどしてアレンジしていきましょう。

　コグニサイズを何人かのグループで行うと、失敗を笑い合ったりして楽しくできるので、継続してやろうという気持ちになります。（遠藤英俊）

コグニサイズ

コグニステップ

のやり方

運動しながら、
脳を刺激

ステップ運動＋
３の倍数で
手をたたく。

1 右横に ステップ

●両足をそろえ、背すじを伸ばして立つ。

●右足を横に大きくステップする。

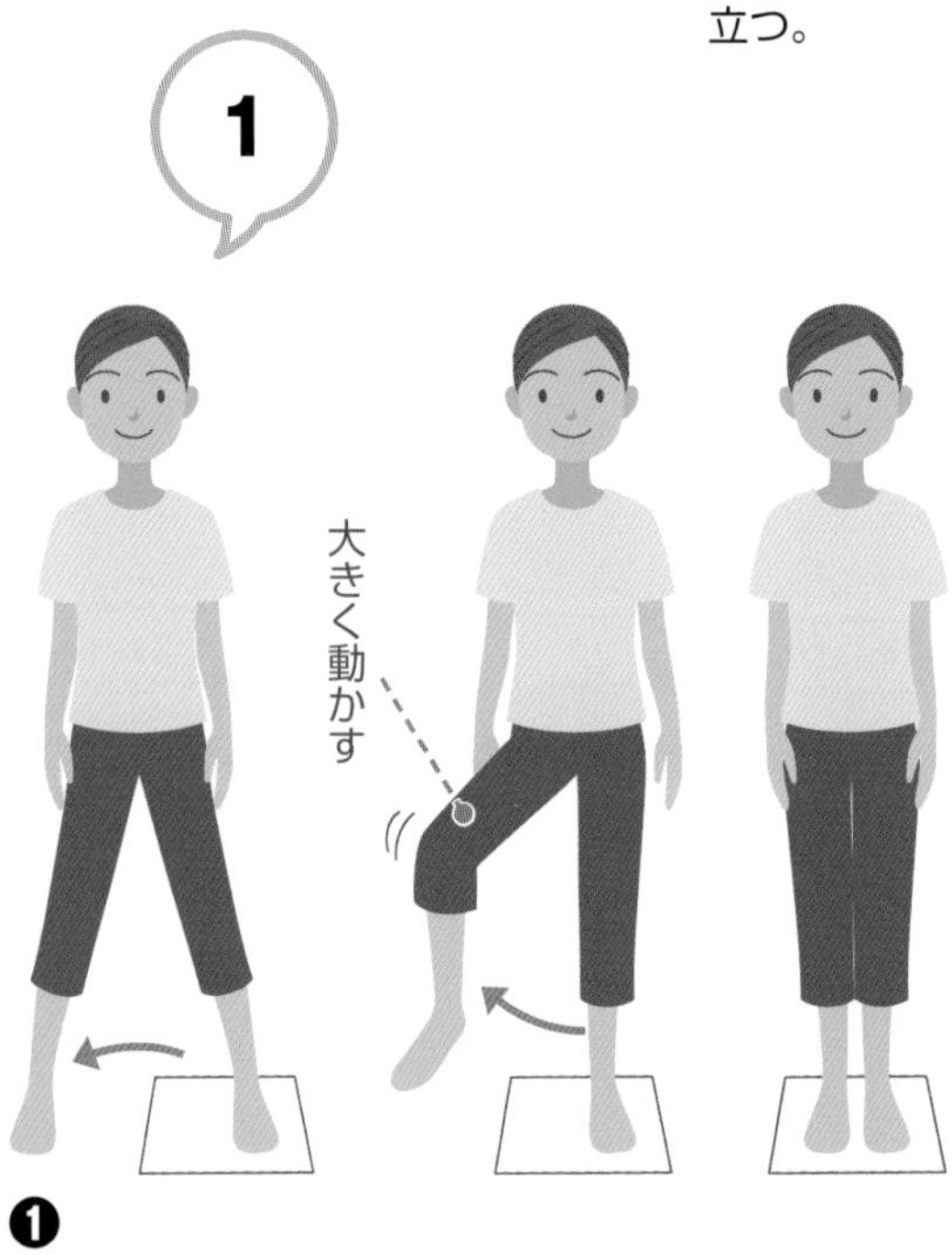

※下段の足の動きを示す図は自分側から見たもの

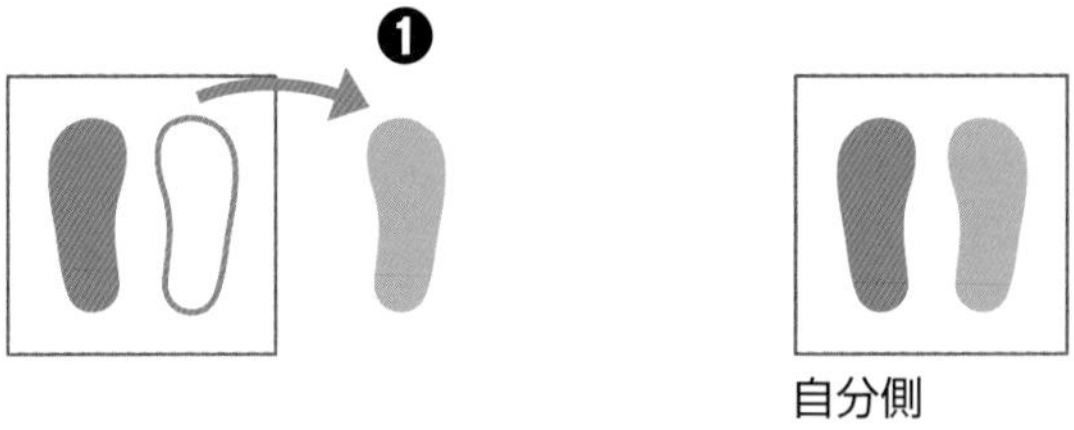

自分側から見た足の動き

ポイント

- ●1から順に数を数え、「3」の倍数では声を出さずに数え、手をたたく。
- ●足踏みは、できるだけももを高く上げて行うと効果的。
- ●1～4を1セットとして約10分間くり返す。または、「20まで」などと数を決めて行う。

4 — **3 左横に ステップ** — **2**

- 左足をもとに戻す。ここまでが1セット。
- 左足を横に大きくステップして、手をたたく。
- 右足をもとに戻す。

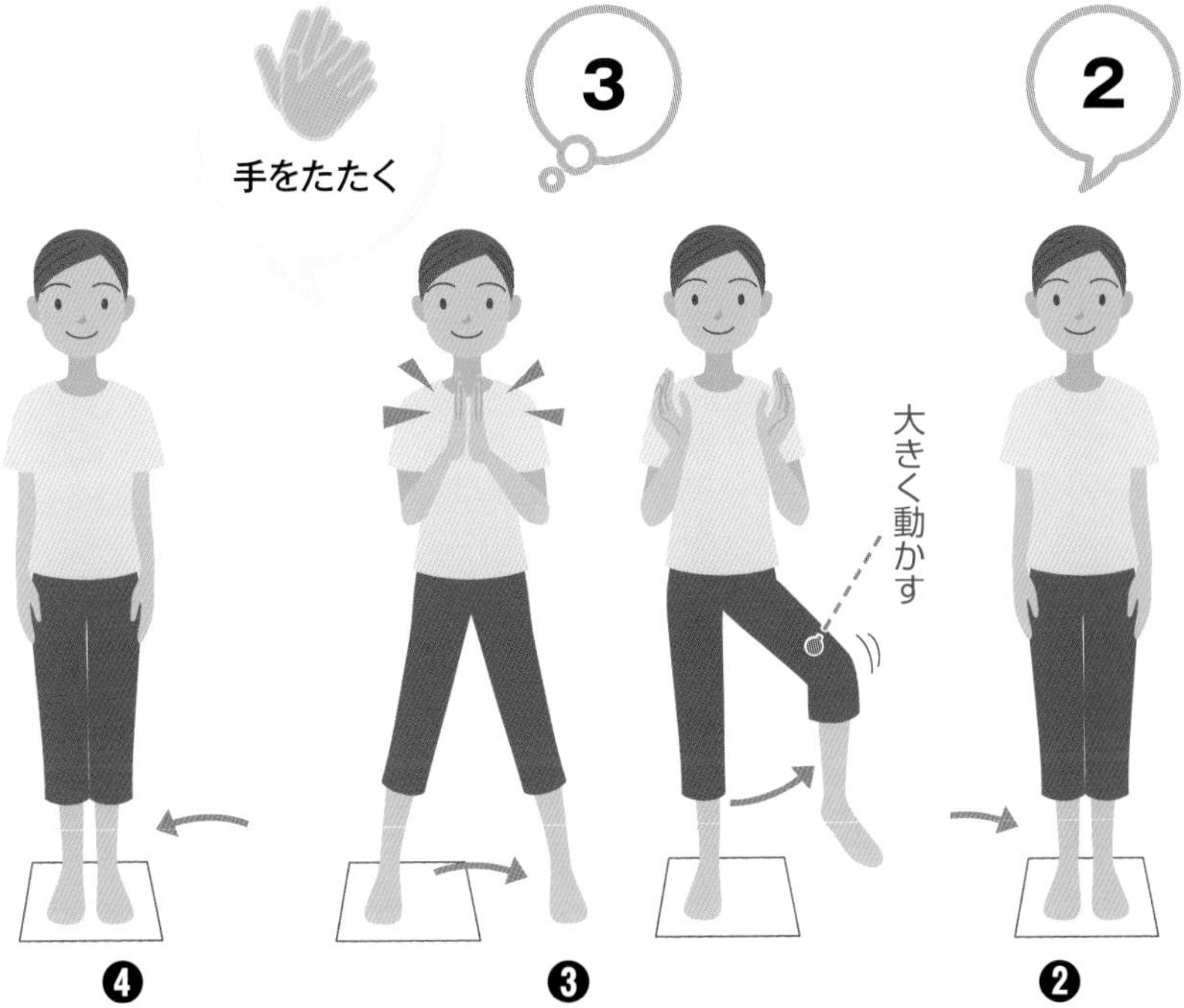

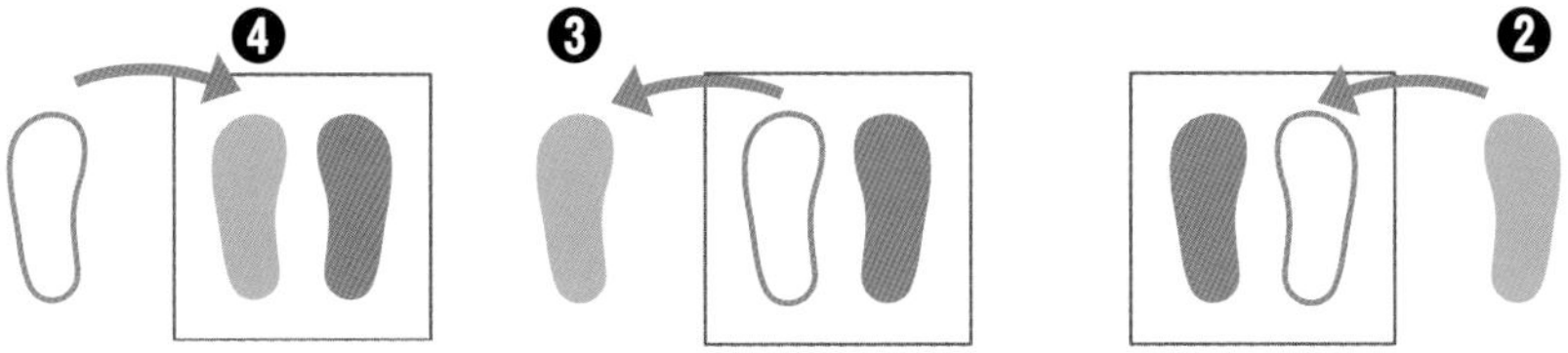

体操の中でも**ダンス**は**脳と体の最高のコンビ運動**で認知機能の向上に効き**認知症**の危険度は**大幅減**

1996年に公開された『Shall we ダンス?』という映画を観た人が多いのではないでしょうか。日々の生活になんとなく虚しさを感じていた中年の男性が美しい女性が教えるダンス教室に通いはじめ、仲間たちとの交流を通して人生に活気を取り戻すというストーリーです。主人公たちの音楽に合わせて軽快なステップを踏む姿はとても印象的でした。

ダンスが認知機能を向上させると注目を集めています。**海外の研究では、ダンスをよくする人はほとんどしない人に比べ、認知症の発症の危険度が0・24倍（つまり約4分の1）だったことが報告されています。**

国立長寿医療研究センターと愛知県大府市は共同で2013年、軽度認知障害（MCI）改善プロジェクトに取り組みました。高齢者500名を、楽器演奏プログラム群、社交ダンス群、非アクティブ群に分け、楽器演奏プログラム群と社交ダンス群には10ヵ月間、1回約60分の講習を週1回、計40回実施しました。その結果、楽器演奏プログラム群と社交ダンス群は認知機能の低下が有意に抑えられていることが示唆されました。
さらに興味深いのは、40回の社交ダンス講習を受けた人の8割がその後も自発的に社交ダンスを継続していたことです。恐らく、みなさん、映画の主人公同様、社交ダンスの楽しさに目覚めたのでしょう。

ダンスは音楽に合わせてさまざまな動作を連続して行います。その動作も足だけでなく、頭や腕の動作も伴います。また、左右の手足で異なる動きをしたり、体を動かすスピードを変化させたりします。社交ダンスでは、男女がペアで手をつないで踊るので、相手の動きや距離にも注意を払わなければいけません。つまり、ダンスは全身運動と知的活動の組み合わせを同時に行うデュアルタスク（二つの課題に同時に取り組むこと）そのものなのです。

もう一つ、忘れてならないのは、社交ダンスの異性の手にふれるという特徴です。手と手のふれあいは、脳の働きを抑える不安やストレスを軽減してくれます。相手が異性ということで心がときめき、身だしなみにも気を遣うようになります。先の映画の主人公ではありませんが、きっと毎日の生活に張りが出てくることでしょう。
最近は、認知症予防に社交ダンス教室を開催する自治体もあるようです。広報などで見つけたらぜひ参加してみてください。

（遠藤英俊）

ゆっくり運動でも脳の記憶中枢［海馬］が活性化すると試験でわかりおすすめはフリフリグッパー体操

糖尿病や高血圧などの生活習慣病の改善や健康維持・増進に運動が有効であるとのエビデンス（科学的な根拠）が多数出ています。この場合の運動は、息が軽く弾み、ややきついと感じるランニングなどの中強度のものを指します。それに対して、息がほとんど弾まない（超）低強度の運動効果を検証したエビデンスは世界でもごくわずかです。その中に、私たち筑波大学の研究グループが発表したエビデンスがあります。

私たちは２０１４年に、わずか10分間の超低強度の運動でも脳の前頭前野を刺激し実行機能＊を高めることを、その４年後に、同様の運動が記憶をつかさどる海馬（歯状回）を刺激し、記憶を高めることを世界で初めて科学的に確認したのです。

前頭前野と低強度の運動の関係を調べた研究では、認知予備力（後述）が高まることもわかりました。

若年齢では左側（背外側）の前頭前野を主に使うのですが、年を取ると両側を使います。加齢により左側の前頭前野の機能が低下するため、右側の機能が代償するからではないか

＊目的を達成するために必要ないくつかの行動を、効率的に手順よく行う能力（認知機能の一つ）

図1　長期の楽しい軽運動は認知予備力を高める

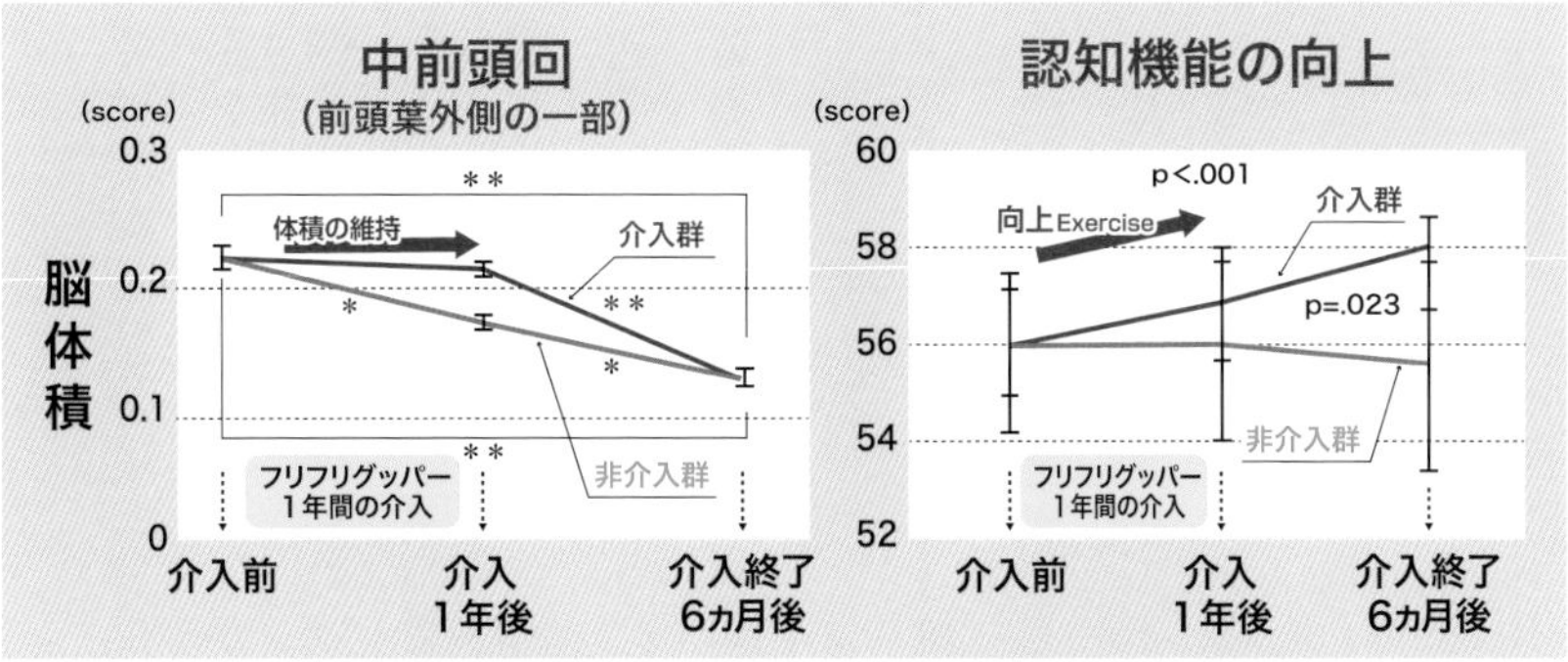

フリフリグッパーを含む軽運動教室に参加した群は前頭前野の萎縮が抑えられていたが、非参加群は漸減していた。運動をやめると、参加群も前頭前野が萎縮していったが、認知機能は上昇しつづけた。

出典：Tamura and Soya et al.:Int J Geriatric Psychiatry,2014

と考えられています。この代償能力を認知予備力といいます。

低強度運動はこの認知予備力を高めるので、脳に萎縮（いしゅく）が生じても残存する脳機能がより高まれば認知症を発症しない可能性があるのです。

私たちは茨城県利根町の高齢者を対象に2001年から認知症予防にかんするさまざまな実証調査を行う「利根プロジェクト」に取り組んでいました。この中で、フリフリグッパー（後述）を含む軽運動を行う教室に参加した群と非参加群を1年にわたり比較検討したところ、参加群は前頭前野の萎縮が抑えられていたのに対し、非参加者は漸減（ぜんげん）していました。さらに、軽運動をやめると、参加群も前頭前野は萎縮していくのですが、認知機能は上昇しつづけることがわかりました（図1）。軽運動を1年間継続したことで認知予備力が上がったからだと思われます。

では、なぜ低強度の運動でも脳が活性化するのでしょうか。それは、体を動かすこと自体が、脳を活性化させるからにほかなりません。

例えば、筋肉が動くのは頭頂部にある運動野が筋肉に指令を送るからです。運動するという意識は呼吸や循環の調節にもかかわっている脳幹を活性化させますし、運動の計画には前頭前野が必要です。一方、筋肉が動くと、筋や腱（けん）、関節などから発せられる情報が脳に送られます。このように体を動かすことで、脳と筋肉が互いに活性化します。

運動をしたあとは気持ちがスッキリしませんか。これは運動により脳幹が活性化すると、やる気や快感を増やすドーパミンや睡眠・覚醒（かくせい）を調節するノルアドレナリンなどの神経伝達物質が多く分泌（ぶんぴつ）されるからと考えられています。**つまり、運動には気分を変える効果があるのです。また、神経伝達物質が増えれば、脳神経細胞間の情報伝達が盛んになり、多くの情報が脳内をめぐることになります。実際、私たちの研究では、運動で楽しく快適な気分になるほど、前頭前野が活性化することが確認されています（図2）。**

どんなに治療効果の優れた薬でも用量を間違えると思いもよらない副作用が現れたり、場合によっては生命をも脅かしたりします。運動も同じで、強度は非常に重要です。中強度の運動でも認知機能を担う脳を刺激できますが、ここで問題となるのが、継続しなけれ

図2　運動を気分よく前向きに行うほど認知機能が大きく向上

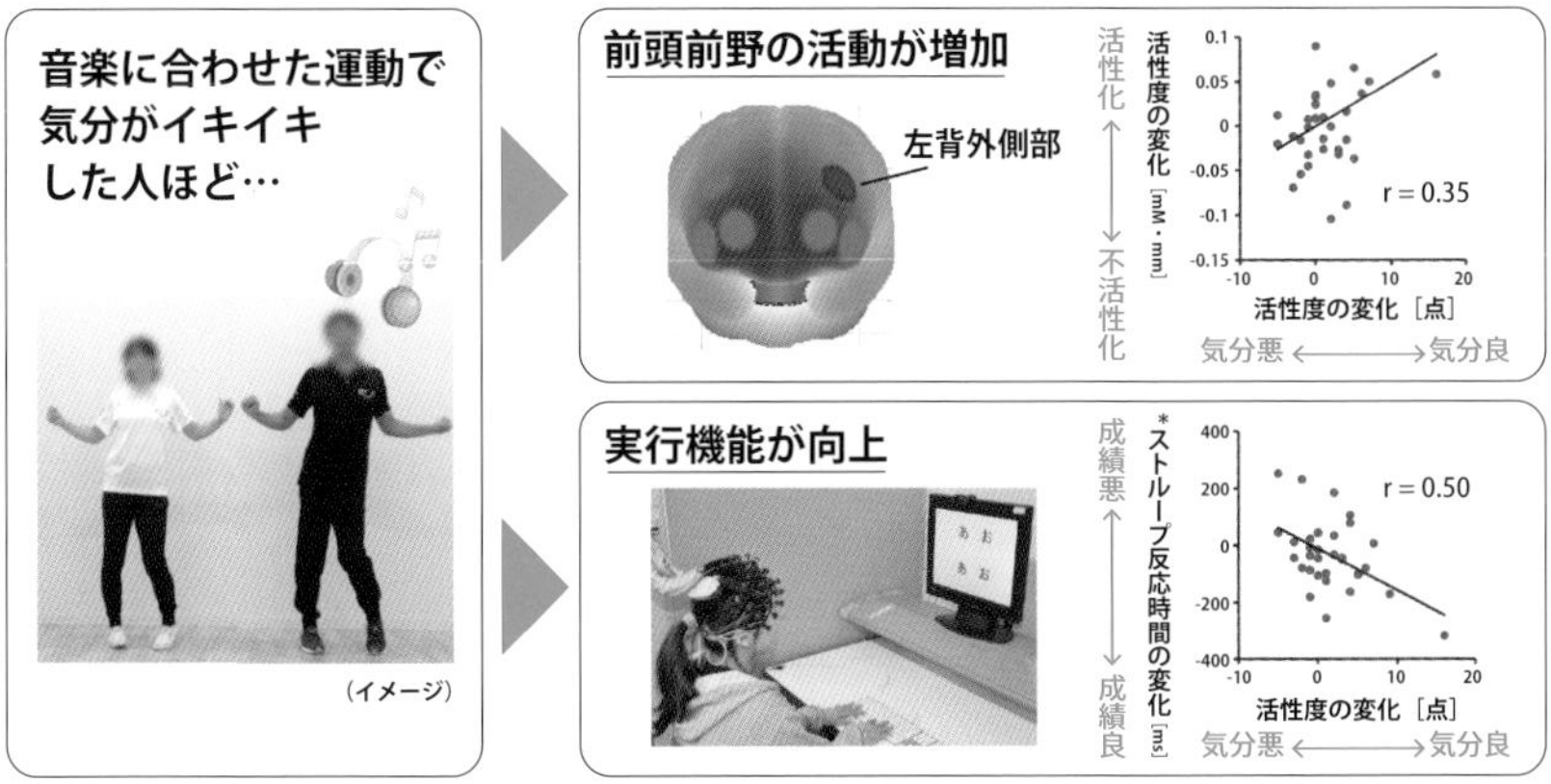

音楽を聴きながら運動することで気分がより活気あるイキイキした状態になり、気分が前向きになるほど認知機能が大きく向上し、脳活動も活発化した。
出典：Suwabe, Soyaら, Neuroscience, 2021 より改変

＊色のついた文字を見て瞬時にその色を答える認知テスト

ばその効果は得られないことです。体力の低下した高齢者や体の弱い人が中強度以上の運動を継続することは容易ではありません。しかし、低強度の運動なら誰もが取り組めます。しかも、つい笑ってしまうような楽しい運動であれば継続しやすくなり、脳のさらなる活性化も期待できます。

こうした視点から私たちが考案したのがスローエアロビクスの動きの一つ「フリフリグッパー」です。足踏みをしながら、リズムに合わせて胸の前で手をたたき、腰を左右に振るという簡単な運動で、やるうちについ笑顔が出てしまう楽しい動きになっています。リズミカルな音楽に合わせて仲間といっしょにフリフリグッパーを行えば、気持ちが前向きになり、生活に張り合いが出てきます。

（征矢英昭）

フリフリグッパーのやり方

フリフリグッパーは、音楽に合わせたり、歌ったりして、無理なく続けられる簡単で楽しい体操。

始める前に、まずは姿勢を正して立つ。

次に、足を肩幅程度に開いて、内またにして「ハ」の字形にする。

1

足を内またにして腕を大きく引く

**息を吸い、手をグーにして肩甲骨を縮めることを意識しながら腕を開いて後方に大きく引く。

足は右足かかとを上げ、腰を左に振る。**

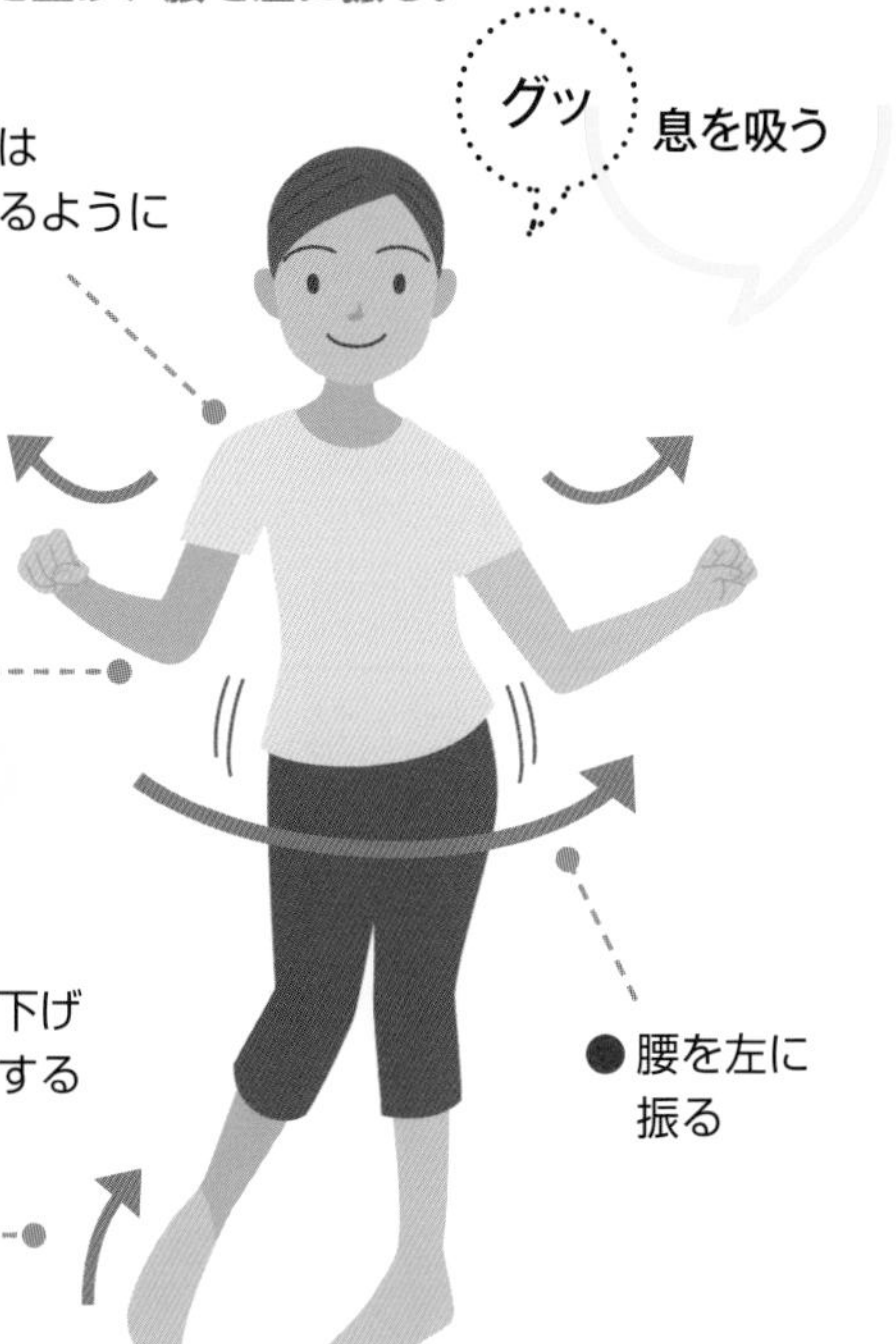
グッ
息を吸う
●腕を引くときは
肩甲骨を縮めるように
寄せ胸を開く
●ひじは背中
より後方に
●かかとを上げ下げ
して足踏みをする
●腰を左に
振る

正しい姿勢の立ち方

おなかとお尻を締めて頭から腰までをまっすぐにする。
- あごを引く。
- 肩を下げ、おなかを締めたまま胸を張る。
- おなかと背中を近づけるようにして力を入れてお尻を締める。
- ひざを伸ばし、つま先を前に向ける。

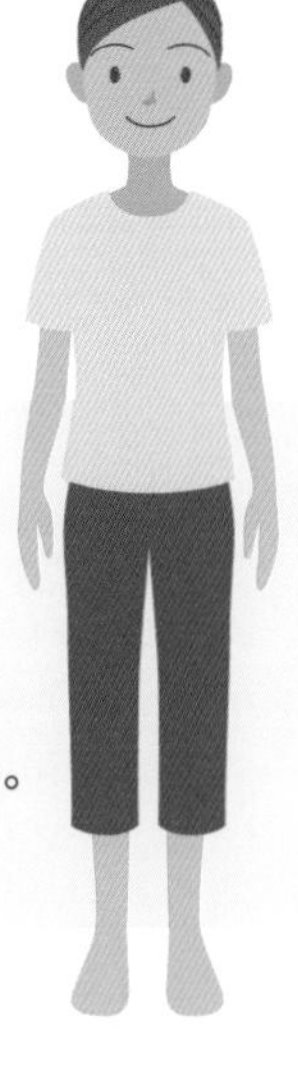

好きな音楽に
合わせて1、2を
リズミカルにくり返す。
3分間続ける。

2 腕を寄せ胸の前で手をたたく

息を吐き、胸の前で手をパーにして手をたたく。
同時に左かかとを上げ、腰を右に振る。

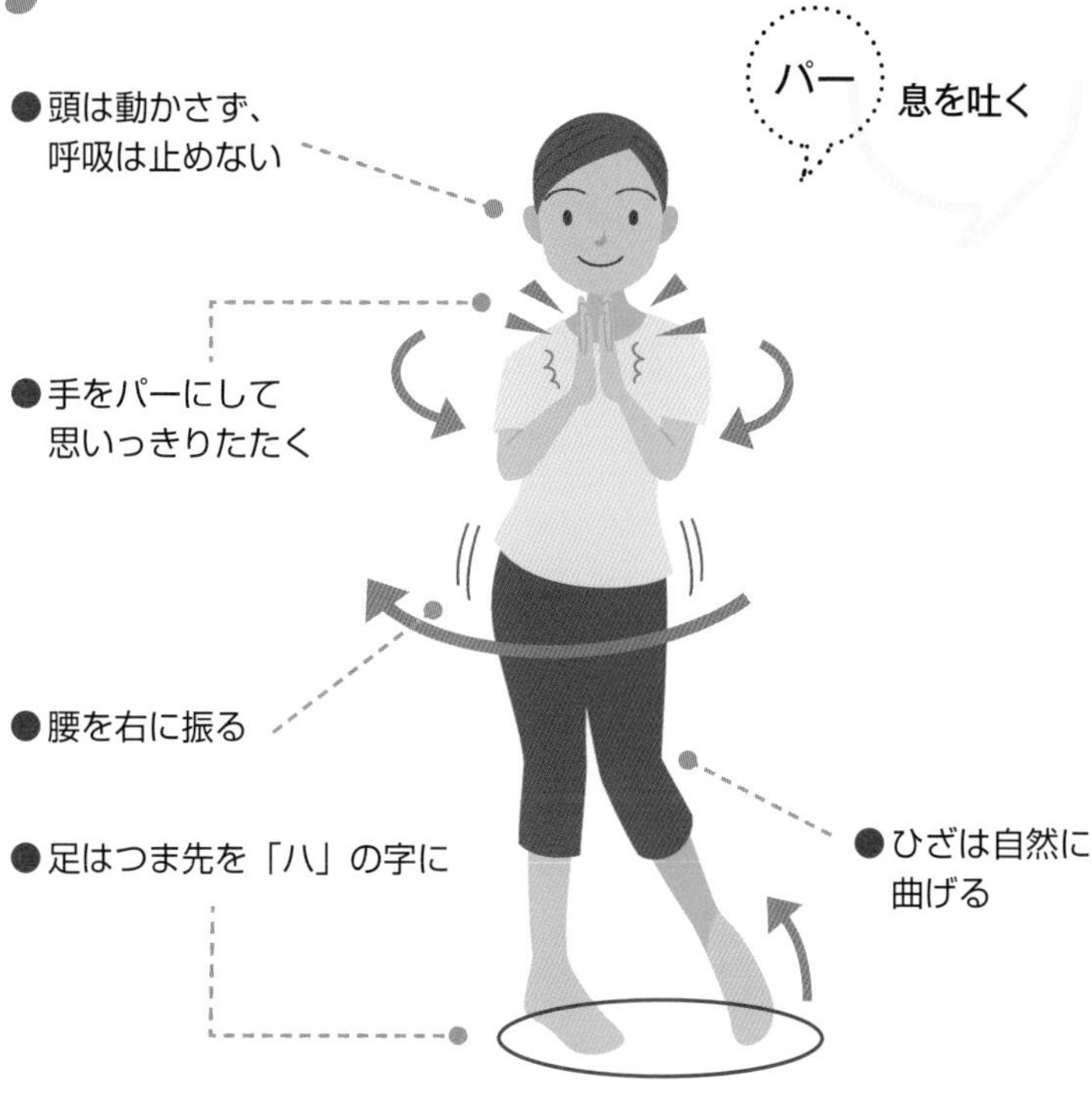
パー
息を吐く
●頭は動かさず、
呼吸は止めない
●手をパーにして
思いっきりたたく
●腰を右に振る
●足はつま先を「ハ」の字に
●ひざは自然に
曲げる

イスでもできる！

体力に自信のない人におすすめ。
イスに座り、肩甲骨を寄せて後方に
引き、両腕を広げグッパーを行い、
腰を動かす。

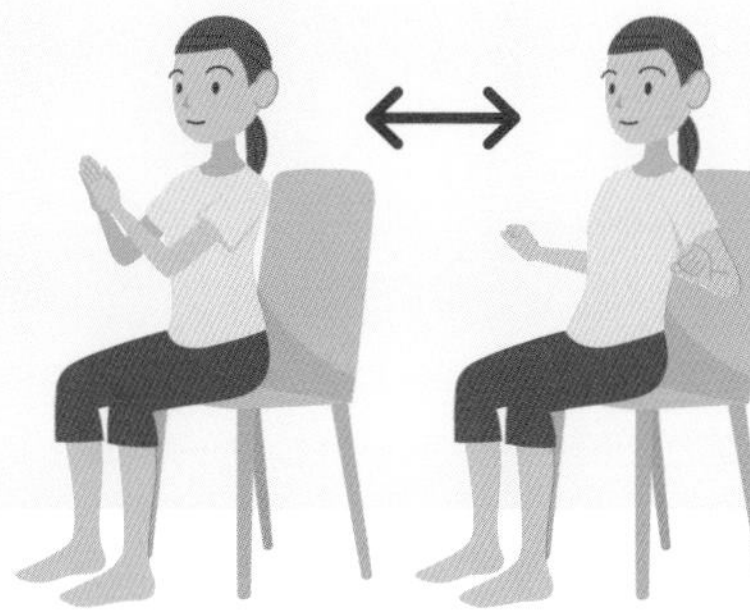

握力・筋力の弱い人は認知力も衰えやすく
認知症リスクは2倍高まり中年期から強化が肝心

「ビンのふたをあけられなくなった」「重い荷物を長時間持てなくなった」。こうしたことに思い当たる人は握力が低下している可能性があります。実は、握力の強弱が将来、認知症になりやすいかどうかのサインになることがわかってきました。

東京都健康長寿医療センター研究所が65歳以上の高齢者2448人を対象に行った研究で、筋肉量が少なく身体機能が低い（この状態を「サルコペニア」という）高齢者ほど、認知機能の低い傾向が見られました。また、身体機能が低く骨格筋量が少ない群は正常の群に比べ、将来、認知機能が低下する危険性は1・6倍高かったのですが、骨格筋量が正常で身体機能が低下したグループはそれ以上の2・1倍にも上昇していました。

身体機能、骨格筋量と認知機能低下リスク

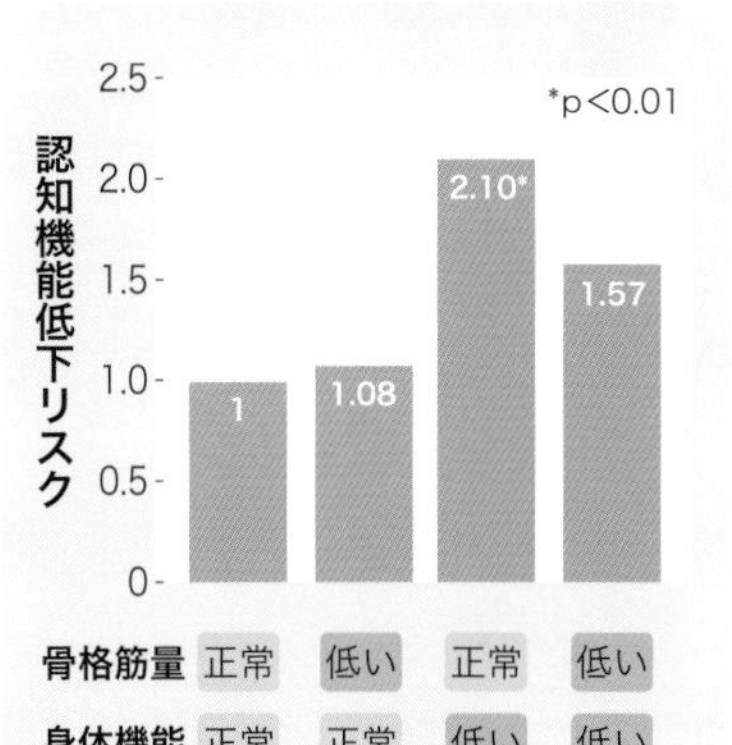

出典：東京都健康長寿医療センター研究所
NEWS No.279より

これまで骨格筋量が多い人よりも少ない人のほうが認知症になりやすいといわれてきましたが、骨格筋量が多いからといって安心できないことをこの研究は示唆しています。

ふだんの生活で身体機能を評価しやすいのが握力ですが、握力の低下と認知症の関連を調べた久山町研究でも同様の結果が出ています。

久山町研究は、福岡市に隣接した糟屋（かすや）郡久山町で地域住民を対象に、60年以上にわたり実施している脳卒中や認知症などの疫学調査をいいます。それによると、晩年期の握力が低い人ほど認知症になりやすいことや、**中年期から晩年期にかけて握力が大幅に低下した人は握力が増加または変化していない人と比較して認知症に1・51倍なりやすく、アルツハイマー病にかぎると1・62倍増加しました。**

高齢者だけでなく、中年期の人も腕の筋肉を鍛えることが認知症予防に有効と考えられます（遠藤英俊）

握力と筋力を鍛えるストレッチ

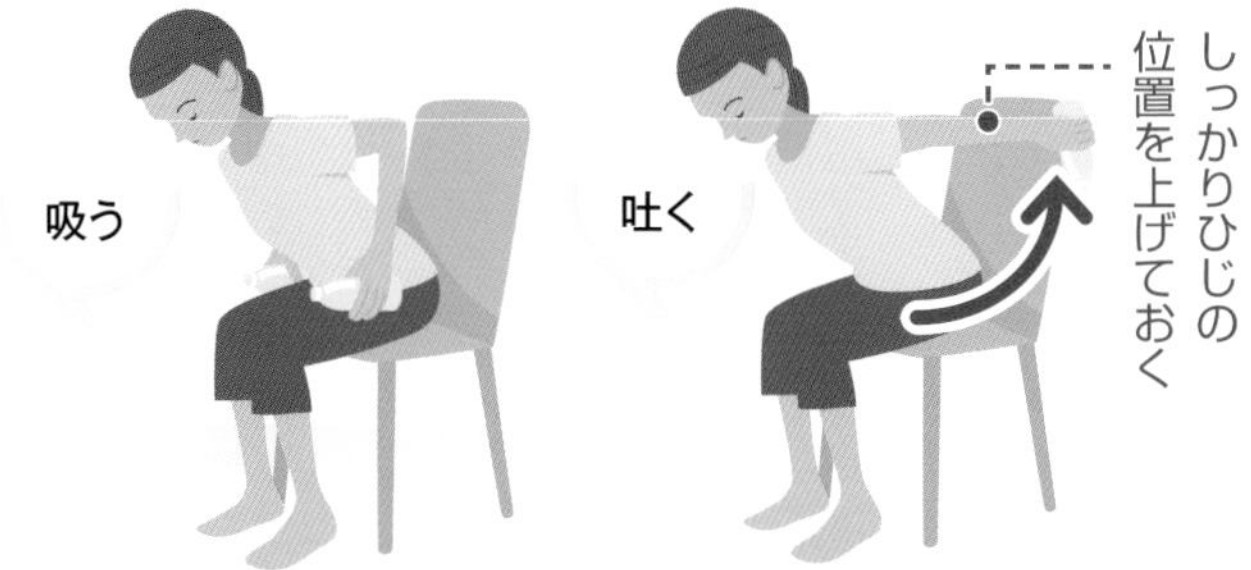

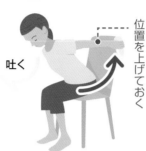

❶イスに座り、両手にペットボトルを持ち、背すじを伸ばしたまま上半身を前に傾ける。息を吸いながら両ひじを曲げ後方に引き上げる。

❷両ひじの位置を固定したまま、息を吐きながら両腕を伸ばす。上げ下げを10回ほどくり返す。

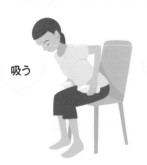

耳の遠い人は脳が衰え認知症リスクも高く重ければ補聴器の使用、軽ければ快聴耳トレを試そう

2017年に『ランセット』という世界的に権威のある英国の医学雑誌で、認知症の人と難聴の人の間には非常に強い相関があり、40～60歳の間、難聴への対策を行わないと大きなリスクになると報告されました（35ページ参照）。**実際、難聴のある人が認知症になるリスクは、難聴のない人よりも7～8倍高いというデータもあります。**

その理由はまだ明確にはわかっていませんが、一説には動脈硬化が関係しているのではないかといわれています。音は振動として内耳（ないじ）の中の器官、蝸牛（かぎゅう）にある有毛細胞を刺激し、電気信号に換えられて脳に伝わり、音として認識されます。動脈硬化によって耳への血液の流れが滞ると、有毛細胞が栄養不足になり、難聴が起こります。その結果、聴覚に深くかかわる側頭葉に音の情報が届かなくなり、側頭葉の活動が低下し、このエリアの血流も悪くなります。認知症の人の脳では、側頭葉に認知症の原因となるアミロイドβ（ベータ）の蓄積がよく見られることがわかっています。

聞こえづらさがあると、聞き間違いが多かったりしてコミュニケーションがうまく取れ

快聴耳トレのやり方

❶

耳と反対側の手で耳の上端をつまみ、約30秒間キュッキュッとリズミカルに何度も引き上げる。

ほどよい力加減で耳を持ち上げるように引っぱる。

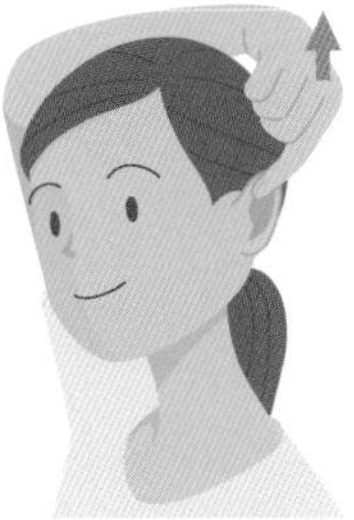

❷

つまむ位置を耳の横に変えて、後方に引っぱることを30秒間くり返す。

もう片方の耳も同じように引っぱる。

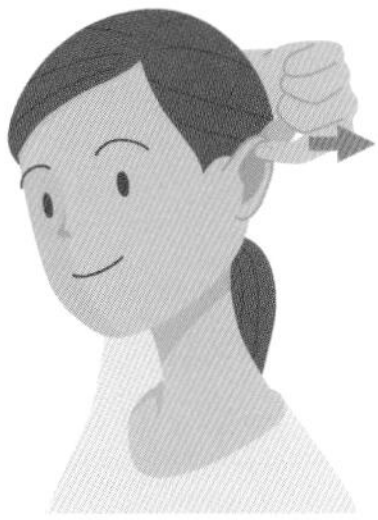

なくなり、人とのつきあいをさけるようになります。すると、ますます脳への刺激が減り、うつ状態になったり、認知症のリスクがいっそう高まったりします。

聞こえづらさを感じたときは、補聴器の利用を検討してください。補聴器によって正しい音情報が脳に入ってくるようになれば、脳の活動が高まるし、会話もスムーズになるので脳が活性化し、認知症予防につながります。

また、耳の衰えを感じたら、ぜひ試してほしいのが「快聴耳トレ」です。

鼓膜の振動は三つの耳小骨で増幅され、有毛細胞のある内耳に伝えられます。耳小骨の一つアブミ骨に伝わる振動を調節しているのがアブミ骨筋です。指で耳を引っぱってアブミ骨をほぐすことで、耳のたるみを正し耳の集音機能が高まるとともに、耳周辺の血流が促されます。「快聴耳トレ」を行うと、その場で聞こえがよくなると実感できるはずです。

（中川雅文）

中高年に人気のゴルフは記憶力など認知機能を向上させ脳活効果が大変大きいと研究で確認

会社員時代は接待ゴルフをよくしたけれど、定年退職してからはゴルフをしなくなった、という人はぜひゴルフを再開してください。ゴルフは認知症を予防する効果が大きいことがわかっているからです。

2018年、世界5大医学誌の一つであるイギリスの『ブリティッシュ・メディカル・ジャーナル』にゴルフの認知症予防に関する論文が掲載されました。この論文は国立長寿医療研究センターや杏林大学などが共同執筆したもので、次のような内容です。

2016年、習慣的にゴルフをしていない65歳以上の106名を2グループに分け、一方のグループには週1回のゴルフ教室、もう一方には健康講座に参加してもらいました。

6ヵ月後、認知機能検査を行い比較したところ、健康講座グループは認知機能の向上が見られなかったのに対し、ゴルフグループは単語記憶能力が6・8%、物語を聞いて筋書きを思い出す論理的記憶能力は11・2%もアップしました。

ゴルフは1回のラウンドで1万～1万5000歩も歩く有酸素運動です。風向きやピンまでの距離を考えたり、打数を思い出したりと頭を使うスポーツでもあります。さらにいいのが、いっしょにラウンドする人たちと交流できることです。このように、ゴルフには脳活にいい要素がいくつも含まれていることがわかります。

これからゴルフを始めるにはハードルが高い、1万歩も歩く体力がないという人にはグラウンド・ゴルフはいかがでしょう。グラウンド・ゴルフも、ゴルフ同様に認知症の予防効果が期待できます。

65歳以上の男性約2万3000人と女性約2万7000人を6年間ほど追跡した研究があります。趣味の種類と認知症との関連を調べたもので、男女ともグラウンド・ゴルフ、旅行を趣味としている人は、それらが趣味でない人と比較して、認知症リスクが低くなることが示唆されました。グラウンド・ゴルフは高度な技術が不要で、ルールも簡単なので、お孫さんといっしょに楽しめます。

ゴルフにしろ、グラウンド・ゴルフにしろ、空の下で体を動かすのは気持ちのいいもの。しかも、脳活にもなるのですから、こんないいことはありません。（遠藤英俊）

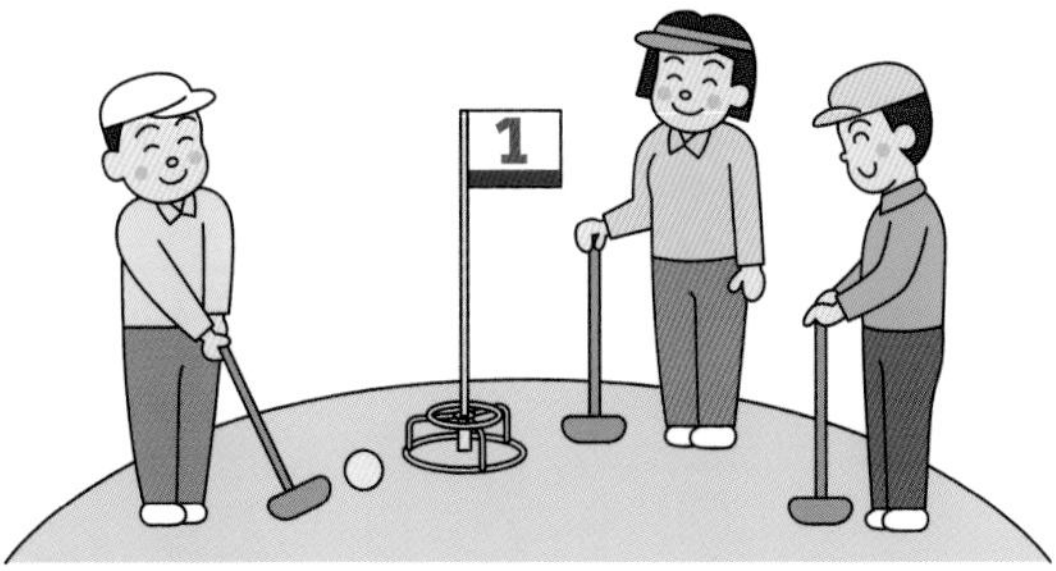
グラウンドゴルフなら
シニアも無理なくできる
1

刺激するだけで脳の血流が増えて集中力もぐんと高まる！注目の顔の脳活ツボ「攅竹」

脳の血流量を促し、認知機能の向上に役立つ方法としておすすめなのが、「攅竹（さんちく）」というツボへの刺激です。

攅竹はまゆ毛の下にあるくぼみの最も内側に位置するツボです。刺激すると顔を通る三叉（さんさ）神経が活性化して脳の血流量の増えることが確認されています。また、集中力がアップして計算力が高まる効果も期待できるのです。

攅竹へのツボ刺激は、親指や人さし指で目のくぼみに触れてツーンとくる場所を探し、下から上に押し上げるように20秒ほど刺激します。ツボ刺激は、道具は不要で、いつでもできます。ぜひ試してみてください。

（丁　宗鐵）

攅竹の押し方

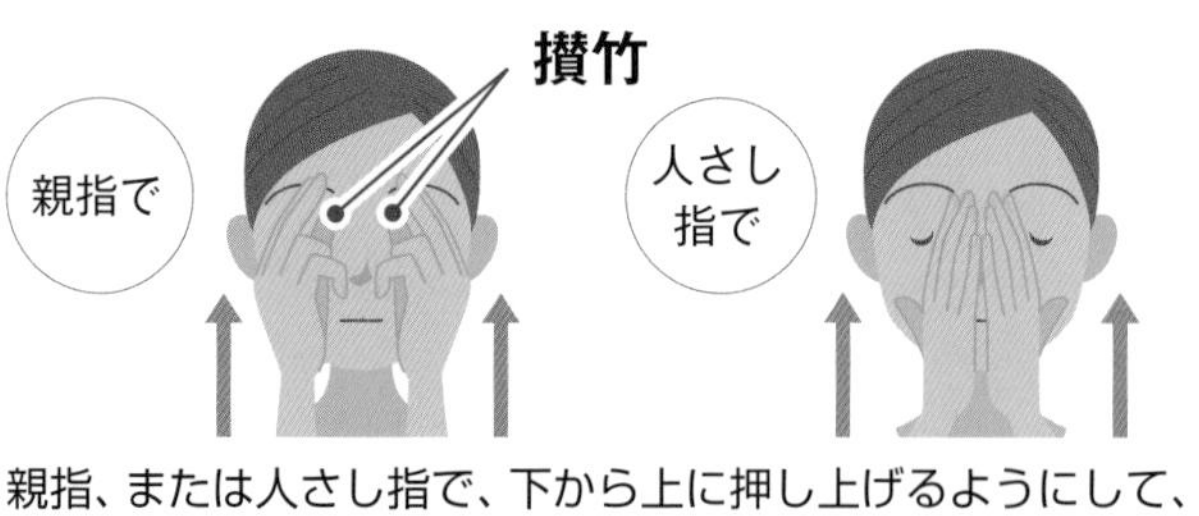

親指、または人さし指で、下から上に押し上げるようにして、20秒ほど攅竹のツボを刺激

※机などにひじをつくと押しやすい。

第3章

脳の健康寿命を延ばす食生活のポイント

週2回のカレーに
緑茶やコーヒー・ミカン・チーズの多飲・多食が
脳を守り認知症の予防に役立つ!

魚を多食する人は認知症の発症リスクが16％低く、魚油を逃さない調理でとろう

脳の約85％は水分が占め、残りの約15％のうち約3分の2が脂質、約3分の1がたんぱく質で構成されています。つまり、水分を除くと脳の約65％は脂質でできているわけです。そのため、脂質の摂取が不足すると脳の働きが鈍ってくることは容易に想像できます。

脂質は構成している脂肪酸によって飽和脂肪酸と不飽和脂肪酸に分類されます。不飽和脂肪酸はさらに、オメガ3系、6系、9系に分けられます。最近、脳の健康維持に特にいいと注目を集めているのがオメガ3系のＤＨＡ（ドコサヘキサエン酸）とＥＰＡ（エイコサペンタエン酸）です。**ＤＨＡやＥＰＡはイワシやサバなどの青魚やマグロなどに多く含まれています。宮城県大崎市の65歳以上の住民約1万3000人を対象にした東北大学の研究では、魚をほぼ毎日食べる群はほとんど食べない群よりも認知症の発症リスクが16％低いという結果が得られています。**

国立長寿医療研究センターが長期にわたって行っている60歳以上の人を対象にした疫学調査では、血液中のＤＨＡ濃度が最も高い群は最も低い群に比べ、10年後の認知機能の低

血液中のDHA濃度が高いほど認知機能が低下しにくい

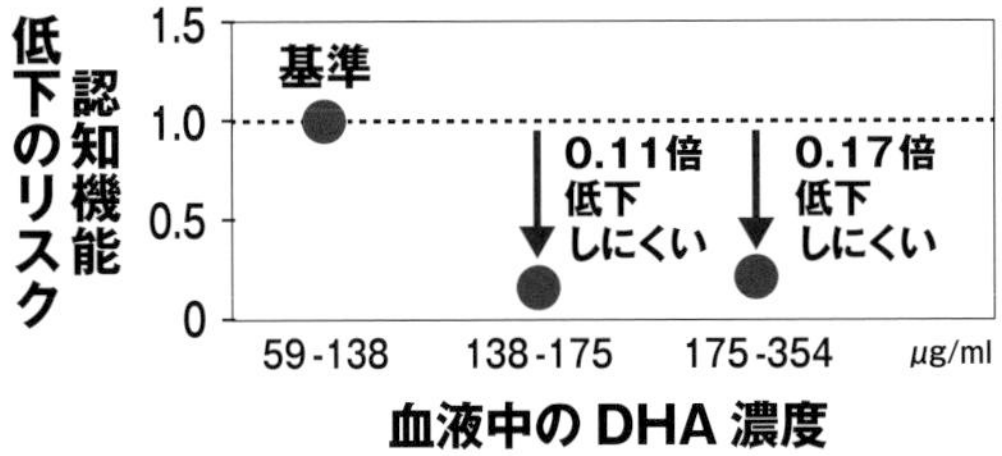

60歳以上を対象にした疫学調査では、血液中のDHA濃度が最も低い人たちに比べ、中等度あるいは高い人たちは、10年後の認知機能低下リスクが低いことがわかった。

データ：国立長寿医療研究センター

下リスクが0・17倍（つまり87％低い）になっていました。

ところで、うつ病の人は健常な人に比べて記憶をつかさどる海馬(かいば)が萎縮(いしゅく)する傾向が見られ、アルツハイマー病を合併しやすいことがわかっています。国立がんセンターと慶應義塾大学の研究では、魚介類を1日111グラム食べる群は57グラムしか食べない群と比較して、うつ病の発症率が半分以下に減っていました。魚を積極にとることはうつ病の予防に加え、認知症のリスク軽減にも役立つと考えられます。

DHAやEPAを含むオメガ3系脂肪酸は体内でほとんど作ることのできない必須(ひっす)脂肪酸なので、食事から摂取する必要があります。ただし、とるさいに注意することがあります。オメガ3系脂肪酸は熱や酸化に弱い性質があるので、煮たりフライにしたりするよりも、魚であれば刺し身や缶詰で食べるほうがDHAを効率よく摂取できます。

魚の苦手な人は、アマニ油やエゴマ油を利用するのもいい方法です。これらの油はオメガ3系脂肪酸を多く含み、その一部が体内でDHAに変換されるからです。なお、DHAと同様、熱に弱いのでサラダやヨーグルトなどにかけてとるといいでしょう。

（白澤卓二）

カレーは認知症の原因物質「アミロイドβ」を抑える栄養の宝庫で多食する人は発症リスク半減

カレーを多食するインド人にアルツハイマー病の発症が少ないことが、以前から指摘されていました。**当初は単に平均寿命が短いから、認知症を発症する前に死亡するためだろうと考えられていました。**しかし、その後、カレーの有効成分のクルクミンがアルツハイマー病発症の原因となるアミロイドβ（ベータ）の沈着を減らすという実験データが報告され、各国でクルクミンの研究が進みました。

クルクミンはカレーの黄色のもととなる色素成分（ポリフェノールの一種）で、スパイスのターメリック（ウコン）に多く含まれています。クルクミンには、抗酸化作用や抗炎症作用が認められており、これらの作用が認知症の発症リスクを下げる働きをするのではないかと考えられています。

ネズミを使った実験の論文が発表されています。加齢とともにアミロイドβが蓄積するように遺伝子操作されたネズミにクルクミンをまぜたエサを与えると、脳内にアミロイドβがたまりにくくなり、学習行動も正常のままに維持されることがわかりました。

認知症予防にはカレーを週2、3回食べよう

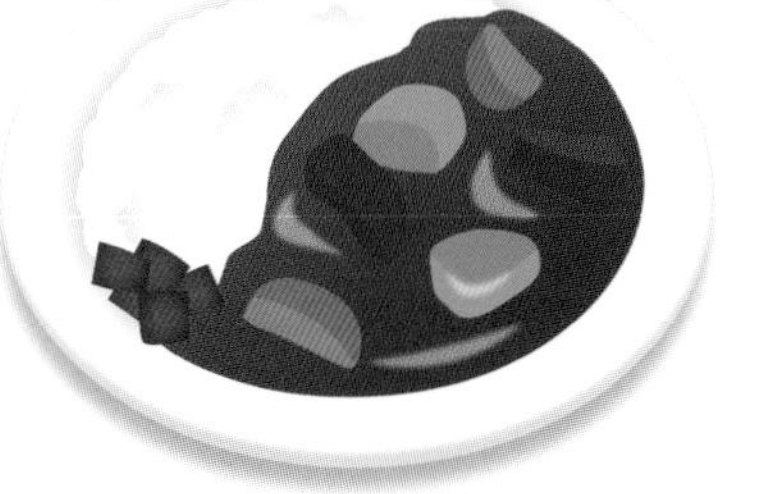

シンガポール人を対象にした疫学調査では、カレーをほとんど食べない人に比べると、食べる頻度が多い人ほど認知症の発症リスクの低いことが報告されている。

出典：Am J Epidemiol 2006;164:898-906

金沢大学の研究チームは試験管内でアミロイドβが凝集していく過程を再現し、クルクミンがそれを阻止するかを調べています。その結果、アミロイドβの凝集が大幅に抑制され、その効果はクルクミンの濃度が高いほど顕著に現れました。

このほか、２００６年に発表されたシンガポール人を対象とした疫学研究では、カレーをほとんど食べない人に比べ、カレーをよく食べる人は、認知症の発症リスクが約50％減と低くなることが報告されています。

アミロイドβの脳への蓄積はアルツハイマー病が発症する10～20年前から始まります。アルツハイマー病は70代で発症することが多いので、50代からたまりはじめる可能性があります。50歳を過ぎたらアミロイドβがたまりはじめると認識して、クルクミンを多く含むカレーなどを週に2、3回は食べたいものです。

既製品のルーやレトルトカレーは一般的に、ターメリックの含有量が少ないので、自分でターメリックを足すといいでしょう。そのさい、きな粉も大さじ1杯程度加えてください。レシチンの働きでクルクミンの吸収率がグンとアップします。

（白澤卓二）

カマンベールチーズや牛乳をよくとる人は脳神経栄養因子が増えて認知症リスクが低下すると注目

チーズや牛乳というと、カルシウムが豊富で骨を丈夫にするので骨粗鬆症に効く食品とのイメージが強いかもしれません。それは間違いないのですが、最近、認知症の予防にも役立つことがわかってきました。

国立長寿医療研究センターは60～70代の高齢者を対象に牛乳や乳製品の摂取量と認知機能との関連を調べました。その結果、女性において乳製品の摂取量が多いほど、認知機能の低下リスクが小さくなりました。また、１日当たりの摂取量が１２８グラム増えるごとに、認知機能の衰えるリスクが20％減ることもわかりました。この研究では、乳製品に多く含まれる短鎖脂肪酸*に着目して、認知機能低下リスクも分析しています。短鎖脂肪酸の一つの酪酸の摂取量が、１日当たり１８０ミリグラム増えるごとに認知機能の低下リスクが約15％下がることが示されました。酪酸１８０ミリグラムは牛乳だとコップ1杯弱になります。

東京都健康長寿医療センター研究所が行った70歳以上の高齢者２２２名を5年間追跡した調査でも、牛乳の摂取量の少ない人は多い人に比べて、認知機能が２・73倍低下しやす

＊脂質を構成する脂肪酸は炭素が鎖のようにつながっていて、その鎖の短いものを短鎖脂肪酸という。短鎖脂肪酸を含む食品は非常に少ない。

牛乳・乳製品の摂取で認知症リスクが低下

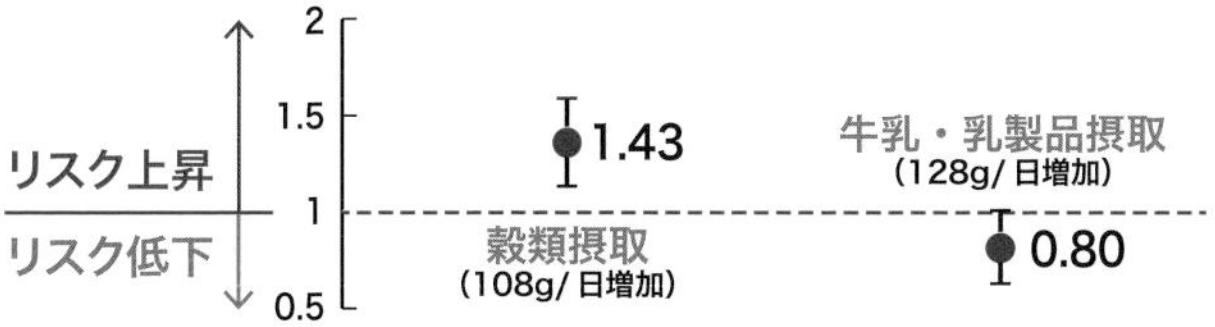

出典：Otsuka et al.J Prev Alz Dis（2014）をもとに作成

いとのデータが報告されています。

乳製品に限定した研究もあります。東京都健康長寿医療センター研究所と桜美林大学、食品メーカーが共同して、70歳以上の女性を対象にチーズ摂取と認知機能にかんする観察研究を行っています。対象者を無作為に2群に分け、一方の群には市販の6ピースのカマンベールチーズ、もう一方の群には市販の6ピースのプロセスチーズをそれぞれ1日2ピース、3ヵ月間摂取してもらいました。食べない期間を3ヵ月間設けて、摂取するチーズを入れ替えて同様のことを実施したところ、**カマンベールチーズの摂取時には対照のチーズの摂取時に比べ、血中BDNF（脳由来神経栄養因子）の濃度が有意に高いという結果となりました。**

BDNFは記憶をつかさどる海馬（かいば）の神経細胞を増やすホルモンで、運動を行うと増えることが知られています（39ページ参照）。体力の低下などで思うように運動ができない人でも、カマンベールチーズを食べれば記憶の改善が期待できそうです。ただし、食べすぎると動物性脂肪のとりすぎになり、動脈硬化の誘因となります。動脈硬化は血管性認知症のリスクを高めるので、適度な摂取にとどめておくこともポイントです。

（白澤卓二）

ビタミンCの血中濃度の高い人は認知機能の低下リスクが10分の1でEとともに補おう

血液中にはコレステロールの運搬役を務めるアポリポたんぱくE（ApoE）という遺伝子があります。このたんぱく質の遺伝子には2型、3型、4型があり、日本人の場合、このうち4型を持つ人は持たない人よりもアルツハイマー病の発症リスクが約3・9倍高いことが報告されています。

アポ4型の遺伝子を保有しているものの認知機能の低下が見られない65歳以上の高齢者を対象に、ビタミンCの血中濃度と将来の認知機能との関連を調べた研究があります。それによると、**血中ビタミンC濃度が最も高い女性群は、最も低い群と比べ認知機能の低下リスクは10分の1と低くなっていました。**

また、ビタミンEにも認知機能の低下を抑える作用があることが確認されています。ビタミンCとEは、ホウレンソウやカボチャなどの緑黄色野菜、キウイなどの果物に豊富に含まれます。これらの食品であれば、CとEの両方を取り入れることができます。

（白澤卓二）

マーガリンに多いトランス脂肪酸を多くとる人は認知症のリスクが1.6倍とわかりバターに替えよう

常温では液体の植物油を、化学処理して固体化したり酸化しにくい性質に変化させたりして人工油脂を作るさいに多量に発生するのがトランス脂肪酸です。人工油脂の摂取とともに体内に入ってくるトランス脂肪酸は主に心臓に蓄積され、心臓病のリスクを高めるといわれます。それだけでなく、最近、認知症のリスクも上昇する可能性があることがわかりました。

九州大学と福岡県久山町が共同で１９６１年から行っている久山町研究と呼ばれる調査があります。この研究のデータを用いて血液中のトランス脂肪酸と認知症の発症の関係を解析した結果、血液中のトランス脂肪酸の濃度が上昇すると、アルツハイマー病をはじめとした認知症の発症リスクが最大で１・６倍上昇することが突き止められています。

トランス脂肪酸はマーガリンに多く含まれます。これに対してバターのトランス脂肪酸の含有量はマーガリンの約４分の１です。トーストなどにマーガリンを塗っている人はバターに替えることをおすすめします。

（白澤卓二）

柑橘類を多食する人は脳のシナプスの連結が強まり、強化栄養は沖縄のシークワーサーに特に豊富

植物に赤や黄、緑などの色をつけている色素をポリフェノールといい、そのうち、野菜や果物に含まれる色素がフラボノイドです。フラボノイドは強力な抗酸化作用を備えていることが知られています。

フラボノイドの一種、ノビレチンはこれまでの研究で、血糖値の上昇抑制や慢性関節リウマチの予防、発がん抑制などの作用のあることがわかっていましたが、最近、認知機能の低下抑制作用も備えていることが確認されました。

脳の神経細胞には木の枝のように分かれた樹状突起と1本の長い軸索(じくさく)突起がついています。軸索突起の末端では神経伝達物質が放出され、この神経伝達物質が次の神経細胞に結合することで、情報が伝達されます。その情報の受け渡し場所をシナプスといいます。1つの脳神経細胞にあるのは1本の軸索突起ですが、その軸索突起の末端に近づくといくつも枝分かれしていき、1万個ほどのシナプスを作るといわれています。

そのシナプスの強化に力を発揮するのがノビレチンです。

柑橘類をよく食べる人ほど認知症リスクが低い

13,373人を対象にした研究で、柑橘類の摂取が認知症予防に効果的であることが示された。認知症のリスクは、柑橘類の摂取頻度が週に2回以下の人に比べ、週に3、4回の人では8％、ほぼ毎日摂取している人では14％低くなった。

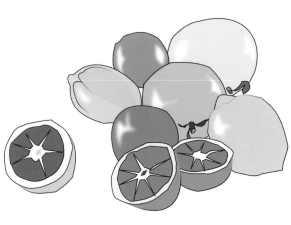

マウスを用いた試験で、ノビレチンに神経細胞突起を伸ばす作用のあることが発見されています。また、記憶障害が起こっているマウスにノビレチンを投与すると、健全なマウスの記憶力まで改善するとともに、アルツハイマー病の原因となる特殊たんぱくのアミロイドβ（ベータ）の蓄積量が有意に減少するとの報告があります。

ノビレチンは柑橘（かんきつ）類に多く含まれます。2006年に宮城県大崎市の市民1万3000人以上を対象にした研究では、柑橘類をほぼ毎日食べている人は週2回以下の人に比べて認知症の発症リスクが14％、週に3、4回食べている人でも8％それぞれ低下していました。

柑橘類の中でも沖縄のシークヮーサーのノビレチンの含有量の多さは飛び抜けています。特に皮に豊富なので、皮まで絞ったシークヮーサーのジュースや、乾燥させた皮を粉末にしてサラダに振りかけるなどして取り入れるといいでしょう。

（白澤卓二）

緑茶をよく飲む人はアルツハイマー病を招く悪玉物質が抑えられ認知機能の低下リスクが50%減

毎日、緑茶を飲むことは脳の健康にとてもいい習慣です。宮城県仙台市で行われた疫学研究では、**緑茶を1日2杯以上飲む群は1週間に3杯までしか飲まない群に比べ、認知機能の低下リスクが半分に減っていました。**石川県七尾市での調査では、約5年後に認知機能が低下しているリスクが、緑茶を週に1～6回飲む群は全く飲まない群と比べて約半分に、毎日飲む群は約3分の1に減少していました。金沢大学などの動物実験により、緑茶に含まれるエピガロカテキンガレートと呼ばれるカテキンの働きでアルツハイマー病の原因となる特殊たんぱくのアミロイドβ(ベータ)の脳への凝集が抑えられ、認知機能を改善させることが確認されています。また、緑茶に含まれるテアニンというアミノ酸が神経細胞を保護したり、新生を促進したりすることもわかっています。

なお、緑茶には覚醒(かくせい)作用のあるカフェインが比較的多く含まれているので、多量に飲むと眠りを妨げる可能性があります。寝る前に緑茶を飲むのは控えめにしておきましょう。

(白澤卓二)

コーヒーをよく飲む人はアルツハイマー病の発症リスクが6割も低く、豆乳も加えれば効力アップ

身近な飲み物であるコーヒーが認知症予防に役立つことが明らかになっています。２００９年にフィンランドのクオピオ大学とスウェーデンのカロリンスカ研究所の合同チームは約１４００人を対象に約16年間追跡調査を実施しました。**その結果、コーヒーを1日にカップ3～5杯飲む人は、全く飲まなかった人に比べアルツハイマー病の発症リスクが約6割減少していることが確認されました。**

コーヒーにはクロロゲン酸というポリフェノールが豊富に含まれています。名古屋市立大学の研究グループは２００８年にクロロゲン酸を投与したマウスの認知機能が顕著に改善したことを報告しています。また、２０１８年には山形県立米沢栄養大学と食品メーカーとの共同研究で、クロロゲン酸が認知機能の改善に役立つことが、人を対象とした研究で明らかになっています。

コーヒーはブラックで飲んでもいいですが、豆乳を加えると効力がアップします。豆乳には脳の神経細胞の原料となるレシチンが豊富に含まれているからです。

（白澤卓二）

飲酒は適量なら認知症リスクが低下し日本酒は1日1合、ビールは中ビン1本までが適量

酒は百薬の長といいますが、これはあくまでも「適度な飲酒量であれば」という条件つきです。アルコールと認知症の関係においても同じです。

実際、アルコールを多量に飲みつづける人には脳の萎縮が高い割合で見られることが知られています。脳の萎縮は前頭葉を中心に進むため、注意力や記憶力が低下したり、感情のコントロールが効かなくなったりしてアルコール性認知症を発症することもあります。

2008〜2013年にかけてフランスで行われた研究によれば、アルコール依存症の人は、あらゆる種類の認知症リスクが男性で3・4倍、女性で3・3倍高まることが明らかにされています。国内の研究でも、過去5年間以上大量の飲酒を続けていた高齢男性では、そうでない男性と比べて認知症リスクが4・6倍になるとの報告があります。

こうした研究結果を知ると、飲酒は脳にとって危険と思うかもしれませんが、これらに共通しているのは大量の飲酒であることです。

では、大量の飲酒でない場合も、認知症リスクを高めるのでしょうか。

飲酒の適量の目安

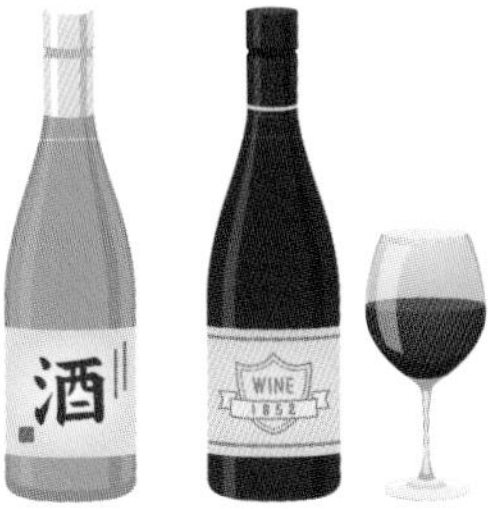

● **ビール**（5%）	中ビン1本（500ミリリットル）
● **チューハイ**（7%）	レギュラー缶1缶（350ミリリットル）
● **ウイスキー**（43%）	ダブル1杯（60ミリリットル）
● **焼酎**（25%）	ロック1杯（100ミリリットル）
● **ワイン**（12%）	グラス2杯弱（200ミリリットル）
● **日本酒**（15%）	1合（180ミリリットル）

23の研究を合わせたメタ解析（複数の研究を統合して分析する方法）では、少量の飲酒は認知症のリスクを0・63倍に減少させることがわかりました。また、約5900人を対象に約6年間追跡調査した米国の研究では、1日当たり2～12グラム（ビール350ミリリットルを週に1～6本）の飲酒をする人は、飲酒をしない、または大量に飲酒をする人よりも認知症のリスクが低い結果になっています。さらに、試験管内の実験で、低濃度のアルコールがアルツハイマー病の原因であるアミロイドβ（ベータ）の凝集を阻害する作用のあることが確認されています。

つまり、適度な飲酒であればむしろ認知症の発症リスクを抑える可能性が高いのです。

国の健康施策「健康日本21」では、節度ある適度な飲酒量は1日平均純アルコールでおよそ20グラムとされていて、日本酒なら1合、ビールは中ビン1本に相当します。しかし、これはあくまでも目安です。自分の体質や許容量を意識しながら適切な飲酒量を保つようにしてください。

（白澤卓二）

水飲みも認知症予防に重要で、1日1.5リットルの補給で物忘れ・うっかり・ぼんやりが改善

トイレに行く回数を気にして飲み物を控える高齢者をよく見受けます。しかし、高齢者はもともと若い人よりも体内の水分量が少ないうえ、のどの渇きを感じにくくなるため、脱水を起こしやすいので注意が必要です。

体内の水分の6割は細胞の中に存在し、心身のさまざまな働きを維持しています。残りの4割は血液や体液で、これらも体を正常に保つのに欠かせません。そして、体内の水分が1～2％減っただけでも脳の働きに異常をきたし、意識がぼんやりしていま自分が置かれている状況を正しく認識できなくなり、状況に対する判断力が低下します。このような状態が続くと、物忘れが増えたり、注意が散漫になったり、物事への情熱や意欲が失われたりして、本格的な認知症の発症につながってしまう可能性があります。

私は1973年から全国各地の特別養護老人ホームを訪れ、認知症介護の現場を見てきました。そのさい、明らかに水分不足が疑われる認知症の人は発熱や肺炎などさまざまな不調が起こりやすいことに気づきました。**そこで、認知症の人に水を多く飲んでもらった**

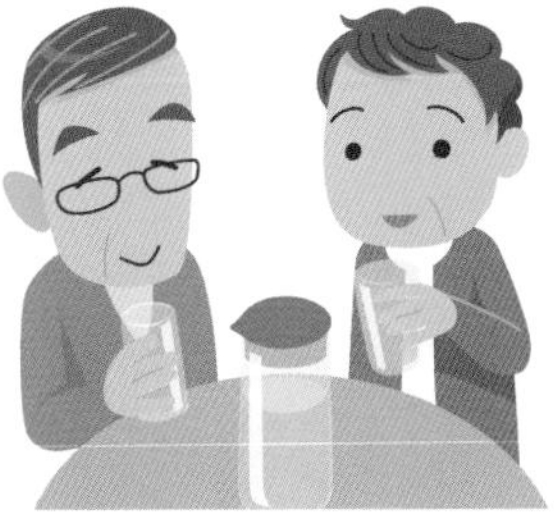

ところ、そうした不調が改善するばかりか、顔つきがしっかりしたり、受け答えがスムーズになったりする変化が認められたのです。さらに、夜の徘徊や暴力・暴言、異食（食べ物以外のものを口に入れてしまうこと）といった認知症の症状が改善する例も多く経験しました。

通常、私たちの体からは、尿や便、汗や呼気などで1日約2400ミリリットルの水分が出ていくといわれます。一方、食事から700〜1000ミリリットルの水分をとっているので、排泄量との差の約1500ミリリットルの水分を毎日補給する必要があります。500ミリリットルのペットボトルなら3本、一般的なコップであれば7〜8杯ほどが目安となります。

水分はふつうの水だけでなく、緑茶や紅茶、コーヒー、白湯、牛乳などでもかまいません。ただし、スポーツ飲料やジュースのように糖分を多く含む飲み物は1日1〜2杯程度に控えたほうがいいでしょう。なお、アルコールには利尿作用があるので、水分補給には適しません。

飲むタイミングは、朝起きたときにコップ1杯の水を飲むことがおすすめです。睡眠中に汗や呼吸で失われた体内の水分を補うためです。そのほかは、3食の食事の前後、食間、おやつのとき、散歩の前後、入浴後、就寝前など、時間を決めてこまめに飲むようにしてください。

（竹内孝仁）

よく噛む人は脳の血流が50％も増えるとわかり、かむイメトレでも効果が望めると研究で報告

みなさんは一度の食事で何回かんでいますか。現代人の咀嚼回数は昭和10年代の半分以下の600回程度まで減少しているとの研究データがあります。

咀嚼不足は肥満など健康にさまざまな悪影響を及ぼしますが、脳も例外ではありません。奥歯を削ってかみにくくしたマウスは正常なマウスに比べ、記憶の要所である脳の海馬の神経細胞の数が30％も減少していたとの研究報告が発表されています。

反対に、よくかむと脳にどんないいことがあるのでしょうか。**東京都健康長寿医療センター研究所で実施したラットを用いた研究では、よくかむことで脳の神経が活性化され、脳の血流量が50％近くも増加することが確認されています。さらに、この研究では、咀嚼をイメージするだけで実際に咀嚼するのと同じ効果が望めることもわかりました。**

よくかむことは、消化吸収を助けたり、虫歯・歯周病になりにくくしたりと、さまざまな効用があります。**食事をするさいには一口30回かむ習慣をつけることが大切です。**また、ていねいな歯磨きや定期的な歯科への受診も忘れないでください。

（白澤卓二）

第4章

脳の健康寿命を延ばす眠り方のコツ

快眠の習慣で脳の老廃物を掃除！

シニアは5時間快眠でOK！

30分昼寝の習慣も認知症のリスク減少！

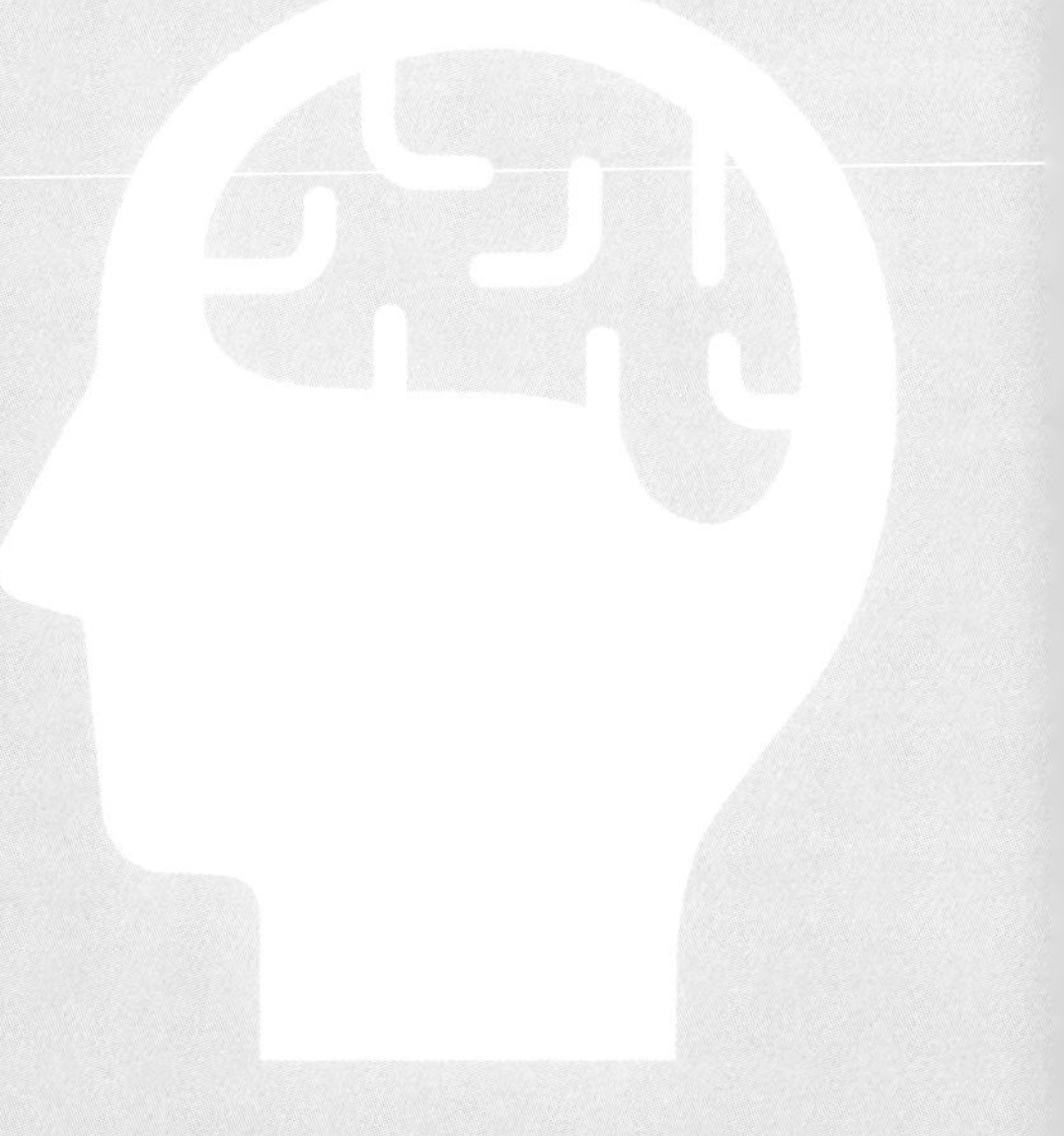

認知症の原因物質［アミロイドβ］は睡眠中に分解されよく眠れない人は脳の蓄積量が5倍も多い

日本人の5人に1人が睡眠に問題を抱え、65歳以上では3人に1人に及ぶといわれます。特に高齢になると、深く眠ることができなくなり、夜中に何度も目が覚めるなど睡眠の質の低下が目立ってきます。

睡眠は体の疲れを取るだけでなく、脳のメンテナンスをするためにも重要です。例えば、就寝中に脳は大切なものだけ記憶の貯蔵庫に保存したり、脳に入ってきた情報が効率よく処理する部位に伝わるように脳の神経細胞のネットワーク（回路）を整備したりします。

最近では、寝ているときに、認知症を引き起こす一因とされるアミロイドβ（ベータ）という異常たんぱくが脳から排出されることがわかってきました。

1000億個以上あるといわれる脳の神経細胞に栄養を供給しているのがグリア細胞で、その数は神経細胞の何倍にも及びます。神経細胞やグリア細胞の間には間質液という液体が流れていて、アミロイドβなどの老廃物を排出しています。

睡眠で認知症のリスクが減るしくみ

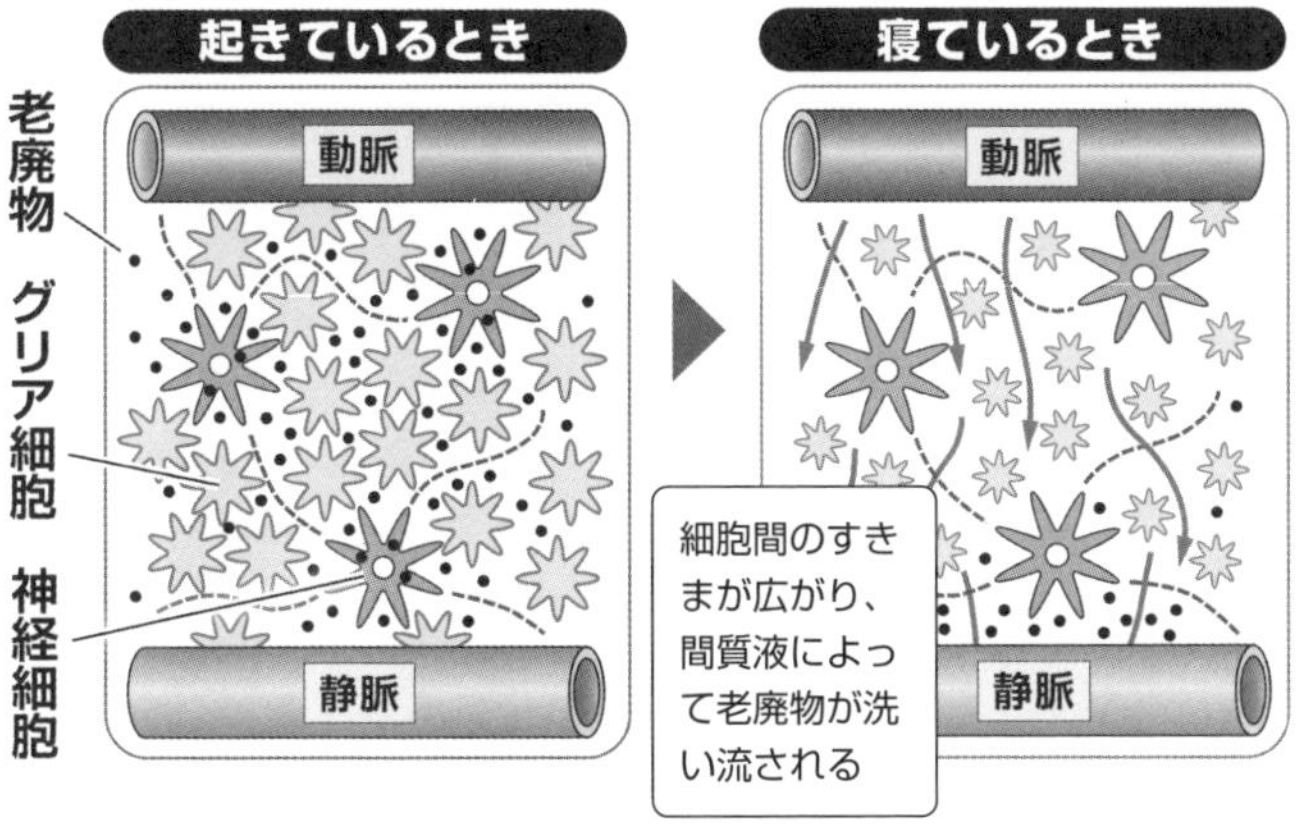

就寝すると、細胞間のすきまが60％も広がり、間質液がより速いスピードで流れることが確認されています。つまり、十分な睡眠を取るほど老廃物が減って神経細胞の衰えが防げ、認知症のリスクが低下すると考えられるのです。

実際、45～75歳の145人を対象に睡眠とアルツハイマー病の関係について調べた研究では、なかなか眠りに就けない、朝早くや途中で目が覚めるなど睡眠の質が悪い人は、しっかり睡眠が取れている人に比べて、脳に沈着するアミロイドβの量が最大5・6倍も多かったことが報告されています。

ストレスは記憶にかかわる脳の要所である海馬（かいば）を萎縮（いしゅく）させることが知られていますが、ストレスに対応するコルチゾールといったホルモンは睡眠中に多く分泌されます。睡眠には海馬をストレスから守る働きもあるのです。最近のメタ解析（複数の研究を統合して分析する方法）によれば、不眠の人は認知症になるリスクが1・51倍も増えることも確認されています。

（宮崎総一郎）

60歳以上は睡眠の時間ではなく質を重視すべきで たとえ5時間睡眠でも目覚めがよければ問題なし

「1日に最低8時間の睡眠を取るのが健康にいい」とよくいわれますが、医学的な根拠はありません。むしろ8時間眠らないといけないと思うと、それがプレッシャーとなってかえって眠れなくなるものです。

そもそも必要な睡眠時間は年齢によって変化します。一般的に、日中、脳や体が活発に動く年代では、疲れを解消するために長い睡眠時間が必要になります。一方、年を重ねるにつれ活動量が少なくなるので、必要な睡眠時間も短くなります。そのメカニズムの一つとして、入眠を促す睡眠ホルモンのメラトニンの分泌量の減少が考えられています。**ところが、寝床にいる時間は、若いときよりも高齢になるほど長くなることがわかっています。そのため、「長く寝床にいても眠れない」との悩みが増えてきます。**

睡眠時間には個人差があり、短い睡眠でも元気に活動できる人もいれば、長い睡眠が必要な人もいます。例えば、ナポレオンは毎晩3～4時間しか眠らなかったといわれますし、物理学者のアインシュタインはいつも10時間以上寝ていたそうです。

加齢とともに寝床にいる時間が長くなる

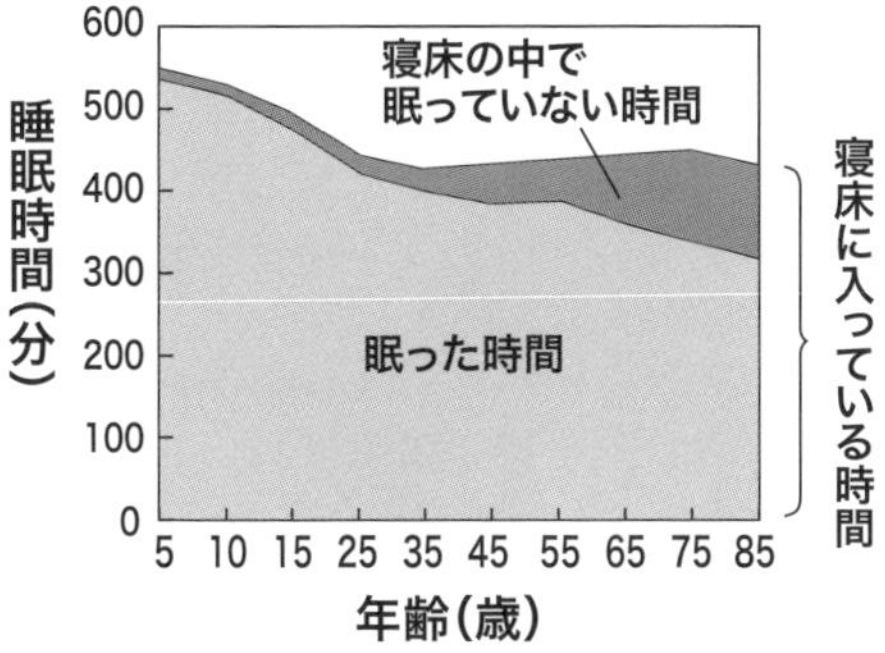

年を取るにつれ睡眠時間は短くなるが、寝床に入っている時間は長くなる。そのため「長く寝床にいても眠れない」との悩みが増えてくる。 出典：Ohayon MM,et.al.Sleep.2004Genotypes

重要なことは睡眠の時間にこだわらないことです。それよりも、睡眠の質を重視するべきです。起床時に疲労感がなくすっきり目覚められ、昼間に眠けがなく活動ができていれば睡眠の質に問題はありません。

実際、60歳以上になると、睡眠時間が5~6時間の人が最も高血圧の危険が低く、9時間以上の人は危険が高くなります。睡眠時間が5~6時間の人は、年相応に必要な睡眠時間を取って十分な活動をしていたのに対し、9時間以上の人は寝床で過ごす時間が過度に長く、あまり体を動かさなかったためではないかと推測されています。高血圧は認知症を発症させるリスクの一つですから、長く寝すぎるのは認知症の観点からもよくないといえます。

良質な睡眠を取るのにおすすめは「睡眠時間制限法」です。眠けが強くなるギリギリまで起きていて、朝は少し早めに起きます。総睡眠時間は短くなりますが、睡眠の密度が増し、熟睡感が上がります。

（宮崎総一郎）

入眠をよくするには就寝1時間前の入浴と低音量で聴く暗闇ラジオがおすすめで30分以内にグッスリ

睡眠とかかわりのあるのが自律神経（自分の意志とは無関係に血管や内臓の働きを支配する神経）です。自律神経には心身の働きを活発にする交感神経と、心身の働きを落ち着かせる副交感神経があります。通常、日中は交感神経が優位で、体の深部体温も上昇していきます。夜になると副交感神経が優位になり、心身がリラックスした状態になり、血圧が下がり、呼吸数や脈拍数も少なくなります。すると、上がった深部体温の熱が放出されて、体温が下がったところで眠りに入っていきます。

ところが、眠ろうとするときに、緊張や不安などがあると交感神経が優位の状態が続き、副交感神経が優位な状態に切り替わりません。そのため、眠りに入りにくくなります。こうした状態にならないようにするには、眠る前に心身をリラックスさせ、副交感神経を優位にさせることが大切です。

そこでおすすめしたいのが入浴です。就寝1時間くらい前にぬるめの湯にゆっくりつかると副交感神経が優位になります。このとき深部体温は一時、上昇しますが、その後、下

がってくるので、眠けが訪れやすくなるのです。

よく、寝る直前までテレビを見る人がいます。テレビ画面から放たれる光は強く、睡眠ホルモンのメラトニンの分泌（ぶんぴつ）が抑制されたり、脳が興奮したりして入眠しにくくなります。そこで、テレビを見るのをやめ、ラジオを聴く「暗闇ラジオ」にしてはいかがでしょう。

テレビの情報量は膨大で、寝る前に大量の情報が脳に蓄積されると、脳のメモリーが満杯になってしまいます。脳は睡眠中、不要な情報を消去しますが、あまりにも情報量が多いと、脳はその処理に追われ、しっかりと休むことができません。

それに対して、耳から入る情報量は目から入る情報量より大幅に少ないので、脳への負担は軽くなります。

暗闇ラジオにかんして、注意してほしいことが一つあります。それは、自分が強く興味を持つような番組はさけ、軽く聴き流せるものにすることです。

寝る前に、腹式呼吸をする、ストレッチをするなど、これをしたら眠ろうという自分なりの約束事を決めておくと効果的です。これを「入眠儀式」といいます。ラジオのスイッチを入れることも入眠儀式の一つになり、30分以内にグッスリ入眠しやすくなります。

（宮崎総一郎）

朝4時前に目覚める早朝覚醒の人は体内時計の乱れが心配で、正すには夕方に光を浴びよう

私たちは、24時間のサイクルに合わせて生活するため、睡眠と覚醒（かくせい）のリズムや、体温やホルモン分泌（ぶんぴつ）などを調整しています。その調整をつかさどるのが体内時計です。例えば、体温が最も高くなるのは17～21時くらいで、21時以降になると体温が下がりはじめ、眠くなってきます。これは体内時計が刻むリズムの一つです。

ちなみに、この体温が高くなる17～21時は、覚醒度が上がり、睡眠に入りにくい時間帯で、「睡眠禁止ゾーン」と呼ばれます。この時間帯に寝床に就くのはできるだけさけてください。

体内時計は加齢とともに狂いやすくなります。高齢になると、一般に体内時計の周期が短くなり、体内時計が少し先に進むようになります。そのため、夕方になると眠くなり、朝4時ごろに目が覚める「早朝覚醒」に悩む高齢者が多く見られます。

実は、人間の体内時計は24時間よりも少し長めにできています。このズレを調整するのが太陽の光です。体内時計があるのは視神経の束が交叉（さ）する視交叉上核です。朝起きて日

光を浴びると、網膜を通して光が視交叉上核に達し、体内時計がリセットされて早く進み、ズレが解消されるのです。

ところが、体内時計がすでに先に進んでいる高齢者が朝、日光を浴びると、さらに体内時計が進んでしまい、ますます早くから眠くなってしまい、目覚めも夜中の2時や3時になり、布団の中で悶々とすることになります。このような人は、朝、起きてしばらくはサングラスをかけたり、カーテンをあけないようにしたりして、光ができるだけ目に入らないように心がけましょう。

また、夕方の眠けを解消するには、夕方、散歩するなどして光を浴びることで体内時計の針を遅らせることができます。夜は、リラックスしてできる楽しみを見つけ、就寝時間を少し遅くしてください。

（宮崎総一郎）

体内時計がかかわる人の体のリズム

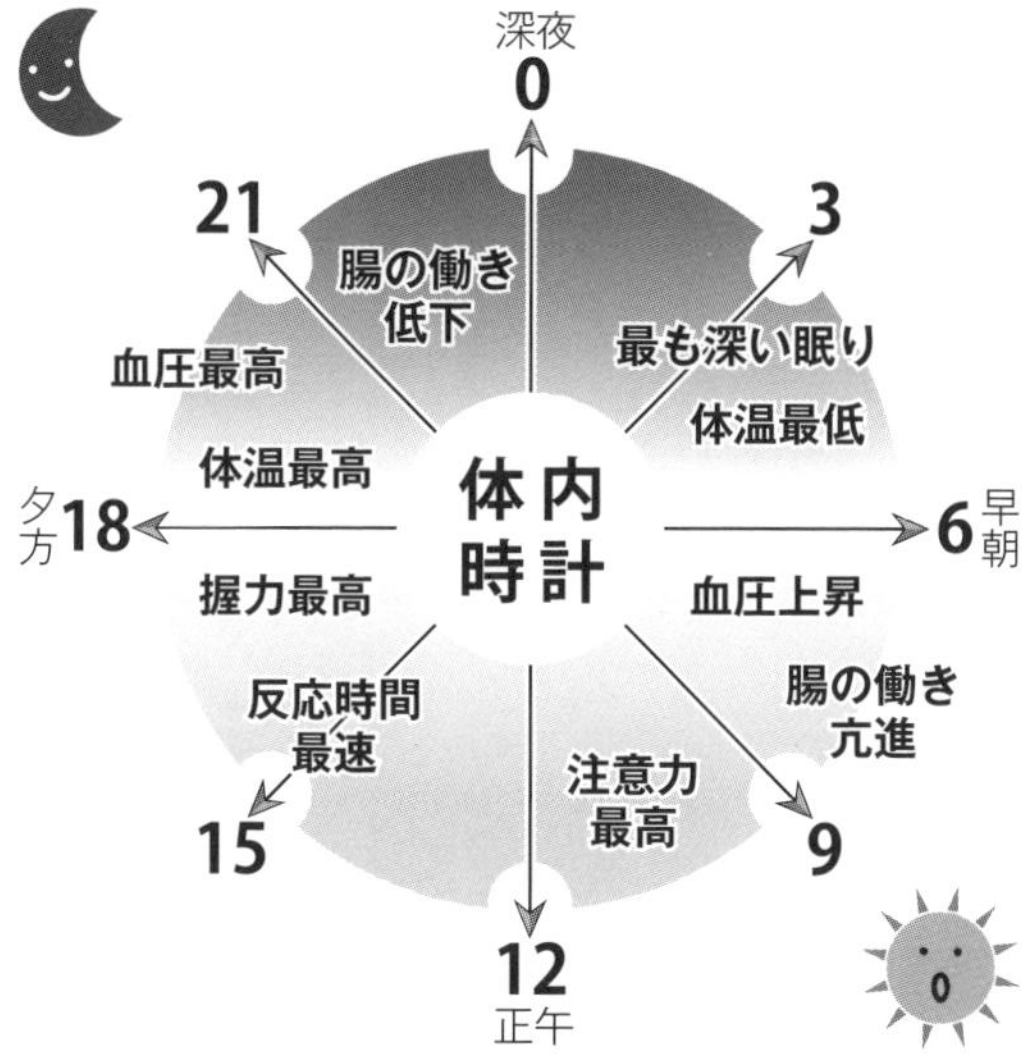

認知症予防には30分未満の昼寝習慣も有効で、なんと認知症リスクが6分の1に下がる

体内時計による眠けのピークは1日に2回あります。午前2〜4時と午後2〜4時です。昼食を食べた後、よく眠くなりますが、体内時計による生理現象だったのです。午後の眠くなるタイミングに合わせて短い昼寝をすると、脳がすっきりして、午後、元気に活動できるようになります。30分未満の昼寝をする習慣のある人は、ない人より認知症のリスクが約6分の1に下がることがわかっています。**逆に1時間以上の昼寝をする人は、認知症のリスクが昼寝をしない人より2倍増大することが報告されています。**

長い時間の昼寝は、夜の寝つきを悪くしたり、夜の眠りが浅くなったりする誘因にもなります。午後3時以降の昼寝も同様に夜の睡眠の質を悪くします。

昼寝は午後3時までに30分以内にとどめるのが原則です。

（宮崎総一郎）

短めの昼寝で認知症予防

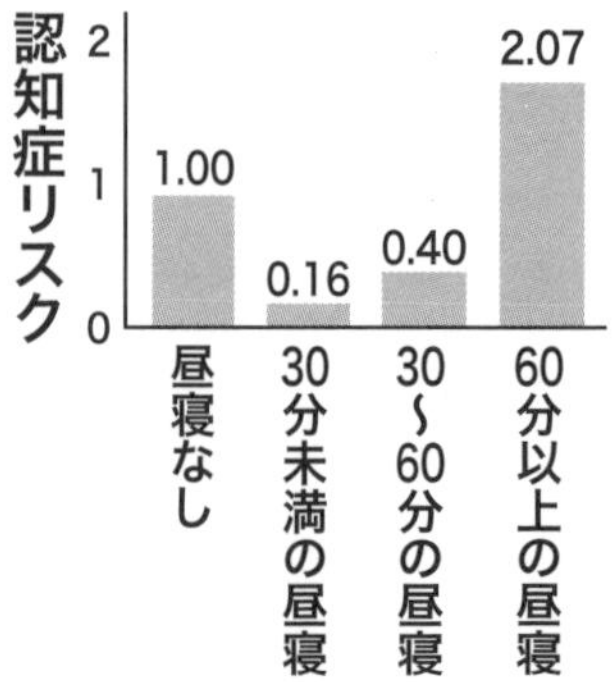

出典：Asada T,et al:Associations Between Retrospectively Recalled Napping Behavior and Later Development of Alzheimer's Disease:Association with APOE Genotypes

細身の女性なら低め、がっちり体型なら高めの枕がいいなど、熟睡のための寝具選びのコツ

旅先などで、「枕が替わったから、あるいはいつもの敷き布団と寝心地が違ったから眠れなかった」という経験をした人は多いのではないでしょうか。このことからわかるように、枕や敷き布団などの寝具は睡眠に大きく影響します。

体格や体型が一人ひとり異なるように、自分に合う寝具は異なります。快眠を得るためには慎重な寝具選びが求められます。

寝具の中でも最も大切なアイテムが枕です。というのも、枕は人体の重さの8～10%もあるといわれる頭部を支え、首の角度を最適に保つ役割を担っているからです。体に合わない枕を使っていると、首が緊張して安眠できなくなり、睡眠の質が低下するばかりか、肩こりや頭痛の原因にもなります。

枕選びで特に注意したいのは「高さ」です。寝る姿勢は、自然に立ったときの姿勢をそのままキープできるのが理想です。ゆるやかなS字カーブを描く頸椎（けいつい）（首の骨）と敷き寝具との間が埋まる高さが目安となります。一般的に、女性や細身の体型の人は低めの枕、

男性やがっちりした体型の人は高めの枕が向いています。

枕では、硬さも重要です。寝ている間に頭が沈み込んでしまうような柔らかい枕だと、寝返りが打ちにくくなります。枕の硬さは「柔らかすぎず、硬すぎず、ほどよく硬めのもの」を選びましょう。また、枕の幅は70センチくらいあればスムーズに寝返りが打てます。

敷き寝具は、横になったときに腰が浮いたり、逆に沈み込んだりせずに、らくに寝返りできるものを選びましょう。背中やお尻（しり）など体の一部だけが圧迫されるようなものはさけ、寝返りの打ちやすいものにしましょう。

掛け布団は、重すぎると寝返りを打ちにくいので、軽くて体にフィットするものが適しています。羊毛や羽毛布団なら、保湿性や吸湿性、放湿性にも富み、軽く体にフィットしやすいので快適に眠れます。

（宮崎総一郎）

眠りの質がよくなる枕の高さ

寝る姿勢は、自然に立ったときの姿勢をそのままキープできるのが理想。ゆるやかなＳ字カーブを描く頚椎（首の骨）と敷き寝具との間が埋まる高さが目安となる。

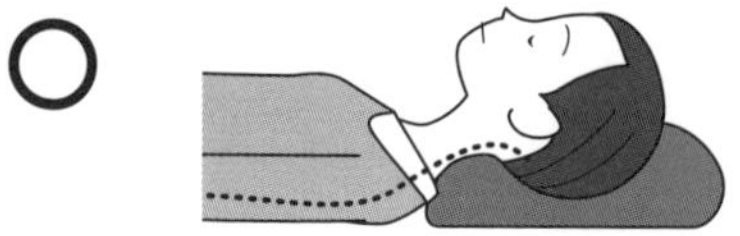

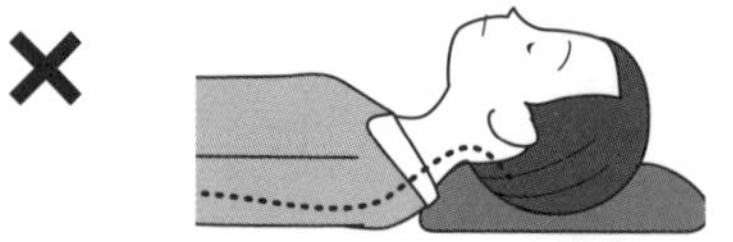

枕が低くあごが上がっている

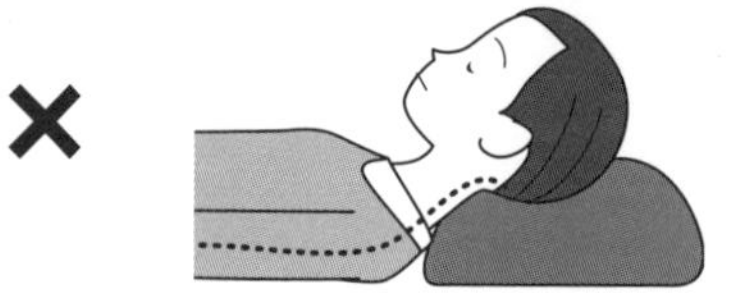

枕が高すぎてうつむいているように見える

第5章

脳の健康寿命を延ばす仕事のコツ

公務員・事務・肉体労働の人は認知機能の衰えに注意！仕事は段取り表を作ってこなそう

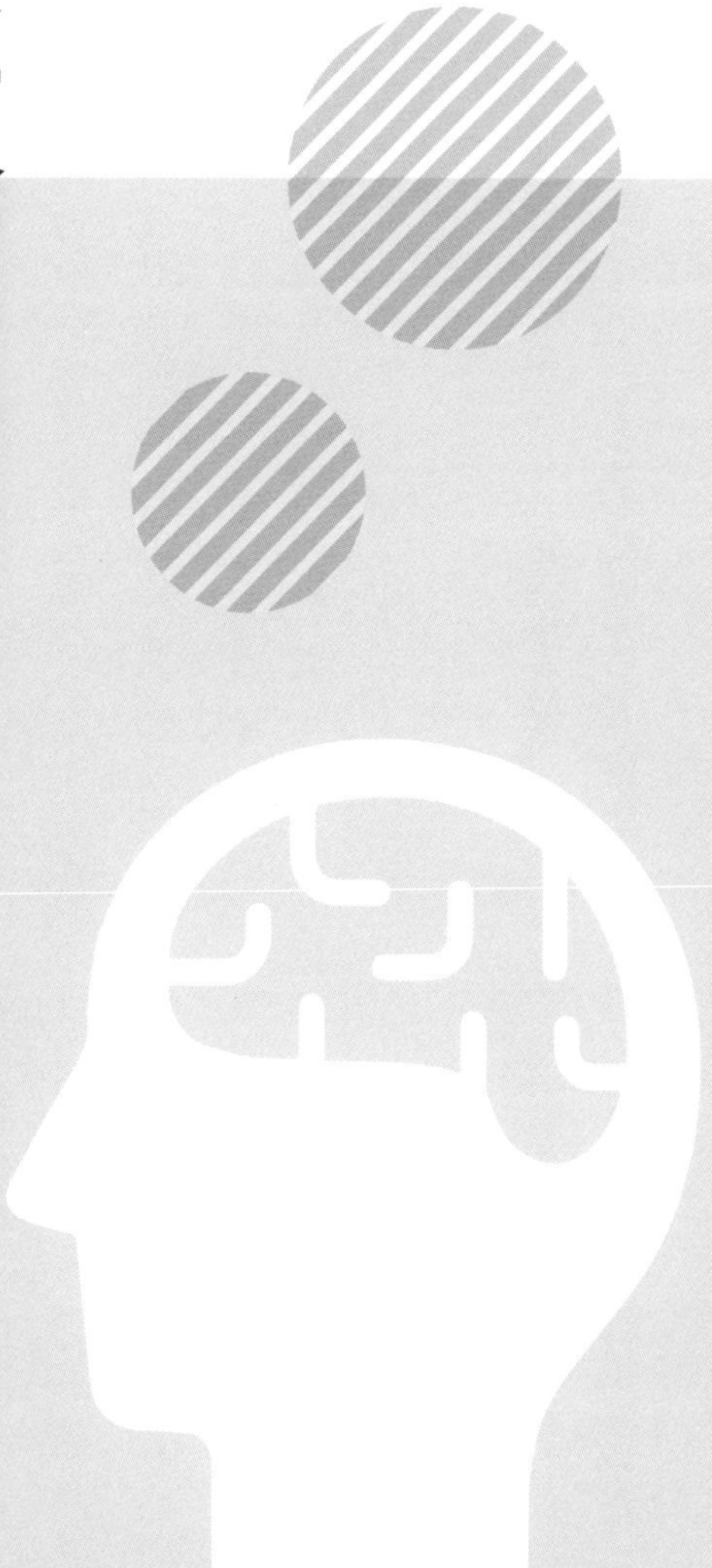

仕事がマンネリで**脳への刺激が少ない職業**は**認知症リスクが高めで**、公務員や事務の人は要注意

私はこれまで3万人以上の認知症患者さんを診てきました。診療で重要なのは問診です。家族構成から始まり、食事や運動などの生活習慣、趣味などを聞きます。そして、必ずおたずねするのが過去の職業です。そこで気づいたのが、認知症の患者さんの職業歴に一定の傾向が見られること。あくまで私の診療経験の範囲内での知見ですが、かつて公務員だった、あるいは会社勤めの場合は事務職だった人が思いのほか多いのです。

今は多少違うかもしれませんが、一般的に昔の公務員は決められたルールに従って仕事を行うことがよしとされてきました。前例をもとに仕事を進めるのが公務員の仕事のやり方で、新しいルールを作ったり、自分で判断したりすることはほとんどなかったと考えられます。恐らくいま認知症を発症している患者さんの年代では、こうした公務員時代を過ごした方が多かったのではないでしょうか。

一方、会社員の職種を考えてみると、企画や営業、広報などのセクションは常に新しい提案や新顧客の開拓、クライアントとの交渉などが求められ、脳のさまざまな部位をふだ

んの仕事を通して使っています。それに対して総務や経理などの事務系の仕事は公務員の仕事と似たところがあり、新しいことに挑戦する機会は少なく、むしろ間違いがないように与えられた仕事をきちんとこなすことに重点が置かれます。

公務員と事務の仕事で共通するのが、職務内容が毎日ほぼ同じことのくり返しになりやすいことです。本書でこれまで何度も説明されてきたように、脳の神経細胞はシナプス*を通じてつながりあい、複雑なネットワーク（脳回路）を形成しています。新しい刺激が入ってくると、シナプスが伸びていき、新しい脳回路ができていきます。しかし、毎日同じことのくり返しだと刺激は少なく、新しい脳回路ができる機会はほとんどありません。

公務員や事務の仕事をしていなくても、毎日変化のない生活を送っている人は脱マンネリを図ることが脳の活性化に欠かせません。そのためにも本書で紹介されているさまざまな脳にいいことを積極的に取り入れることが大切です。また、日ごろの仕事の中でちょっとした工夫をするのもおすすめです。それは次のページで紹介します。

このほか、2020年、デンマークのコペンハーゲン大学の研究で、きつい肉体労働に従事している人も、認知症のリスクが高かったと報告されています。これは、余暇に行うスポーツなどと異なり、過重な肉体労働は体に悪影響をもたらすためと考えられています。過重な肉体労働に就いている人も認知症に気をつけてほしいと思います。（奥村 歩）

＊神経伝達物質を受け渡しする場

段取り表を作る、異なる方法を試すなど脳神経の**連結を強め認知症を防ぐ**仕事の**取り組み方**

いくら公務員や事務の仕事が認知症のリスクを高める恐れがあるからといって、仕事を簡単に変えるわけにはいきません。しかし、これまでどおり仕事をしていても、その中に小さな変化を加えれば脳は新鮮な刺激を受けることができます。

小さな変化を作る一案として段取り表の作成があります。毎日、仕事場に来て机についたら、今日しなければならないことを段取り表に記入するのです。9時から10時まではこの仕事を、10時からお昼まではこれをする、と書き込んでいきます。記入はパソコンではなく、手書きがおすすめです。膨大な記憶の中から適した漢字を探し出し、その字を忠実に再現する、これだけでも脳はかなりの部位を働かせなくてはいけません。

その日の仕事が終わったら、朝決めた段取りどおりにできたかどうか振り返りましょう。振り返りも脳にとっては大きな作業になります。もし、段取りどおり仕事を進められていたら満足感を得られるはずです。すると脳の命令を伝える神経伝達物質のドーパミンが多く分泌（ぶんぴつ）されます。

認知症を防ぐ仕事の取り組み方のポイント

① 段取り表を作り、時間ごとに行う仕事の内容を記して、仕事をこなしていく。

② いつもと違う仕事の取り組み方を試したり、いつもと違う道順で職場に行ってみたりする。

③ 職場などでいつもは話さない人に話しかけてみる。

ドーパミンが脳内の神経回路に流れるとやる気が生まれ、前向きな気持ちになり、脳のさまざまな領域が元気になります。中でも高度な働きをしている前頭前野に多くのドーパミンが流れ込み、前頭前野が活性化します。

あるいは、いつもとは異なる方法を試すのも小さな変化になります。例えばいつもと違うルートで職場に行ってはどうでしょう。電車やバス通勤であれば、いつも使う下車駅の一つ手前の駅で降りて職場まで歩けば有酸素運動にもなります。有酸素運動も脳の活性化に有効であることがわかっています（38ページ参照）。

また、職場でいつもはあまり話さない人に話しかけたり、駅の売店やコンビニの店員さんと言葉をひと言ふた言交わしたりして親しくない人と話すのも脳にいい刺激になります。こうした小さな変化を生活や仕事に加える工夫を積み重ねていけば、脳は活性化しつづけ、脳の活動の衰えを抑えることが期待できます。

（奥村　歩）

就労年数の長い人ほど認知症リスクが少なく、定年後も仕事はできるだけ長く続けよう

定年を迎えたら楽隠居したい、と思っている人はちょっと待ってください。仕事から離れることは、認知症予防の観点からするとあまりおすすめできません。

フランス国立保健医学研究所が約43万人の元自営業者を対象に引退時の年齢と認知症リスクの関連を調べました。それによると、引退時の年齢が上がるごとに認知症リスクは下がっていました。また、アメリカのボストンカレッジが55歳以上の女性約6200人を約12年間追跡調査した結果では、55〜60歳では記憶力テストの点数に大きな差は見られなかったのですが、60歳を過ぎると、仕事をしていた女性は、仕事をしていない女性に比べてテストの点数の低下速度が遅いことが示されました。出産後に仕事をやめた女性では、出産後も働いていた女性よりも、60〜70歳の記憶力の低下率が50％高い結果になりました。

脳内の神経ネットワークを発達させるために脳は常に刺激を求めています。就労は脳により多くの刺激を与える機会になります。定年後もできるだけ長く仕事を続け、脳に大いに刺激を与えましょう。

（奥村　歩）

第6章

脳の健康寿命を延ばす余暇・趣味・学習のコツ

読書や資格取得など
シニアの学習が脳に効く！
旅行やカラオケ・ゲーム・編み物も絶好！

なんと学歴が低いと認知症リスクは1・6倍高いが大人になって学習好きの人は脳が若く保てる

2017年、世界で最も質の高い医学雑誌とされる『ランセット』で、11個の認知症リスク因子が発表されました（35ページ参照）。そのうちの一つにあげられていたのが**「低学歴」**で、学歴が低いと認知症リスクが1・6倍高くなることが報告されています。なお、ここでいう低学歴の定義は、「11〜12歳までに教育が終了」としています。

日本でも、65歳以上の高齢者5万2000人を対象に6年間追跡し、認知機能の低下とその人が受けた教育の年数の関係について調べた研究があります。6年の調査期間中に認知機能の低下が見られた人を、その人が受けた教育年数で「13年以上」「10〜12年」「6〜9年」「6年未満」に分け、認知症リスクを比較した結果、**教育年数13年以上を基準にすると、10〜12年と6〜9年の人では明らかな有意差は見られなかったものの、6年未満の人は認知症の発症率が男性で34%、女性では21%高いことが確認されたのです。**

以上のような研究結果から、教育歴の長さが将来的な認知症予防につながることがわかります。しかし、学校教育を終えた大人にとっては、「今さらそんなことをいわれても」

教育年数が短いほど認知症リスクが高まる

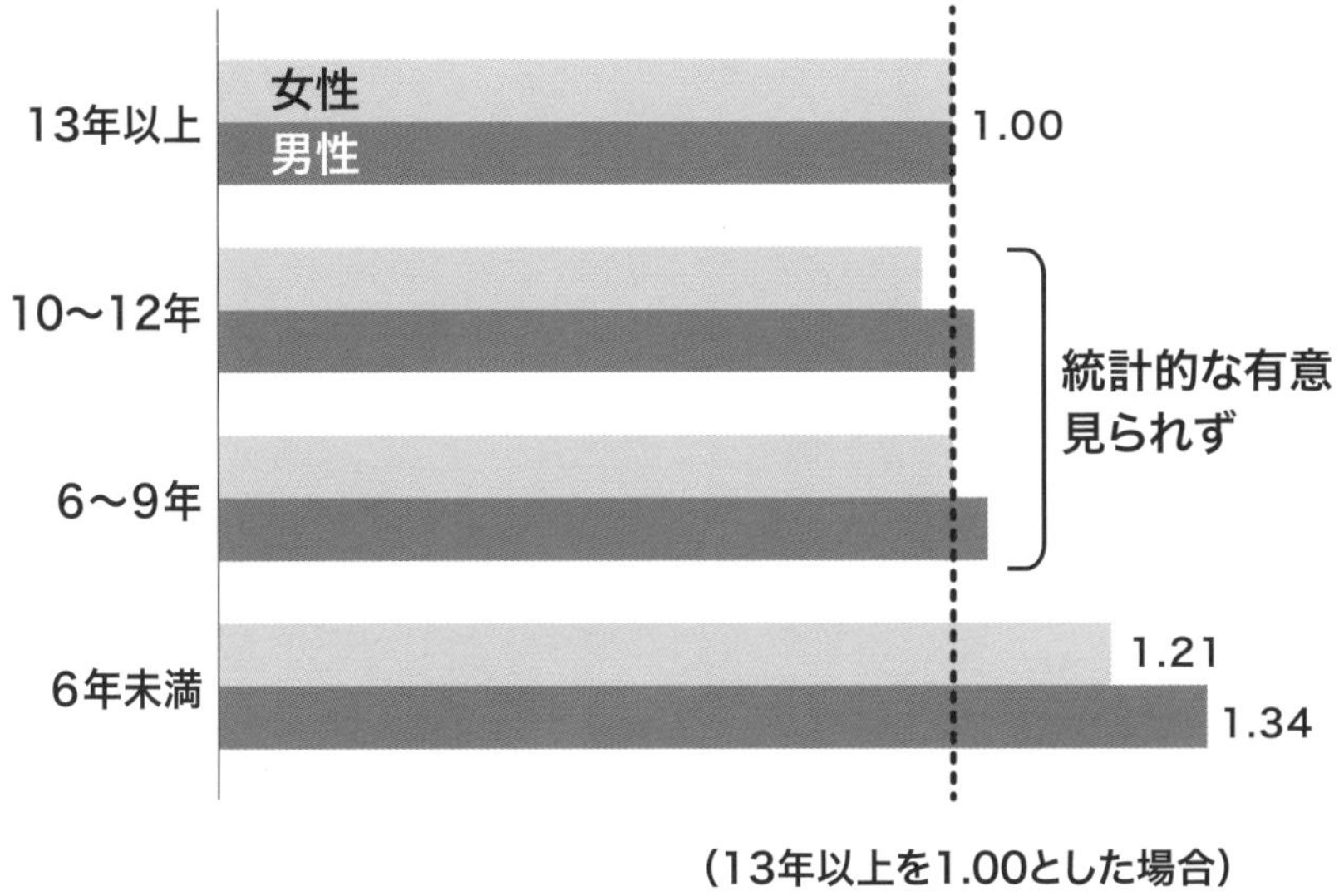

出典：「認知症リスクは教育年数６年未満男性34％、女性21％増」
（千葉大学・SOMPOリスクマネジメント）

と思う人もいるかもしれません。

教育歴が短い人でも、高齢者になってからも、その気さえあれば、本を読む、歴史について調べる、美術館や博物館に行って知識を深めるなど、いくらでも脳に知的刺激をもたらす機会はあります。

実際、知的好奇心の高い人ほど認知症のリスクが低いので、今からでも遅くはありません。何歳になっても、学ぶ意欲を持つことが脳を若く保つ秘訣（ひけつ）といえるのです。

（川島隆太）

高齢になっても学習意欲の高い人は記憶力が衰えにくく読書や資格取得に励むが吉

脳の神経細胞は加齢とともに減少していきますが、頭を使えば使うほど脳の神経細胞どうしの結びつきは強くなり、使わなければそれだけ衰えていきます。この性質は、基本的には年を取っても変わりません。そのため、何歳になっても何かに興味を持ち意欲的に学ぶことは、脳を大いに活性化させて脳の健康寿命を延ばすことに役立つと考えられます。**例えば、歴史が好きな人は、その分野の書籍を読むのもいいでしょう。文学が好きな人は、小説をたくさん読んで知見を深めるのもいいでしょう。絵が好きな人は、美術館に足を運ぶのもいいかもしれません。**新たな学びを得るために、カルチャーセンターに通うのも素敵なことです。知的好奇心を持つと、脳内でドーパミンという神経伝達物質が増え、記憶に関係する海馬（かいば）や感情をつかさどる扁桃体（へんとうたい）、思考や意思決定など高度な脳活動を行う前頭前野といった、脳のさまざまな領域が活性化することも確認されています。

２０１３年にアメリカのラッシュ大学医療センターで２９４人の高齢者を対象に、約６年間、読書や書き物、知人との対話といった「脳へ刺激を与える活動」と、思考や記憶の活性化の関係を調べるテストを行いました。その結果、子供のころから読書や書き物で脳に刺激を与える活動を行う頻度が高い人ほど、記憶力や思考力の衰えが抑えられ、特に、**人生の後半に知的活動をよく行っていた人は、普通程度の人に比べて記憶力の低下は32％も抑えられていたことが報告されています。一方、ほとんど行っていなかった人は、普通程度の人に比べて記憶力の低下のスピードが48％速くなっていたことも確認されました。**

なお、対象者の死後、脳の解剖（かいぼう）を行って認知症の原因物質であるアミロイドβ（ベータ）の増加や神経原線維変化などの認知症を示す病変を調べたところ、生涯にわたって脳の訓練を行っていた人は、そうでなかった人よりも脳の異常が少ないこともわかったのです。

最近はさまざまな資格があるので、興味のある分野についての資格があれば、資格取得をめざすのも有効です。具体的な目標があれば、それに向かって学習意欲がわいてきます。そうなると、ドーパミンの分泌（ぶんぴつ）が活発になり、脳が一段と活性化すると考えられます。（川島隆太）

ドーパミンが脳を活性化する

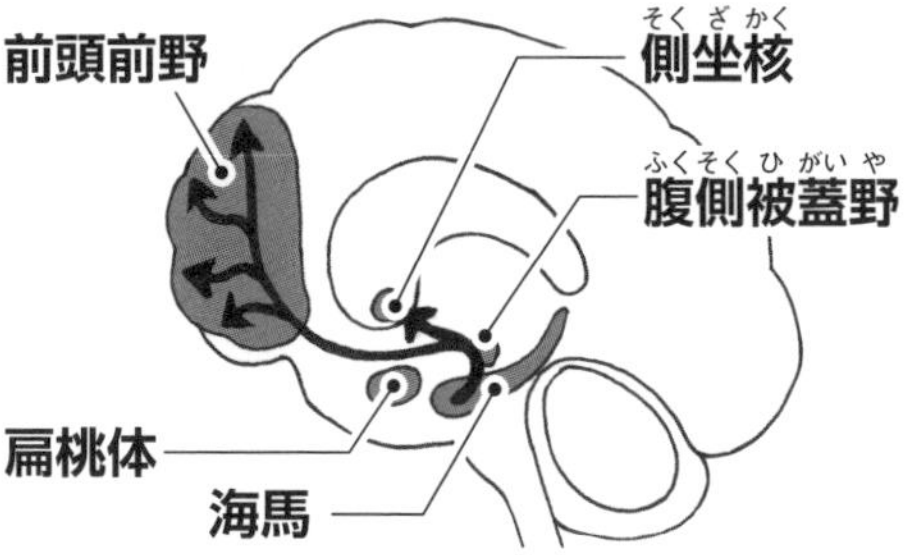

うれしい体験・経験があると腹側被蓋野が活性化し、ここから出ているA10と名づけられた脳神経からドーパミンが分泌され、前頭前野や側坐核、海馬に届く。A10の通り道は「快感のハイウェイ」と呼ばれる。

趣味を持てば**認知機能**の**低下**が防げ 手軽にできる**おすすめ**の**脳活レジャー**は**カラオケ**

2019年の日本人の平均寿命は、男性が81・41歳、女性が87・45歳と報告されており、仮に65歳で定年退職を迎えたとしても、多くの人は10～20年、あるいはそれ以上、人生が続きます。定年退職や子育てが終わったあとの人生をどう生きるかは、誰にとっても重要な問題です。そこで、もし「自分は無趣味だ」という人がいたら、これからでも遅くはないので、新たに趣味を持つことをおすすめします。

認知症の予防のためにも、趣味は重要です。国立長寿医療研究センターの長期縦断疫学研究で、60歳以上の参加者を対象に休日や余暇の過ごし方と、認知機能の状態の関係についての調査を行いました。**その結果、休日や余暇を「家でごろ寝」「買い物、外食」にあてる場合、認知機能の間にほとんど関係性はなかったのに対し、趣味にあてると、認知機能の低下リスクの下がることがわかったのです。**

「これから趣味を始めるとしたら何がいいだろう」と悩んでいる人に、まず、おすすめなのはカラオケです。**カラオケは、歌詞を目で追いながら歌うので、集中力や注意力をつ**

趣味が認知機能の維持に効果的

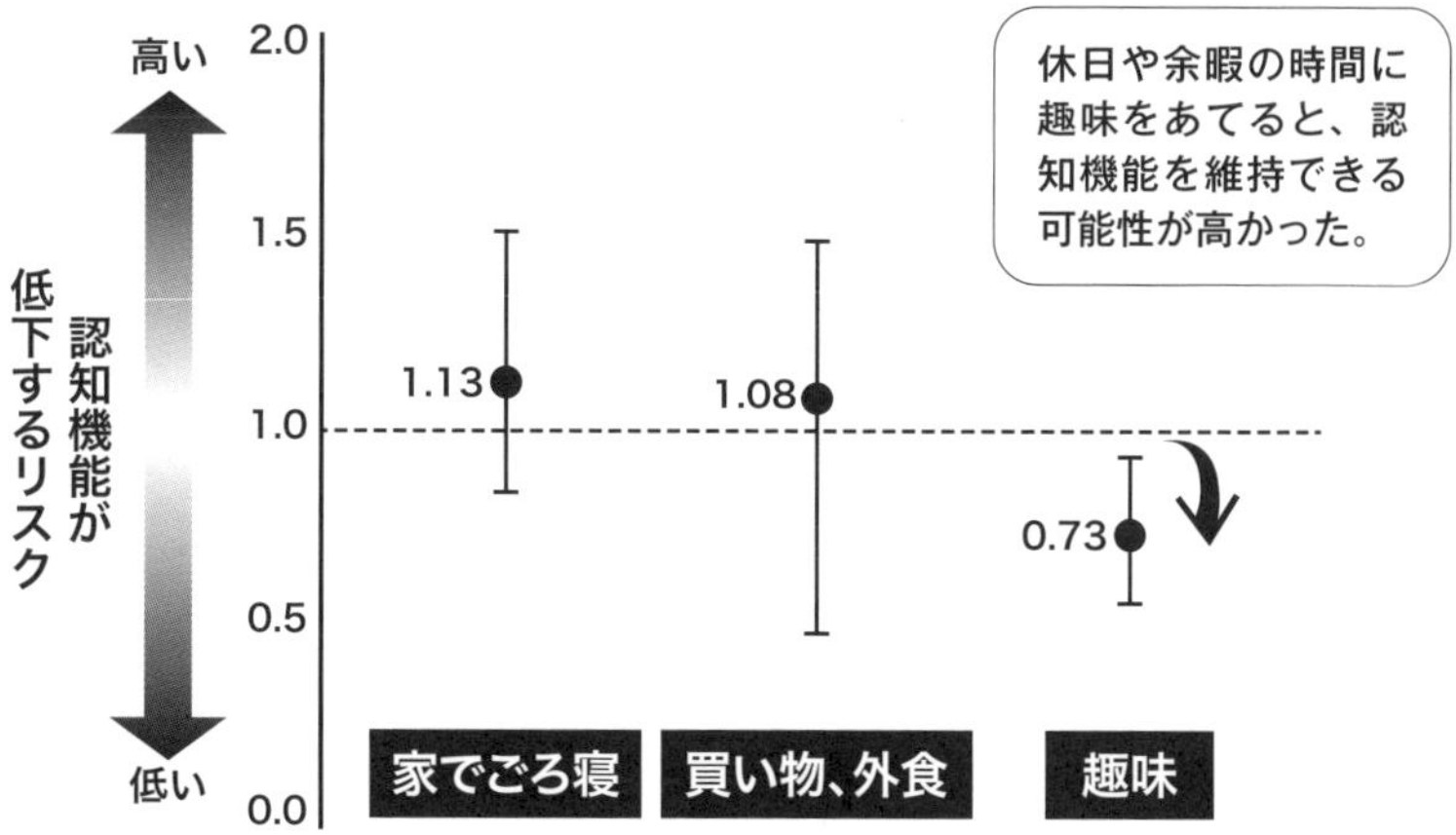

国立長寿医療研究センターが60歳以上の参加者を対象に休日や余暇の過ごし方と、認知機能の変化を調査した。休日や余暇に「家でごろ寝」「買い物、外食」をすることは、認知機能の維持や低下にほとんど関係なかったが、「趣味」は認知機能低下のリスクを下げていた。

データ：国立長寿医療研究センター

かさどる前頭葉が大いに刺激されます。

また、自分の声を聞くことで聴覚をつかさどる側頭葉も大いに活性化すると考えられます。さらに、大きな声を出すことは、ちょっとした有酸素運動にもなりストレス解消にもつながります。こうしたことが、認知機能の改善に役立つと考えられるのです。なじみの歌だけでなく、新しい歌にもチャレンジしてみましょう。

ただし、新型コロナウイルス感染症拡大の影響のために、政府から自粛の要請があるうちは仲間とおおぜいでカラオケをするのは難しくなっています。コロナ禍（か）が収束したら、友達や家族といっしょにカラオケを楽しむことをおすすめします。

（遠藤英俊）

日記習慣のある人は脳の健康寿命が長く、思い出す力を鍛える1日遅れ日記が特に有効

日記を書く人は、脳の健康寿命が長い傾向のあることが複数の研究で示唆されています。文章を書くことは実はとても知的な作業で、文法や表現に注意を払ったり集中したりする必要があります。そのため、ふだんから日記を書く人は脳の司令塔である前頭葉をよく使う習慣が身についていると考えられるのです。

通常、夜の就寝前に日記を書く人が多いようですが、脳活効果をより高めるには、翌朝に前日の出来事を思い出して日記をつける「1日遅れ日記」がおすすめです。1日遅れ日記を書くには、記憶が貯蔵されている大脳皮質から記憶を引き出したり、記憶を具体的に思い浮かべたりする必要があります。そのため、イメージ力をつかさどる右脳の働きも大いに高まり、思い出す力がさらに鍛えられ脳がより活性化すると考えられます。

1日遅れ日記は、朝、起床して朝食を食べたあと、午前中のうちに行うようにするといいでしょう。これまで日記を書く習慣がなかった人は、最初のうちは何を書いたらいいのかわからないかもしれません。そうした人は、まず、練習として前の日の朝・昼・夜の食

事を思い出して記すようにしてみてください。実際にやってみると、意外に難しいと思います。

慣れてきたら、前日あった「うれしかったこと」「楽しかったこと」など、前向きな出来事を1～3行で書くといいでしょう。どうしてもつらいことがあったときは、そのことを書いてもかまいません。悲しいこと、つらいことが客観視でき、ストレスの軽減につながることも考えられます。

1日遅れ日記を書いていくと、しだいに前の記憶をスムーズに思い出せるようになってきます。そうすると、記憶力に自信がついてきて、昨日の出来事がはっきりと思い出せるようになります。毎日の習慣にぜひ1日遅れ日記を取り入れてみてください。

（米山公啓）

1日遅れ日記のつけ方の例

1日遅れ日記

4月26日（月）

天気（晴れ）
体温（36.2）℃／体重（43.5）キロ
お通じ　あり（1）回・なし
睡眠（5）時間（1:30～6:30）

朝食：トースト、ハム、リンゴ、紅茶

昼食：白米、目玉焼、ハム、ピーマン、肉野菜炒め

夕食：白米、卵入り納豆、きんぴらゴボウ、みそ汁

主な行動：午前は、洗剤の買い出し。午後は、渡引さんと白熊さんの猫の人形展を観に行く。

会った人：渡引さん、白熊さん。

楽しかったこと・よかったこと：
二人に会えたこと、猫の人形が見事だったこと。

その他（印象に残ったニュース、昨日の服装、連続ドラマの感想など日替わりで記入）

・自治会長さんが入院したと聞いたこと
・スケートの○○選手引退公演が幕を閉じる

ギター・やピアノ、サックスなど譜面を読み手指を動かす楽器演奏は脳活効果が抜群

みなさんの中にも、「子供のころにピアノを習っていたけれど、大人になってからはすっかり遠のいてしまった」「昔からピアノに憧れていたけど、仕事や子育てが忙しくてやったことがない」という人がいるのではないでしょうか。そうした人は、ぜひ、脳活のためにピアノを始めることをおすすめします。

実は、私も小学生のとき3年間ほどピアノを習っていましたが、野球をやりたくてやめてしまいました。それ以来、ピアノから遠のいていましたが、35歳のときに一念発起してまたピアノを習いはじめました。脳の健康維持という観点から見ても、我ながらいい決断をしたと思っています。

ピアノは、楽譜を見て一時的に暗譜し、それから実際に演奏していきます。このとき、見た情報が送られる後頭葉の視覚野や、作業記憶（ワーキングメモリ）や実行機能（特定の行動をするために動作を順序よく進める脳の働き）をつかさどる前頭前野が活性化します。また演奏している最中は、鍵盤の位置を把握するために空間認知力を担う頭頂葉が刺激さ

れるほか、左右両方の腕や手指を複雑かつ細やかに動かすため運動野も大いに活性化します。奏でた音は側頭葉の聴覚野に届き、その音を聴いて、「間違えた」「もっとゆっくり弾こう」などといったフィードバックが働くことも、脳にはいい刺激になります。楽しく演奏すれば、快・不快の感情にかかわる扁桃体やその近くにある記憶の要所「海馬（かいば）」も活性化すると考えられます。

このように、ピアノの演奏では、脳が広範囲にまんべんなく活性化します。**このような脳への効果は、ピアノだけでなく、ギターやサックスなどほかの楽器でも得られると考えられます。**ぜひ、興味のある人は、楽器演奏を始めることをおすすめします。認知症予防だけでなく、これからの人生を充実させることにも大いにつながるでしょう。

（瀧　靖之）

ピアノ演奏時の脳の働き

楽譜を見る → **後頭葉視覚野❶**

⬇

楽譜を一時的に暗譜
作業記憶 → **側頭頭頂部❷** **前頭前野❸**

⬇

弾こうとする
実行機能 → **前頭前野❸**

⬇

弾く
（鍵盤の位置を把握）
空間認知 → **頭頂葉背側経路❹**
（腕や指を細かく動かす）
巧緻運動 → **前頭葉運動野❺**

⬇

音を聴く → **聴覚野❻**
音を理解する → **言語野❼❽**

⬇

フィードバックする

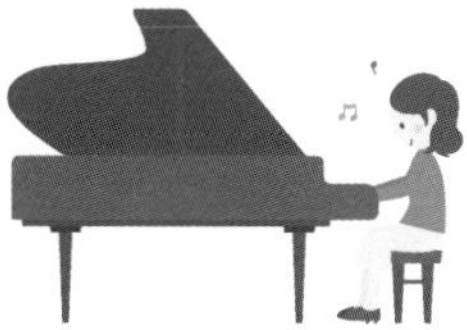

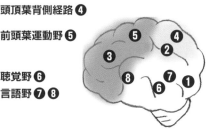

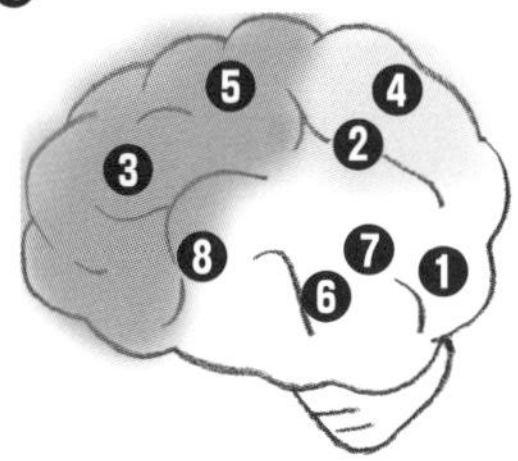

旅行は脳の**前頭前野の刺激**に大変**有効**で、行く頻度が多い人ほど**幸福感**が高く**脳の衰え防止**にいい

定年後や子育てが終わったあと、旅行を楽しみたいという人も少なくないと思います。**旅行を計画すると、目的地までの行き先や交通手段のほか、どこに立ち寄り、どこで食事するかなどを考えるため、さまざまな計画や実行にかかわる脳の司令塔の前頭前野が大いに活性化すると考えられます。**また、旅行中はあちこちを歩くので運動にもなるし、いつもと違う場所や風景と出合えば脳の神経細胞が幅広く刺激されます。

私たち東北大学の研究チームは大手旅行会社と共同で、旅行が脳にもたらす健康作用について研究を行いました。この研究は60歳以上の参加者を対象に、過去5年間の旅行の回数と、主観的な幸福感の関係性について調べたものです。その結果、拡散的好奇心*の強い人は、旅行頻度が多いほど「主観的幸福度」が高まる傾向にあることがわかりました。先行研究において「主観的幸福度」は認知症リスクを低減させる効果のあることが証明されており、旅行によって認知症リスクを低下させる効果のある可能性が示唆されました。脳の衰えの防止のためにも、旅行はとても有効だと考えられます。

（瀧　靖之）

＊物事に対して、幅広く情報を求める性格

麻雀のような対戦ゲームは認知症予防効果が抜群で、パソコンで対戦しても効果大

脳の健康寿命を延ばして認知症を防ぐには、遊び感覚で取り組める知的なゲームが大いに有効です。アメリカのアルバート・アインシュタイン医科大学では、認知症を発症していない75歳以上の高齢者469人を5年間にわたり、さまざまな知的活動と認知症の発症の関係について追跡調査しました。その結果、**チェスやトランプなどの知的ゲームを週2回以上行う人は、週1回以下の人に比べて認知症の発症率が3分の1以下と非常に低くなることが確認されたのです。**

チェスのようなゲームのいいところは、対戦相手がいることです。勝つために先を読みながら最善の一手を考えたり、相手の手の内を想像したりすることで、思考力や想像力、集中力が使われ、脳の司令塔である前頭葉や記憶に関係する側頭葉が活性化します。また、対戦相手とおしゃべりしながら楽しめるのも、脳の活性化につながります。

さらに、対戦に勝てば達成感を覚えるし、負ければ「次は勝ってやるぞ」という意欲がわいてきます。こうした達成感や意欲は脳を活性化する神経伝達物質のドーパミンの分泌(ぶんぴつ)

対戦ゲームで認知症の発症率が低下

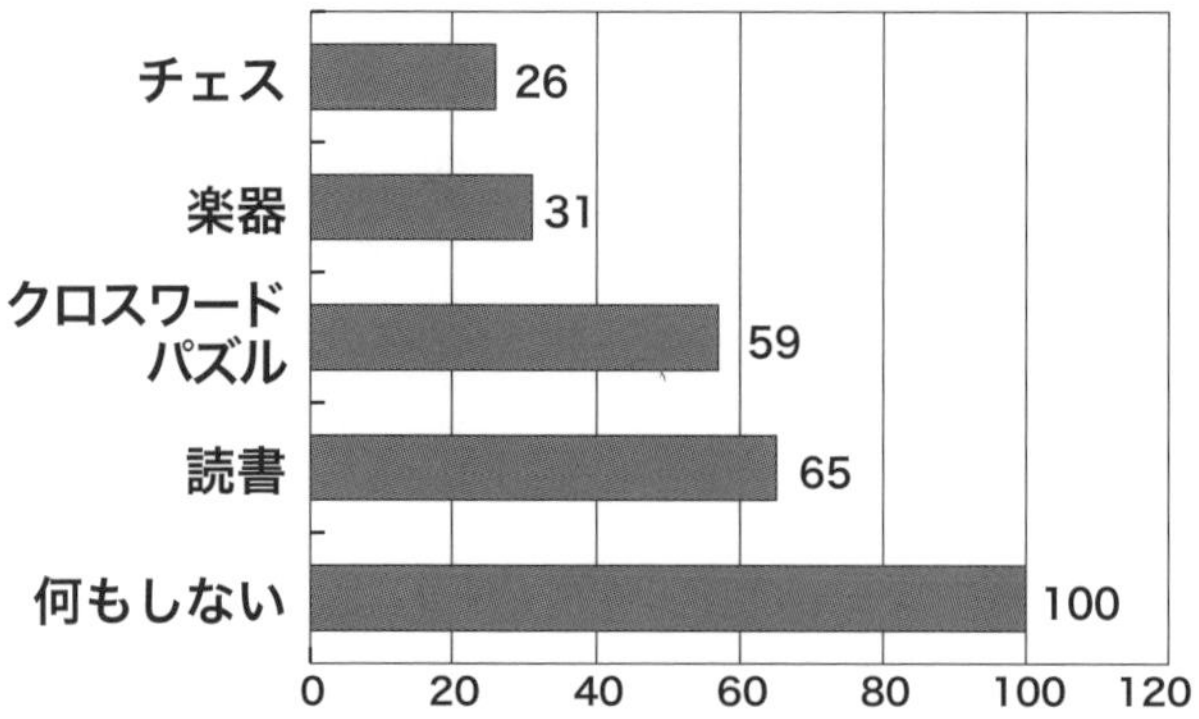

クロスワードパズルも認知症発症率が減っているが、それ以上に減少しているのが対戦ゲームのチェス。相手がいるほうがゲームの駆け引きや会話などによる刺激が多いためと考えられる。

出典：Verghese J.Eng J Med.2003

を促します。こうしたことが、脳を大いに活性化させることにつながると考えられるのです。

日本では、麻雀や将棋、囲碁などの対戦ゲームが人気です。最近、中高年の間で麻雀が認知症予防になると静かなブームだそうですが、麻雀を楽しむことは脳の老化予防の面から見て有効であることは間違いないでしょう。

とはいえ、コロナ禍で自粛を余儀なくされている昨今、友達と卓を囲んで麻雀をするのは難しいかもしれません。しかし、**パソコンでのオンライン麻雀でも、視覚性注意力（視覚情報に注意する能力）や短期記憶（短期間保持される記憶）、エピソード記憶（経験や体験の記憶）が向上したとの報告があります。**これを機にもう一度、麻雀や囲碁、将棋などに挑戦してはいかがでしょうか。

（奥村　歩）

編み物や手芸も脳の活性化に有効で、脳の血流が8・5倍アップし脳年齢も若返った

手指は第2の脳とも呼ばれており、5本の指と手のひらは、運動野では約3分の1、感覚野では約4分の1を占めていると考えられています。そのため、手先をよく使う作業は、脳を広範囲に刺激するため、脳の活性化に大いに役立つと考えられています。

そこで、注目されているのが、編み物や手芸です。手芸や編み物は、以前から脳の活性化に役立つと考えられていましたが、私たち東北大学の研究チームはこのことを裏づけるために、試験を実施しました。この試験は、参加者の18人の男女（平均年齢66歳）に、クロスステッチ刺繍（ししゅう）に取り組んでもらい、動画を視聴しているときと脳の司令塔である前頭前野の活動量を比較するものです。クロスステッチとは、図案を見ながら布のマス目を×状に埋めてゆくだけで、見栄えのいい模様が完成する刺繍で、初心者でも始めやすいものです。

その結果、刺繍をするときは、脳の前頭前野の血流量は、動画を視聴しているときよりも約8・5倍高くなり、しかも、その活動量は刺繍をしている間維持されていたのです。

刺繍を行うと脳活動が活発になる

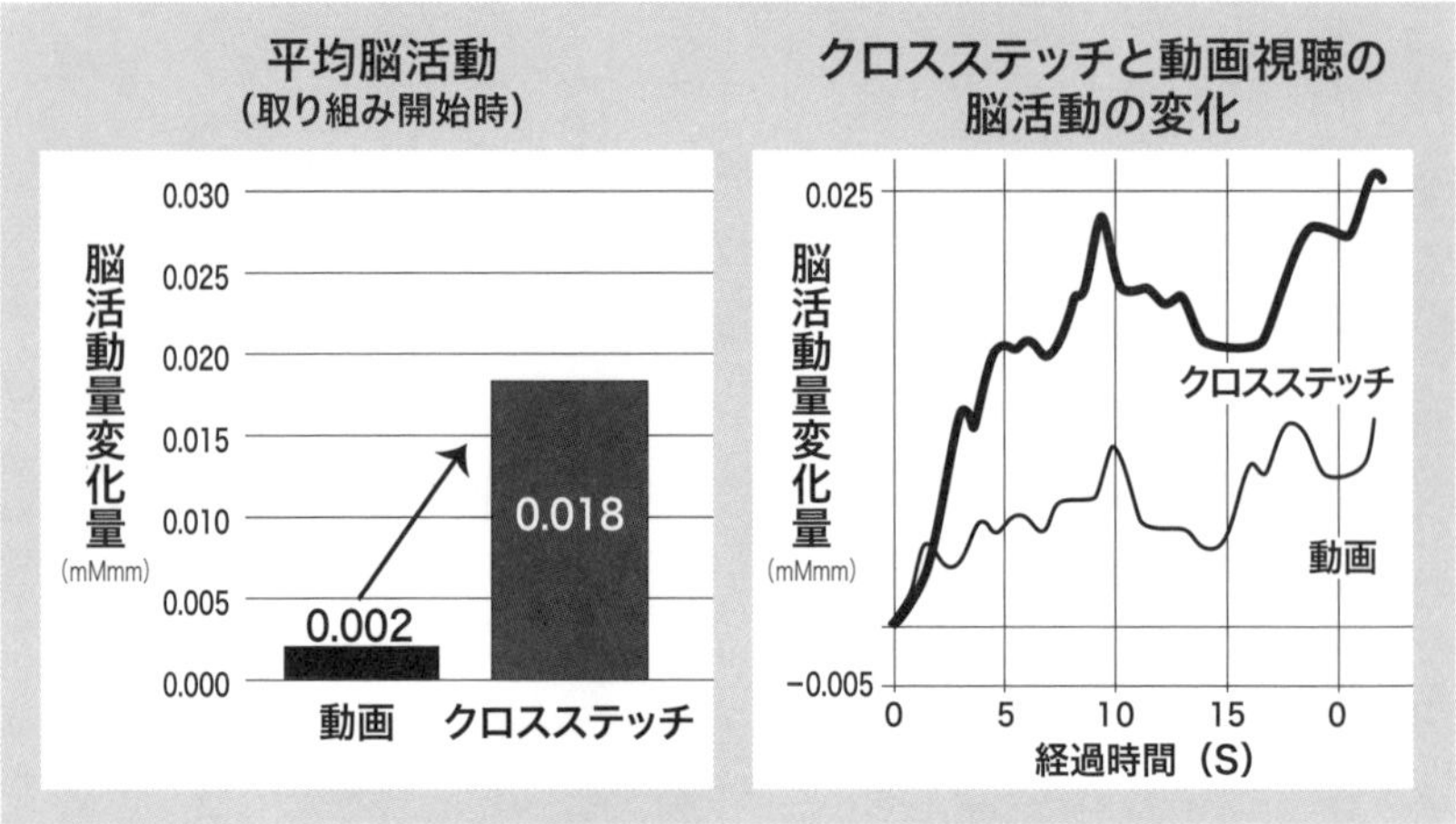

取り組み開始時、クロスステッチの脳活動は動画視聴よりも約9倍活発になった。

クロスステッチを行っているとき、動画視聴よりも高い脳活動を維持している。

出典：株式会社Neu（東北大学と日立ハイテクが設立した企業）の研究より

また、毎日15分の刺繍を1週間、続けた73歳の女性は、脳年齢のチェックをしたところ、80歳から76歳に若返っていました。同様に79歳の女性も、脳年齢が78歳から74歳に若返ったことが確認できました。

この実験は刺繍でしたが、編み物でも縫い物でも同様の効果が期待できると考えられます。

脳トレの手段は、楽しく長く続けられることが大切です。編み物や手芸の趣味がある人は、ぜひ、継続してほしいと思います。この試験では、クロスステッチ刺繍未経験者の9割以上が、試験後に「楽しかった」と回答しています。そのため、新たな趣味として手芸や編み物を始めるのもおすすめです。

（川島隆太）

第7章

脳の健康寿命を延ばす家事・買い物・生活のコツ

掃除・片づけ・洗濯は「レトロ家事」にして工夫すれば認知症を遠ざける脳トレに一変！

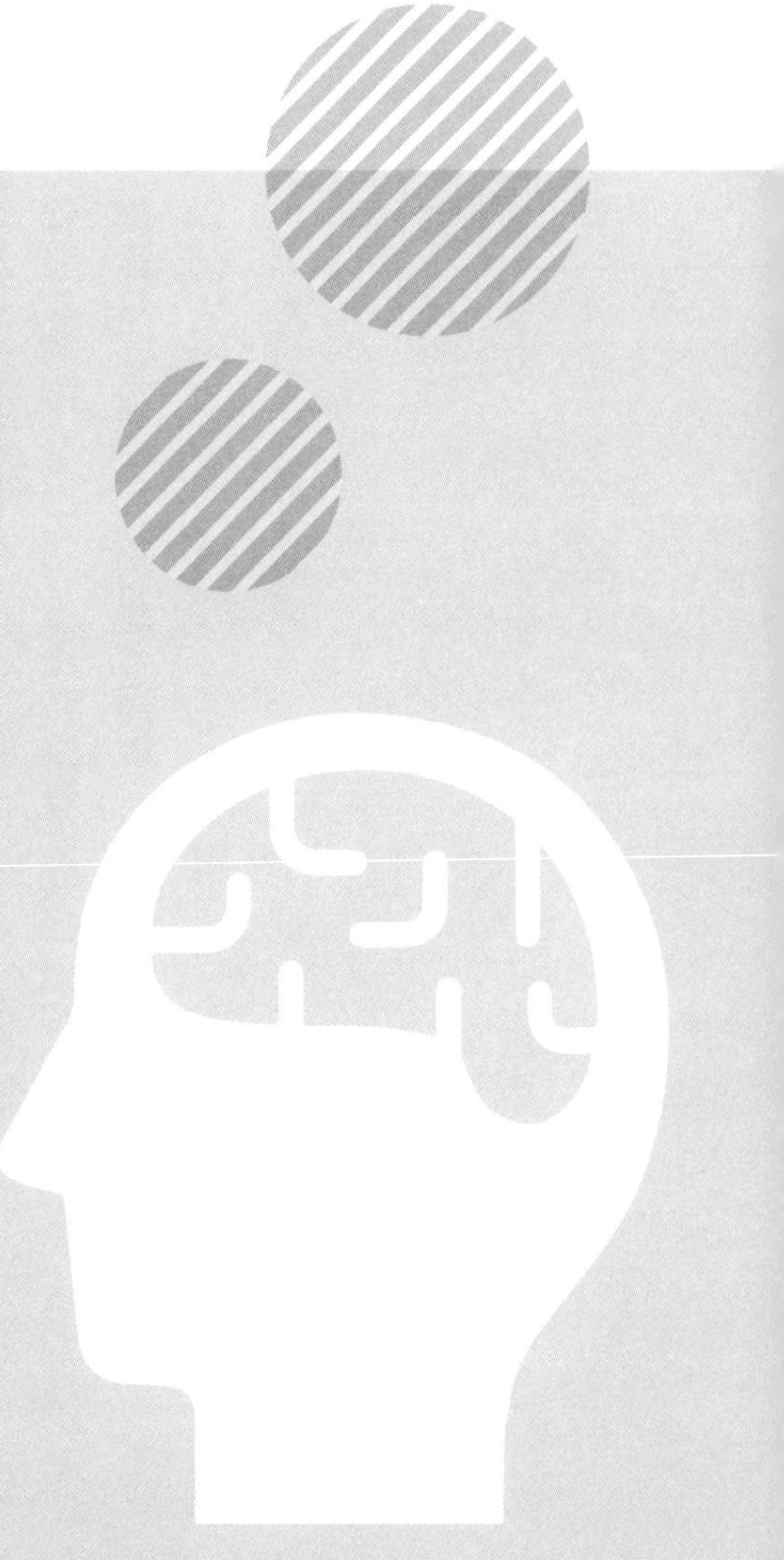

料理は献立作り・食材選び・調理まで脳の活性化に大変優れ男性もぜひ取り組もう

脳活といっても、特別な運動や活動をすることばかりが脳活ではありません。毎日の家事を続けるだけでも、十分な脳活になります。中でも、優れた脳活になる家事は料理です。**料理をするときには、まず、どんな料理を何種類、どれくらい作るかという献立作りに始まり、材料の検討や準備、料理の段取りなど、いくつもの手順を踏まなくてはなりません。このように一連の作業を順序立てて行う脳の働きを実行機能といいます。実行機能には、思考や意志決定、創造など人間として最も高度な働きをする前頭前野がかかわっています。**

調理の段階になると、材料を洗う・切る、煮る・炒める・焼くなどをするために手を動かすので、運動野と呼ばれる脳の領域が使われます。さらに、煮えているか、焦げていないか、火加減はどうかなどを確かめたり、複数の作業を同時にこなしたりするには、集中力や注意分散力が必要です。そして料理ができたら、器に盛りつけテーブルに並べますが、ここでも総合的な判断力が必要になります。

料理で脳が活性化

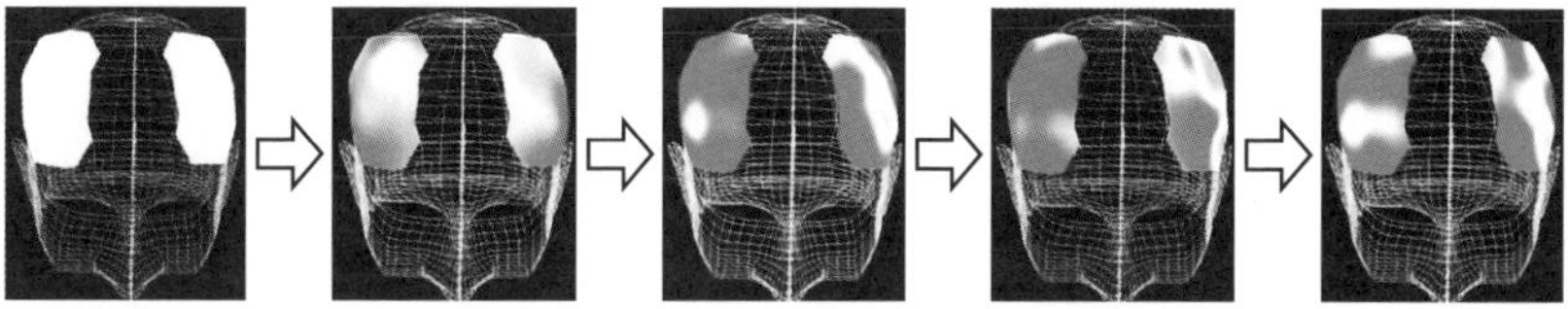

すべての作業で前頭前野の血流増加が認められた。

さらに、料理をするときは、五感が大いに刺激されることも脳の活性化につながる要因です。料理を彩りよく盛りつけるには視覚が、味見をするときは嗅覚（きゅうかく）・味覚が刺激されます。また、下ごしらえをするときは食材に触れるため、触覚が刺激されます。鍋やフライパンを火にかけて調理する工程では、聴覚で音を聞くことも欠かせません。

実際、私は、２００４年に大阪ガスと共同で、料理を行うと脳の前頭前野が大いに活性化することを確認しました。実験の内容は、15人の成人女性に光トポグラフィ（近赤外線計測装置）を装着して、①献立を考える、②食材を切る、③ガスコンロで炒める、④料理を盛りつける、という四つの場面で脳の血流を測定するというものです。その結果、すべての作業において前頭前野の活性化が認められたのです。

こうしたことから、女性だけでなく、料理をあまりしたことがない男性も、脳の衰えを防ぐために料理をすることをおすすめします。

（川島隆太）

片づけのできない人は脳の衰えが心配で脳活整理術ですっきり行えば認知症は遠のく

家の中を見回してみてください。食卓には何日分もの新聞が乱雑に置かれている、衣服が床のあちらこちらに脱ぎ捨てられている、台所のシンクには使った食器や鍋が洗わないまま山積みされている……。もし、このように家の中が散らかっていたら、脳の衰えのサインかもしれません。

実は、片づけは、脳のさまざまな機能を使う高度な作業です。物を分類する判断力、所定の位置に置く記憶力、部屋をきれいに保とうとする意欲など、片づけをするときは、脳のさまざまな機能が使われます。しかし、脳の機能が低下すると、何を捨てるべきか、どのように保管すべきかといったことが苦手になり、家の中は物があふれ、散らかってしまいます。

散らかった部屋にいると、知らず知らずのうちに脳が疲弊して衰えが進んでしまいます。そこで、片づけるには、次のような「脳活整理術」で進めることをおすすめします。

脳活整理術では、最初に家の中の物を減らすことが大切です。物を捨てることは、実は、決断力が必要な脳への負担の大きい作業です。「いつか使うかもしれない」という考えは捨て、冷蔵庫にある賞味期限の切れた食材、袖の傷んだ衣類など、壊れたり傷んだりした物は、どんどん捨ててください。使える物であっても、この1年間触れていないものは、捨てる判断をしたほうがいいでしょう。昨シーズンに着なかった衣類などは、次のシーズンに着ることはほとんどありません。

次に、机や床が散らかっていたら、まずは大きな箱を用意して物を入れていきましょう。目に見えるところに物が多いと、知らず知らずのうちに脳へのストレスになるため、最初に机や床をすっきりさせることが重要です。収納するときは、片づけた棚や引き出し、箱に、何が入っているかをラベルに書いて貼っておくことをおすすめします。物のある場所をラベルやシールで見える状態にしておくことで、覚えておいたり思い出したりする必要がなくなり、脳への負担が小さくなるためです。

脳活整理術は、一挙に行うと、脳の負担が大きく、なかなか手がつけられないので、1日5分、このスペースだけ、という形で計画を立て進めていくようにしてください。「今日は部屋の隅だけ」「今日は本棚の最上段だけ」というふうに整理していけば、徐々に整理が進んでいきます。家の中が整理されれば、それだけふだんの脳の働きも活発になるでしょう。

(奥村　歩)

食洗機や掃除機など家電の使用を控え、少し不便なレトロ家事を行うと脳活効果はアップ

認知症予防には、運動を行って心身をよく動かすことが有効です。しかし、**特別な運動をしなくても、家事などで1日の活動量を増やすだけでも、認知症の発症率が低くなることが研究でわかっています。**

しかし、**ここ数十年の間に、食器洗い機や全自動洗濯機、ロボット掃除機など、ボタン一つで操作できる便利な家電がたくさん登場し、私たちの生活はとてもらくなものになりました。ただ、こうした家電を使うのは、脳があまり使われず体の活動量も減ってしまうので、認知症予防の観点から見ると好ましくありません。**そこで、脳の衰えを少しでも抑えるには、あえて少し不便で手間のかかる「レトロ家事」がおすすめです。

まず、掃除を行うときは、掃除機を使わずにホウキとチリトリを使ってみてください。ホウキを持って室内を歩き回ることで、運動量が増えます。床にゴミがないかと注意深く見るために、視覚野が活性化します。ゴミをチリトリにうまく入れるためには集中しなければならず、これには脳の司令塔である前頭前野の働きが必要です。このようにホウキと

チリトリでの掃除をするだけで、脳が広範囲に刺激されます。

このほか、食器洗いも、食洗機を使わず手洗いで行ったほうがいいでしょう。裁縫はミシンを使わずに手縫いで行えば、脳の活性化につながります。**クリーニングを利用せずに、できるだけ自分でアイロンがけを行うのも脳のトレーニングになります。ワイシャツの襟（えり）や袖（そで）、ボタンまわりのシワを伸ばすには、細かな部分をしっかりと見て、細心の注意と集中力でアイロンを細かく動かす必要があります。それらが脳に大きな刺激となるのです。**

家事をあまりしてこなかった男性も、これを機に家事を多く担当しましょう。夫や妻のため、気持ちを込めて家事を行うと、脳はより元気になります。

（奥村　歩）

レトロな家事が脳活につながる

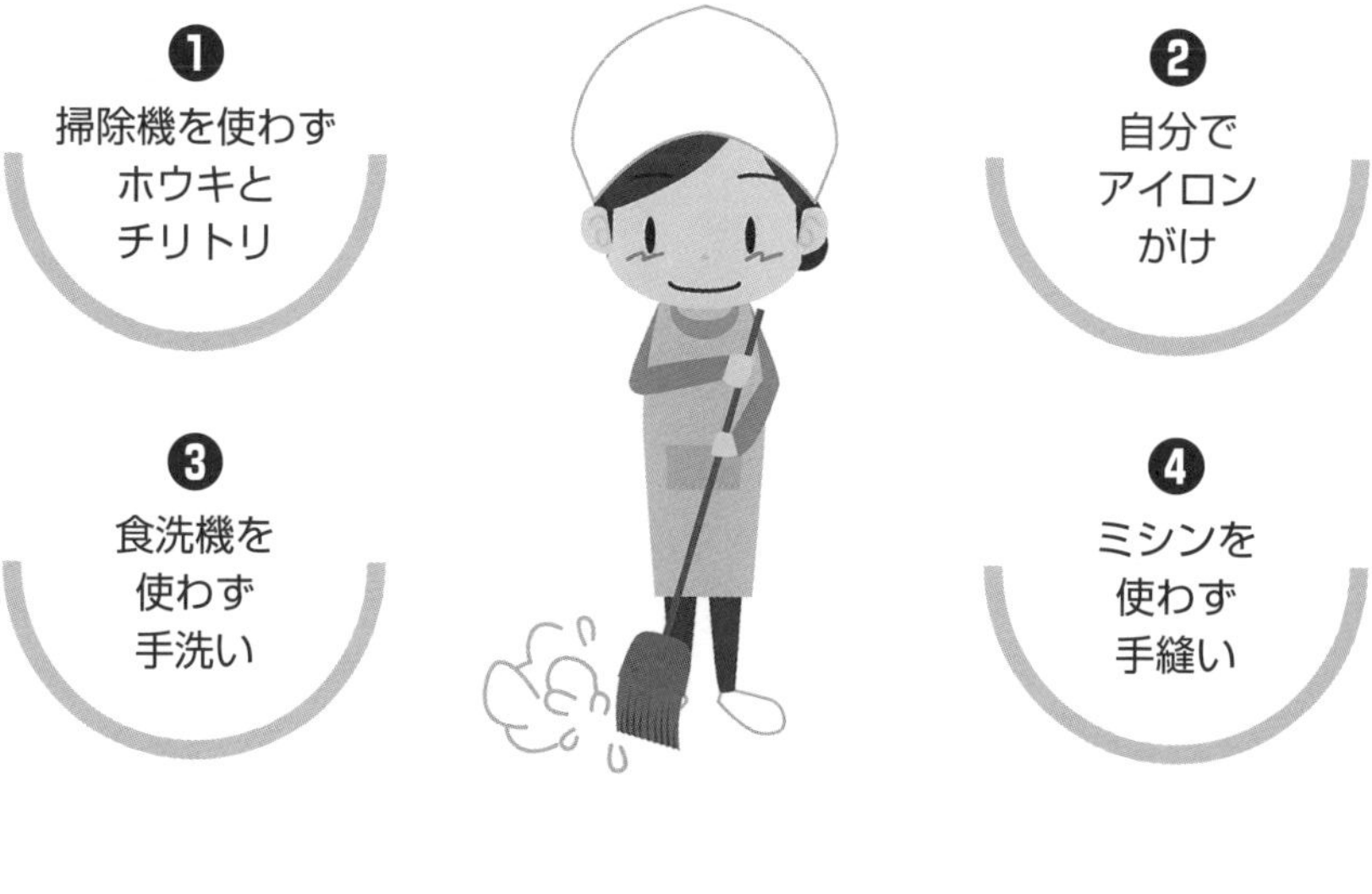
❶
掃除機を使わず
ホウキと
チリトリ
❷
自分で
アイロン
がけ
❸
食洗機を
使わず
手洗い
❹
ミシンを
使わず
手縫い

洗濯物は少量なら手洗いで行うと脳活効果が高まり、干すときはつま先立ちでやるのがコツ

最近は、ボタン一つで洗濯・脱水・乾燥まで行ってくれる全自動洗濯機が市販されています。こうした家電は確かに便利ですが、脳を使う機会が減ってしまうので、認知症予防の観点から見ると問題です。

そこで、洗濯も、洗濯機を使うのはシーツやバスタオルなど大きなサイズを洗うときだけ、あるいは洗濯量が多いときだけにして、下着や靴下などの小物や、洗濯物の量が少ないときは手洗いと手しぼりにすると、優れた脳のトレーニングになります。

手洗いをするときは、桶(おけ)に入れる水量や洗剤の量を自分で考慮しなくてはいけません。何から洗ったら効率的か、順番を考える必要もあります。こうした段取りを考えると、脳の司令塔である前頭前野の活性化につながります。

また、汚れがないか注意深く見たり、汚れが見つかったらそこをよりていねいに洗ったりするので、運動野や視覚野をはじめ、脳が幅広く刺激されます。さらに、洗濯物を洗ったりしぼったりすると、指や手のひらの皮膚感覚が刺激されます。握力が衰えて手で十分

にしぼれないときは、脱水だけ洗濯機を利用してもいいでしょう。

洗濯物を干すときは、小さい物から順番に干す、同系色の色をまとめて干す、といったように、自分なりに順番を決めると、段取りよく干すことができ、脳を鍛えることにつながります。 また、洗濯物用のハンガーに干すときは、丈(たけ)の長いものは外側に、短いものは内側に干すと、風通しがよくなり乾きが早くなります。

さらに、干すときはつま先立ちで行うと、ふくらはぎの筋肉を刺激できます。**ふくらはぎは第2の心臓といわれ、足に流れた血液を心臓に押し上げる働きをするため、全身の血流がよくなり、脳卒中が引き起こす血管性認知症の防止につながります。** また、ふくらはぎを含めた下半身の筋力をアップすることは認知症の誘因となるサルコペニア*対策として有効です。（奥村　歩）

順番を決めて干せば脳が活性化

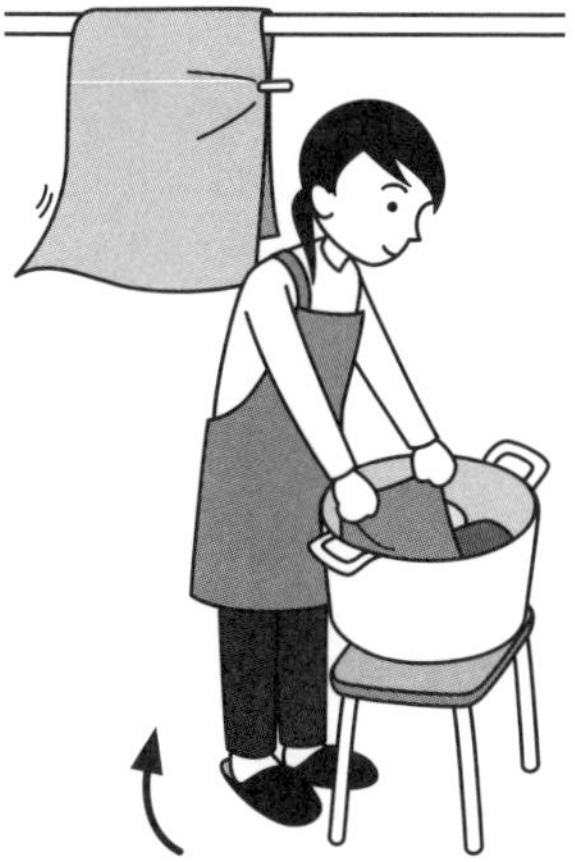

❶ 洗濯物を干すときの脳活

- 小さい物から順番に
- 同系色の物ををまとめて

など自分なりに決めて行うと脳を鍛えられる。

❷ 干すときはつま先立ちでストレッチ

- つま先立ちを行うとふくらはぎの筋肉が刺激され、血流がよくなる。

＊筋肉量が減少して筋力低下や身体機能低下をきたした状態。

事前に**買う物**を**暗記**する、**割引品**の**値段**を**暗算**するなど**脳活効果**を高める**買い物術**

日々の買い物は、ひと工夫するだけで脳を活性化させるチャンスになります。その工夫としておすすめなのが、メモを持たずに買い物に行くことです。ふつう、買い物に行くときは、冷蔵庫の中にある物を確認して、夕食の献立を作るために何が必要かを考えます。そこで、**メモをせず、買う物を暗記して買い物に行くと、記憶を保持する力が鍛えられ脳の活性化に大いに役立つのです。**「豆腐、牛乳、卵」は白い食材、「ホウレンソウ、レタス、ネギ」は緑の食材といったように、グループごとにまとめると暗記しやすくなります。また、お店で割引の品があったら、暗算して割引後の価格を算出してみましょう。「30％引き」と表示されていたら、実際いくらになるかを暗算するのです。暗算は、前頭前野や頭頂葉を中心とした脳の働きを活性化させます。

なお、認知症を防ぐためには、買い物を人まかせにせず、自分で続けることがとても重要です。**買い物をすることは外出する機会を増やすだけでなく、「あれがほしい」「あれが食べたい」という意欲を維持することにもつながるからです。**

（奥村　歩）

毎日の入浴も脳の衰え防止には重要で、認知症リスクが抑えられ要介護リスクも約3割低下

ゆっくり入浴して心身の疲れを取るのは、リラックスしてとても気持ちのいいものです。**入浴をすると、温熱効果や水圧効果によって血管が広がり、血流が促されます。脳の血流もよくなるので、酸素や栄養分が多く脳へ運ばれたり、老廃物の排出が促されたりするので、脳の健康にも大変重要です。**

実際に、入浴が認知症予防に役立つことを示唆するような研究も報告されています。２０１０年から北海道や愛知県など18の自治体で要介護認定を受けていない65歳以上の高齢者１万４０００人を対象に、夏と冬それぞれの入浴頻度と要介護認定の関連性について追跡調査しました。その結果、毎日入浴をしている人は3年後に要介護になるリスクが29％も低かったことが報告されています。

また、私たち東京都市大学などの研究チームは２０１２年に静岡県の６０００人の住民を対象に調査を行い、毎日のお風呂の習慣と幸福度の関連について解析しました。その結果、**毎日お風呂に入るグループのほうが、毎日お風呂に入らないグループよりも、幸福度**

入浴頻度が多い人ほど要介護リスクが低下

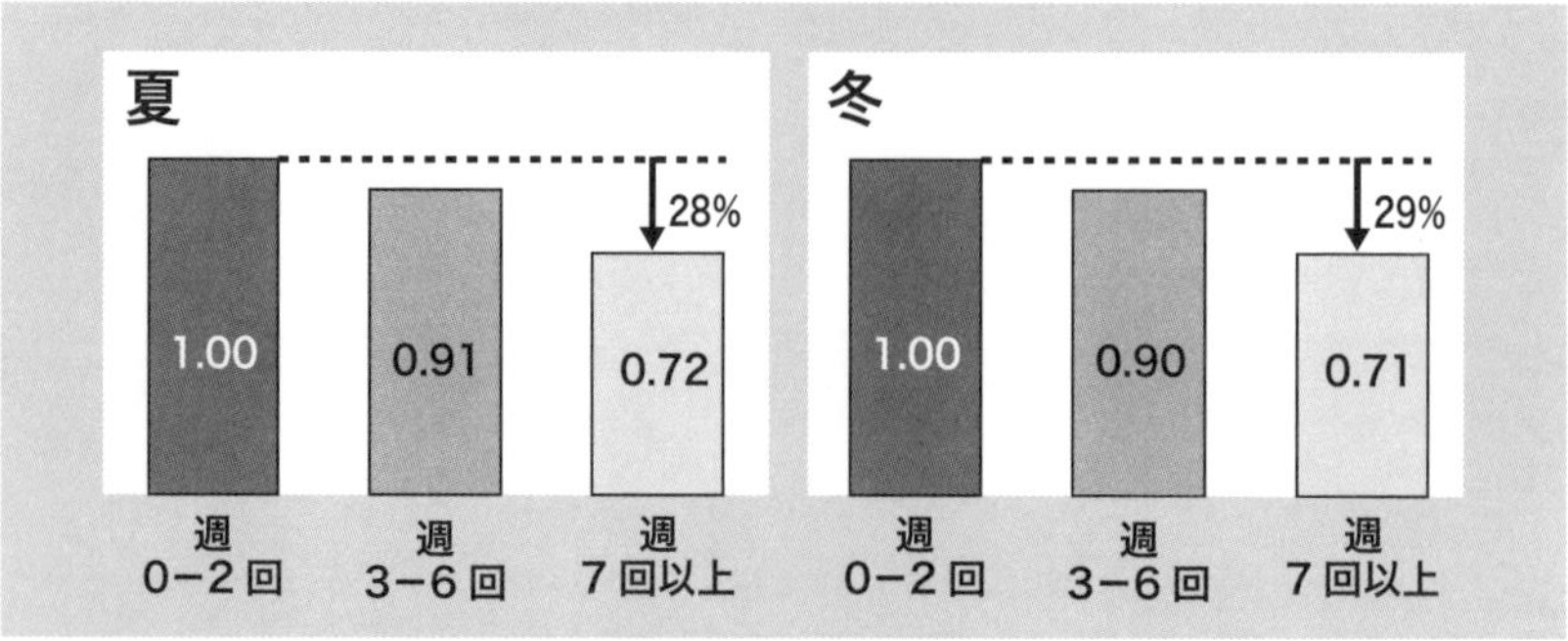

出典：Yagi A, Hayasaka S, et al.J Epidemiol.29(12):451-456. 2019.より作成

が高かったのです。国立長寿医療研究センターの研究で、幸福感や満足感などを強く持つ人ほど認知症リスクが低いことがわかっているので、入浴が認知症の予防につながると考えられます。

さらに、愛媛大学医学部附属病院の抗加齢・予防医療センターが行った中高年以降の人を対象にした調査によれば、**「週5回以上の入浴をしている人は、4回以下の人に比べ、心肺機能が良好で動脈硬化の指標が低い」ことが報告されています。動脈硬化は脳出血や脳梗塞の原因で血管性認知症を招くリスク因子なので、この側面からも日々の入浴は認知症予防につながることが期待できます。**

入浴は、38～40度Cの湯温で、10分ほど肩までつかる全身浴をすると、体の芯まで温まるのでおすすめです。ただし、心肺機能に不安がある人は、半身浴が安全です。

（早坂信哉）

アロマは嗅覚を刺激して認知力を高める効果大とわかり、昼と夜で香りをこう使い分けよう

何かの香りをかいだとき、昔の記憶がよみがえってくることがよくあります。これは、香りやにおいを感じる嗅神経がにおいを感じる脳の領域だけでなく、記憶をつかさどる海馬にもつながっているからです。認知症の代表格であるアルツハイマー病は、一般的に、物忘れから始まるといわれます。これは、アミロイドβという脳の老廃物が記憶に関係する海馬に蓄積することが原因ですが、実は、それより前に、アミロイドβによって海馬の付近にある嗅神経が障害を受け、においに鈍感になることが指摘されています。そのため、「食べ物の腐ったにおいに気がつかない」「室内の悪臭を気にしない」といった場合には、物忘れがなくても脳の萎縮が進んでいる可能性があります。

嗅神経の障害が進む前に、嗅神経を刺激して活性化すれば、海馬の萎縮を抑えられる可能性があります。そこで、私がおすすめしたいのが、アロマセラピー（芳香療法）です。

アロマセラピーは、精油の香りや植物の芳香を使って、病気の予防や心身の健康、ストレスの解消などを図る治療法です。**実際に鳥取大学の私の研究チームで高齢者施設の入所**

者にアロマセラピーを行って、認知機能の変化を調べたところ、アロマセラピーを行うと、明らかに入所者の認知機能が改善されていたことが確認されたのです。特に、アルツハイマー病の高齢者に大きな効果があることもわかりました。

さらに研究を重ね、アロマオイルの中でも効果的に嗅神経を刺激する組み合わせを発見しました。昼は、自律神経のうち心身を活動的にする交感神経を優位にして集中力と記憶力を高めるローズマリーカンファー2滴とレモン1滴を、夜は心身をリラックスさせる副交感神経を優位にして睡眠を促す真正ラベンダー2滴とスイートオレンジ1滴の割合で混合した精油を使うと、効果的に脳を刺激することができます。

昼間はアロマペンダントにアロマオイルをしみ込ませて、夜は寝る1時間前から専用のディフューザー（芳香拡散器）を使って香りを拡散させてそのまま就寝するといいでしょう。

香りを楽しむことは生活の潤いにもなります。毎日の生活の中に、アロマセラピーを積極的に取り入れることをおすすめします。

（浦上克哉）

アロマセラピーで認知機能が改善

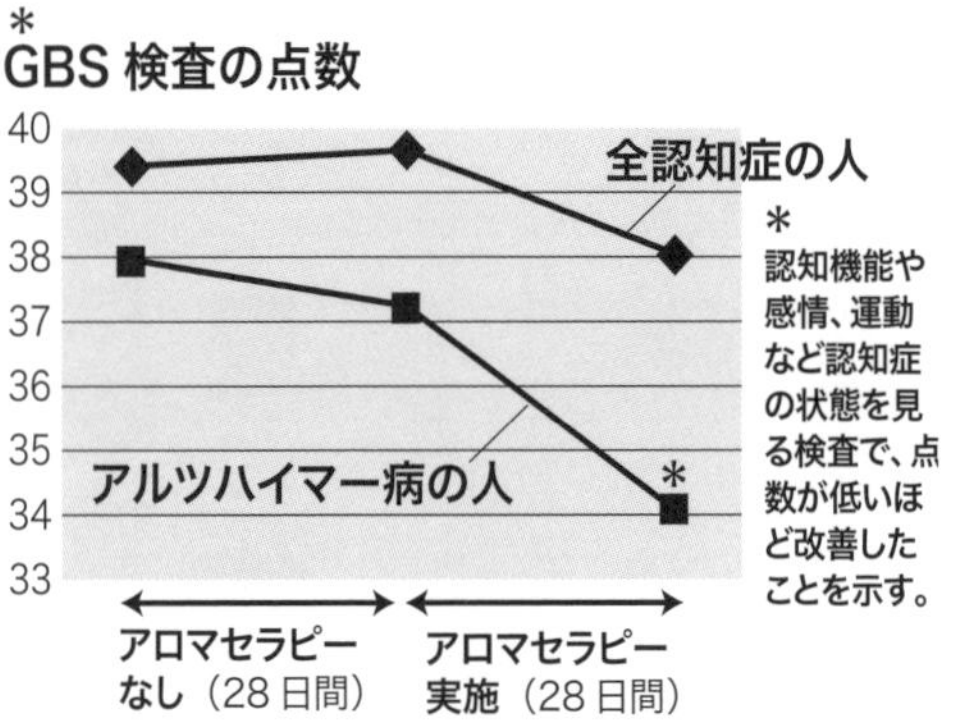

介護老人保健施設で、認知症の入所者にアロマオイルを使って香りをかいでもらった。特にアルツハイマー病の人の認知機能が有意に改善していた。

第8章

脳の健康寿命を延ばす人づきあいのコツ

人と交流のない生活は脳が一気に衰える！
近所の喫茶店や飲み屋さんに行き、
SNSでもつながってみよう

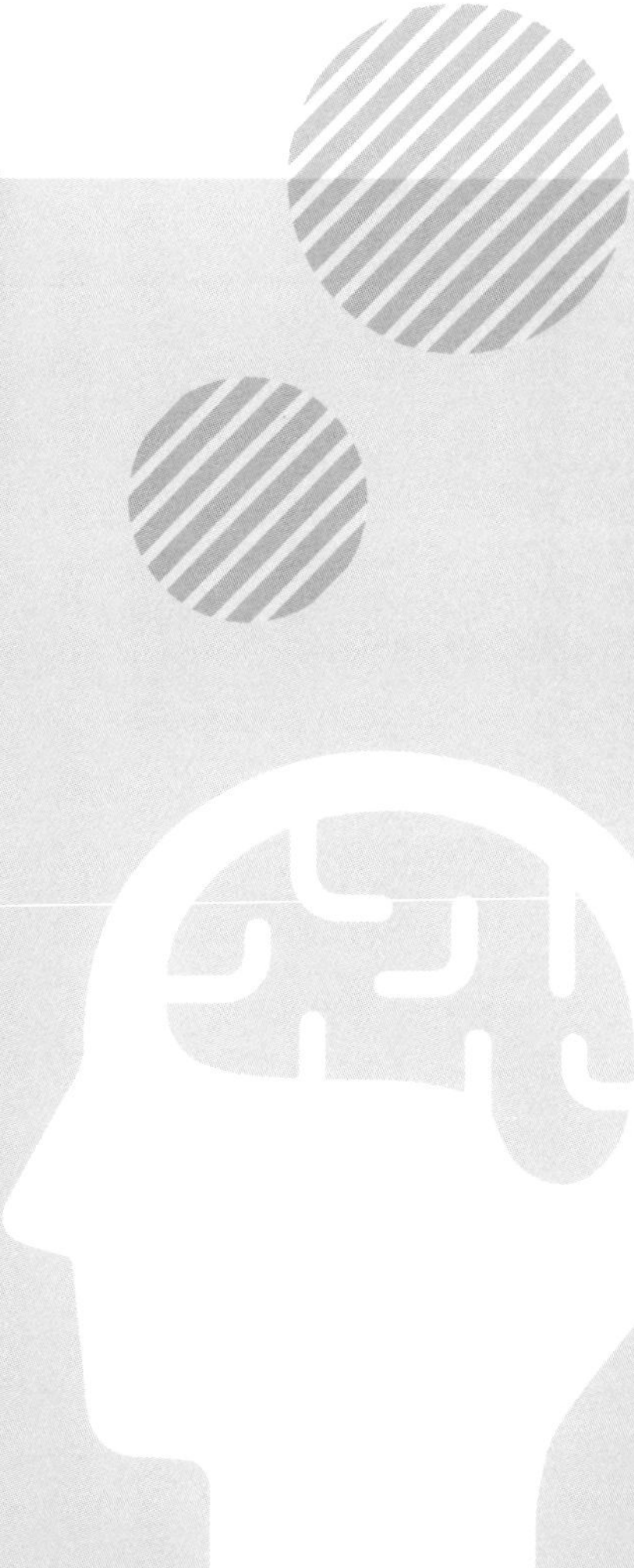

定年後に孤立しつながりを失う人は認知症になりやすく喫茶店のモーニングにまず行こう

定年後、出かける先がなくなり、毎日、取り立ててすることがない。子供たちはそれぞれ家庭を持ち、妻との会話も少ない。こうした会話の少ない生活を送っているのはよくありません。脳への新しい刺激がほとんどないと脳は衰えるいっぽうで、認知症の発症リスクが高まってしまいます。

脳は、会話をすることで神経細胞間のやり取りが盛んになって活性化しますが、会話のない生活を送っていると、使われない神経細胞のネットワークの情報伝達が衰えてきます。

周囲の人との交流がなく、会話もない状態を「社会的孤立」といいます。35ページで取り上げたイギリスの医学雑誌『ランセット』で２０１７年に発表された認知症の発症リスクを高める11の要因の中にも、「社会的孤立」が入っていて、**社会的に孤立している人は、そうでない人に比べ１・６倍も認知症リスクが高いとしています。** **また、スウェーデンのカロリンスカ研究所が、ストックホルム在住の75歳以上の１２０３人を３年間観察した研究**

社会的接触が乏しいと認知症リスクが高まる

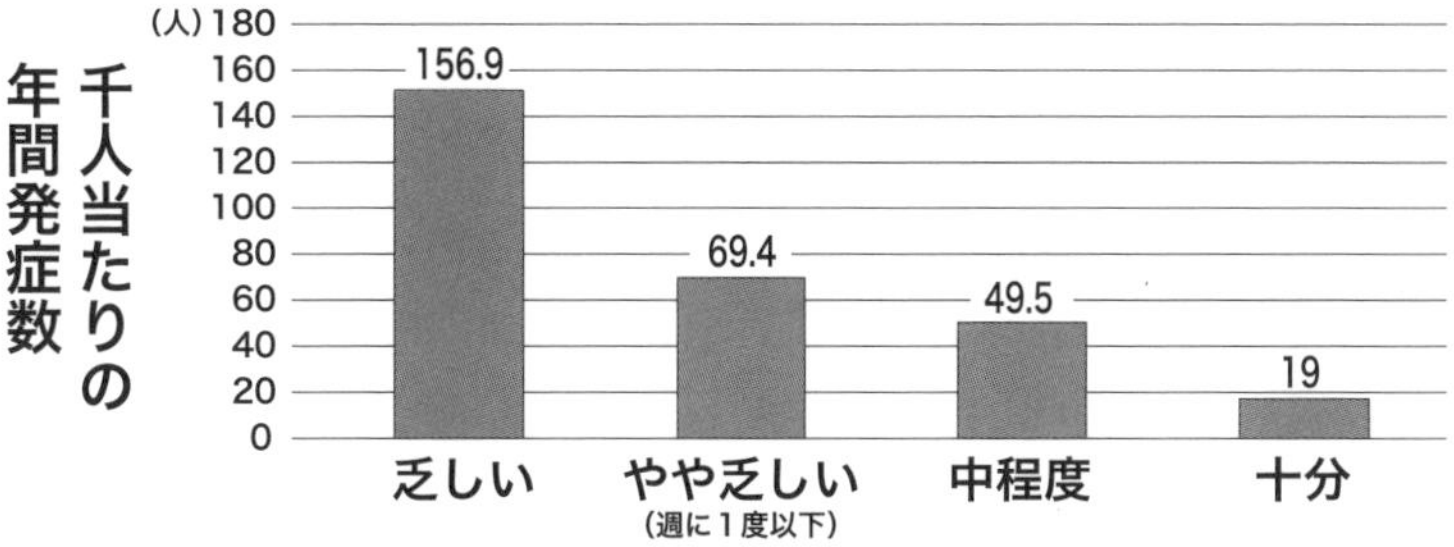

スウェーデンのストックホルム在住の75歳以上の1203人を3年間観察したところ、友人も家族も訪ねてこない社会との接触が乏しい群は、家族や友人が多い群に比べ認知症リスクが8倍高かった。

出典：Fratiglioni L,Wang HX,Ericsson K,et al:Influence of social network on occurrence of dementia;a community-based longitudinal study.Lancet 355 (9212):1315-1319,2000より改変

によると、友人も家族も訪ねてこない社会との接触が乏しい人は、接触が多い人に比べ認知症になる割合がおよそ8倍も高いという結果が出ています。

そのため、認知症予防のためには、生活の中で会話する機会を作ることが大切です。まずは近所の人に会ったら挨拶（あいさつ）をするところから始めてみるといいでしょう。自分から挨拶をすれば、近所の人も挨拶を返してくれるはずです。

また、人間関係ができていくにつれて、会話も増えてきます。**おすすめは運動を兼ねて喫茶店のモーニングに行くことです。同じ顔触れが同じ時間に集まることが多いので、自然と顔なじみになり、言葉も交わしやすくなります。**コーヒーを飲みながら新聞や雑誌を読めば、脳の活性化にもつながるでしょう。

（遠藤英俊）

仕事を辞めたあとでも**ボランティア**などで**地域で役割を持つと、脳の若さは大いに保たれる**

定年を迎えて仕事を辞めると、自分の役割や居場所がなくなり、中には大きな喪失感に襲われる人もいます。そうなると自信も失われて心身が衰え、認知症の発症も早まります。

認知症を防ぐには、できるだけ長く社会に参加することが重要で、仕事を定年退職したら、それに代わる居場所を作るようにするといいでしょう。

特におすすめなのが、地域のボランティア活動への参加です。

実際、２０１７年に早稲田大学の研究者の発表では、高齢者1万３８５０人を約10年間追跡した調査で、**ボランティア活動など地域活動に参加していない人は、参加している人に比べて認知症の発症リスクが22％高くなっていました。この研究では、地域活動において会長や世話役、会計などの役割の有無と認知症発症との関連も検討しており、役割を担っている人は役割を伴わない参加者よりも認知症発症リスクが19％低いこともわかっています。**

地域活動への参加や役職につくことで認知症リスクが低下

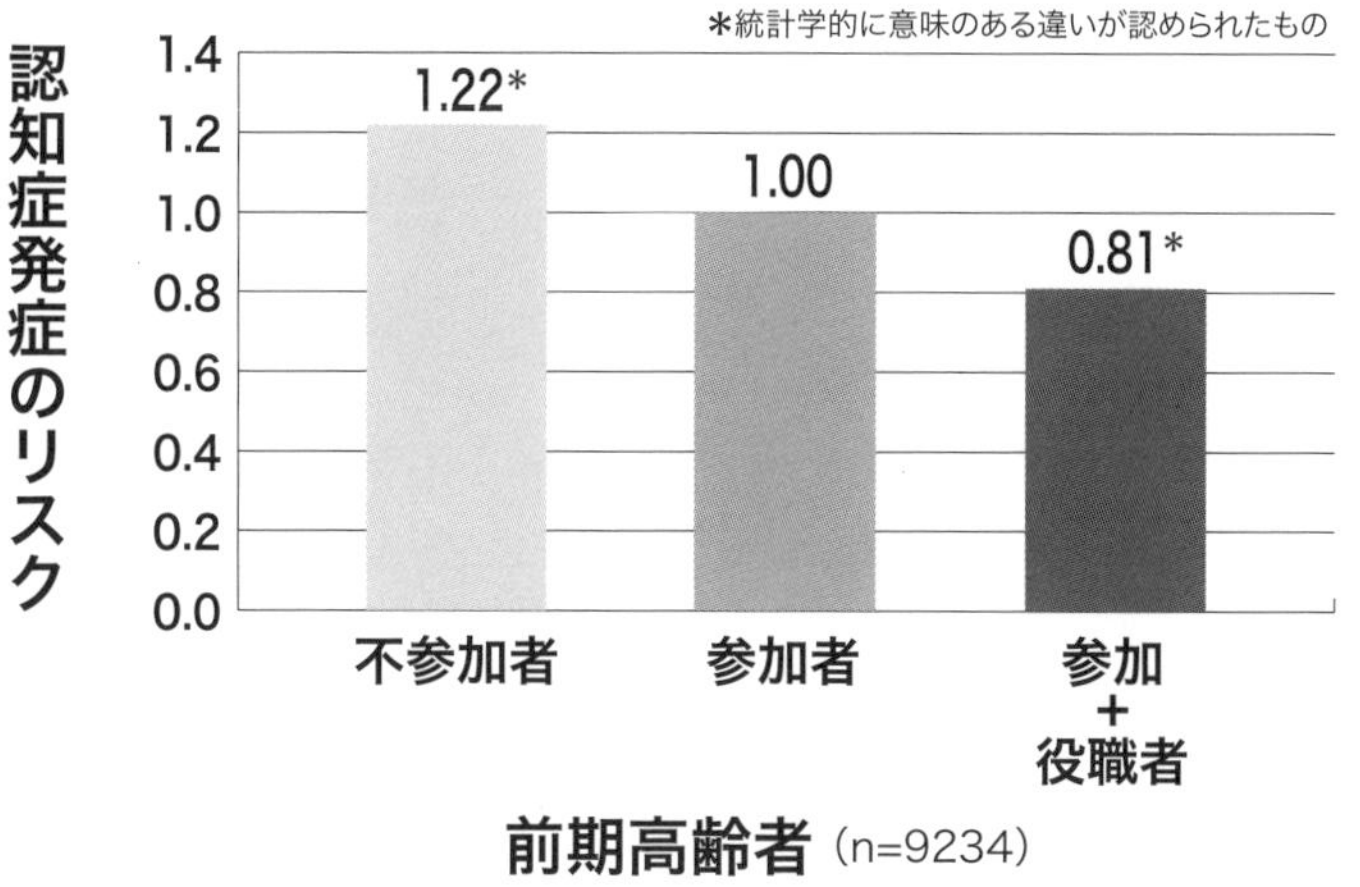

出典：Nemoto,et al. BMC Geriatrics. 2017;17:297

このほか、東京都健康長寿医療センター研究所による研究でも、ボランティア・趣味活動に月1回以上参加している高齢者は、4年後に生活機能が維持されている傾向が高いことも確認されています。

地域の自治体や社会福祉協議会などに行くと、さまざまなボランティア活動の情報が手に入ります。地域の見守り活動や、高齢者施設や障がい者支援など、健康な60代・70代の人が参加できるボランティア活動がたくさんあります。地域に役立てば大きな喜びになり、自信や生きがいとなって脳に刺激を与えられます。実際に、参加した人からは、「体力がついた」「自信が出た」といった声も聞かれています。

（遠藤英俊）

思い出話をすると脳はすごく喜び認知症が遠のく
とわかり、一番の話題は過去の恋バナ

近年、認知症の予防に役立つと注目されているのが、「回想法」という心理療法です。これは１９６０年代にアメリカの精神科医、ロバート・バトラー氏が提唱したもので、懐かしい道具や写真などを見ながら、過去のことを語り合い、脳の活性化や精神の安定を図ります。

「過去のことを話す」というと後ろ向きなイメージがありますが、近年、過去の記憶に思いを巡らせ、あれこれと考えながら話すことは、脳の活性化に大いに役立つことが明らかになっています。

私は国立長寿医療研究センターに勤務していた時代に、愛知県師勝(しかつ)町（現、北名古屋市）にある歴史民俗資料館で、認知症の人のグループと健常な高齢者グループそれぞれを対象に回想法スクールを開きました。**すると、回想法を行ったいずれのグループでも、認知能力やうつ傾向の改善、認知症の周辺症状（ＢＰＳＤ）の改善など、さまざまな面で良好な結果が得られたのです。また、ｆＮＩＲＳ（近赤外線脳機能計測法）という装置で脳血流**

を測定すると、最近の話をするときより、昔の話をしたときのほうが脳の血流が大幅に増えることも確認できたのです。

高齢になってからは、友人や家族と語らうときは、過去の出来事に思いを馳せ、昔話に花を咲かせるといいでしょう。話題は、懐かしいテレビドラマや古い流行など、なんでもかまいません。「私もそうだった」「あのときはこんなふうに考えていた」と、心の奥にしまってあった記憶を掘り起こすことで、脳が大いに活性化すると考えられます。ただし、悲しい話題ではなく、楽しい話題を選ぶことが大切です。

回想法は、病医院や高齢者施設でも行われていますが、特に盛り上がるのが過去の恋バナ（恋にかんする話）だそうです。幸せな気持ちや楽しい感情を思い出すことで、脳の活性化する効果が一段と高まるものと推測できます。

（遠藤英俊）

回想法で認知能力や意欲が高まった

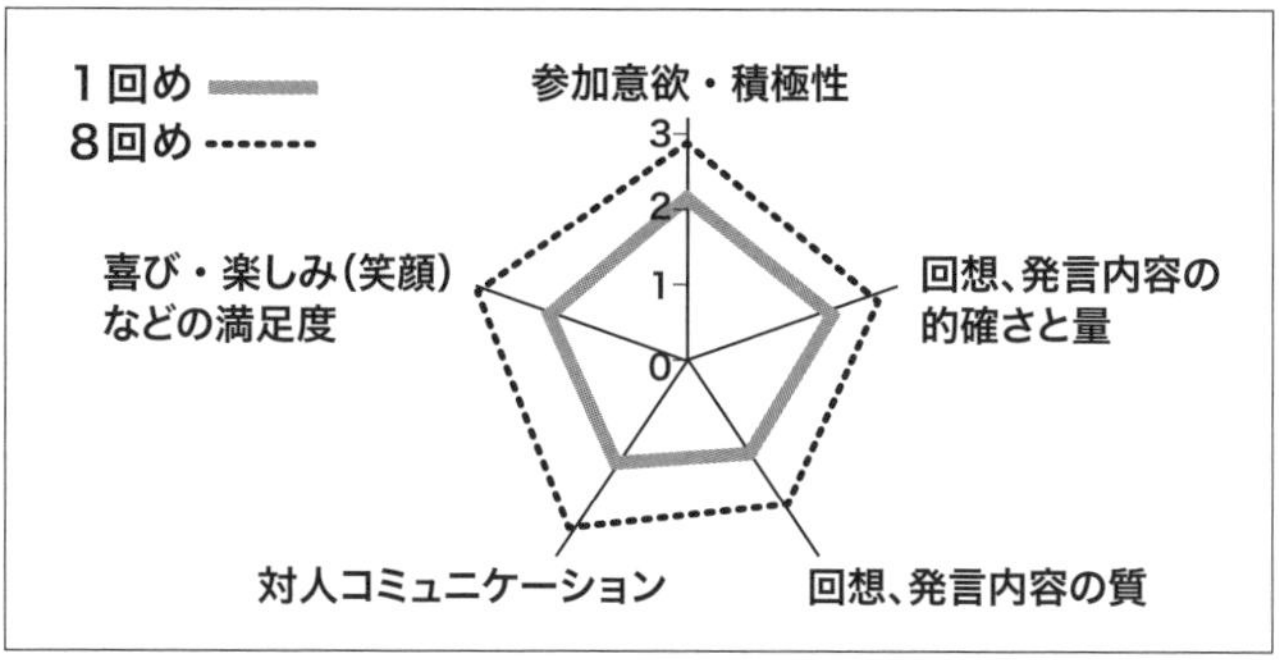

回想法スクール参加者たちは認知能力やうつ傾向の改善などが見られたが、それ以外にも参加意欲、積極性、喜び・楽しみ（笑顔）満足度の効果も得られた。　出典：北名古屋市 HP より作成

パソコンやスマホも脳を刺激するのに有効で、シニアのSNS活用で認知機能の低下が抑えられる

年を取ると、遠方に住む家族や親戚、友達と疎遠になってしまう人も少なくないのではないでしょうか。遠方に住む人と日常的に交流するときに便利なのが、パソコンやスマートフォンを使い、インターネット上のSNS（ソーシャル・ネットワーキング・サービス）を利用することです。SNSは日記や書き込みにコメントをつけて情報交換や会話を楽しめるサービスで、LINEやFacebook、Twitterなどが代表的です。

2013年、アメリカのアリゾナ州立大学の研究チームが、高齢者14人（68〜91歳）を対象に、パソコンの活用が認知機能にどのように影響するかを調査した研究を発表しました。それによると、**SNSで友達と交流し1日1回書き込みをしたグループは認知機能が25%上昇したと報告しています。これは、自分が発信した情報に対する反応や、ほかの人の書き込みを見ることで、脳に次々と新しい刺激が送られたためと考えられています。**

昨今、新型コロナウイルスの影響のため、おおぜいで集まることが難しい場合があります。高齢者にとって、SNSの利用は孤立を防ぐのに大いに有効です。

（米山公啓）

第9章

認知症を招きやすい
性格・タイプ・生き方

頑固な人や心配性の人、血液型ABの人、
考え方が後ろ向きの人は心配など
こんなタイプに注意！

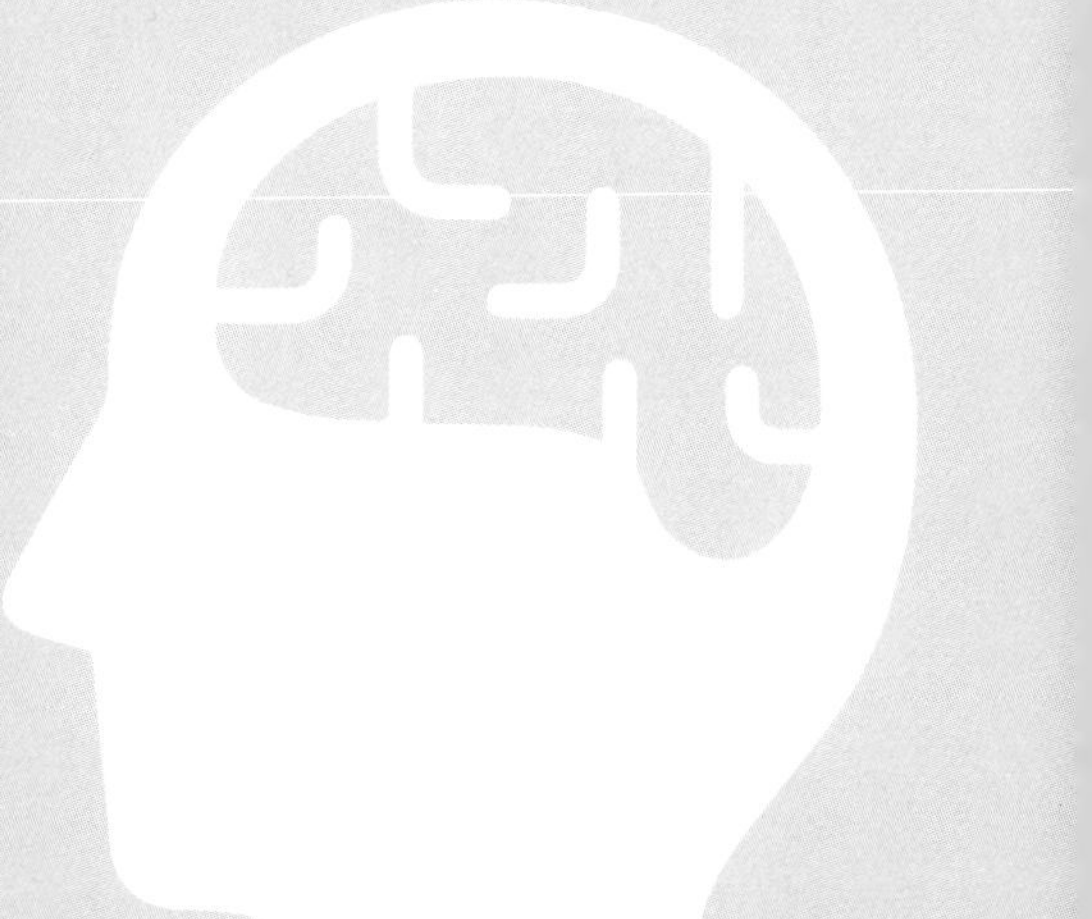

前向きな考え方の人ほど脳が若く認知症リスクが少ないとわかりますは小さな目標を持とう

ここにジュースが半分入ったコップがあるとします。それを見て、あなたはどのように思いますか。「なんだ、たった半分しかないのか」とガッカリしますか。それとも、「半分も入っている、ラッキー」と思いますか。結論からいうと、あなたが前者の考え方をする人なら認知症のリスクが高く、後者の人なら低い可能性があります。

というのも、前者のように「半分『しか』ないのか」という後ろ向きな考え方をする人は、心身にストレスがかかりやすい傾向があります。ストレスがかかると、副腎皮質(ふくじん)からコルチゾールというホルモンが放出され、脳の神経細胞がダメージを受けます。

一方、「半分『も』入っている」という前向きな考え方をしている人は、「うれしい」「楽しい」という気持ちがわきやすく、記憶や学習能力、意欲などにかかわるドーパミンというホルモンの分泌(ぶんぴつ)が促され、脳が一段と活性化すると考えられるのです。

実際、国立長寿医療研究センターでは、愛知県に住む65歳以上の高齢者約1万4000人を4年間追跡し、前向きな感情と認知症の発症との関連を調べています。この調査で

前向きな考え方の人ほど認知症リスクが低下

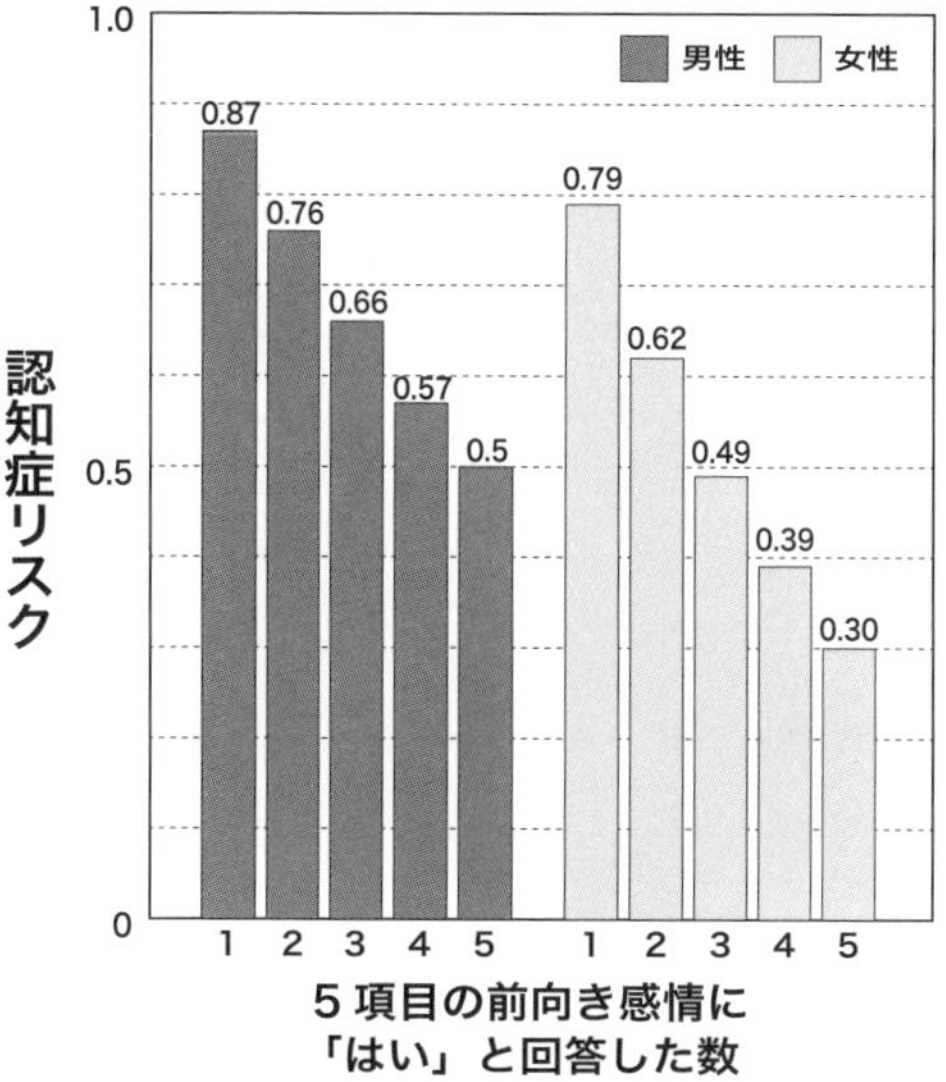

65歳以上の高齢者約14,000人を4年間追跡調査し、前向きな感情と認知症の発症との関係を調べた結果。5項目の前向き感情に「はい」という回答が増えるにつれ、認知症リスクは低下していた。

出典：
国立長寿医療研究センター Press Release No.072を基に作成

は、対象者に、「今の生活に満足していますか」「ふだんは気分がいいですか」「自分は幸せなほうだと思いますか」「こうして生きていることはすばらしいと思いますか」「自分は活力が満ちていると思いますか」という五つの前向き感情を示す項目に、「はい」または「いいえ」で答えてもらうものです。

その結果、「はい」と答えた数が一つ増えるごとに、認知症の発症リスクは男性で13%、女性で21%減少していき、5項目すべてに「はい」と答えていた高齢者は、「はい」が一つもなかった高齢者に比べ、認知症になるリスクが男性で約50%、女性で約70%も減少していたのです。

また、2015年、アメリカのラッシュ大学医療センターが発表した研究では、人生に目的意識や生きがいを持っている前向きな高齢者は、そうでない人に比べ、脳梗塞(こうそく)が少なかったと報告されています。

こうしたことから、認知症を防ぐためにも、ふだんから前向きな気持ちで過ごすのが大切だと考えられます。

前向きな考え方をするには、生活の中で達成しやすい小さな目標を立てることがおすすめです。例えば、ふだん、料理を人にまかせがちな男性なら、「今日の昼食は自分で作る」と目標を立ててもいいでしょう。運動不足だったら、「1日30分、散歩をする」という目標を立てるのもいいかもしれません。そうした目標をノートなどに書き留めて実践し、達成したら自分をほめるようにしてください。このとき、達成が困難な目標を設定するのではなく、達成しやすい小さな目標を設定することが大切です。**小さな目標の達成をくり返すことで、徐々に自信がつき、前向き思考が身についてきます。もし、達成できなくても、自分を責めることはありません。また翌日、「がんばろう」と思えばいいのです。続けていくと、気持ちが前向きになり、やがて大きな目標を達成する意欲もわいてくるでしょう。**自分に厳しい人ほど、できなかったことに目を向けがちですが、ぜひ、脳を活性化するためにも自分をほめて前向き思考になることをおすすめします。

（奥村　歩）

勤勉で責任感の強い人ほど脳が若々しく、認知症になりにくいとわかった

認知症の発症は、その人の性格にも左右されると考えられています。2017年に、アメリカ・フロリダ州立大学の研究グループは、最長6年間の期間中に1回以上の認知機能検査を受けた1万1181人を対象に、性格と認知症の発症との関連を調べた研究を発表しました。その結果、さまざまな性格のうち、**認知症発症の低減と強く関連があったのが「責任感」です。責任感が強い人は、そうでない人に比べ、認知症の発症リスクが約35%低かったのです。また、同研究では、「自制心」と「勤勉さ」も認知症の予防に好影響をもたらすことが報告されています。**

責任感のある人、自制心のある人、勤勉な人は、一般的に意欲的かつ活動的で、体調をくずしても生活の改善や運動を実践し、健康的な生活を送ることができます。また、人から信頼され、家族や周囲と良好な関係を築けるので、認知症のリスクとなる「孤立」を防げます。こうしたことが脳の衰えを抑えることにつながっているものと考えられるので、認知症が心配な人は、参考にするといいでしょう。

（奥村　歩）

皮肉屋・心配性・頑固な人は認知症リスクが2〜3倍高く、癒し脳波を増やす笑顔で防ごう

前ページで、認知症になりにくい性格について述べましたが、逆に、認知症になりやすい性格についての研究も各国で行われています。

例えば、フィンランドの東フィンランド大学の研究では、65〜79歳（平均71・3歳）の約2300人を8〜11年間追跡調査し、**「人は自分の出世のためにウソをつくかもしれない」「誰も信じないほうが安全だ」などの項目に「はい」と答えた「皮肉屋」の人は、「いいえ」と答えた人よりも認知症を発症する危険度が3倍以上高いという結果が出ています。**

また、「心配性」の人も認知症になりやすいという結果が得られています。

スウェーデン・ヨーテボリ大学の研究チームは平均年齢46歳の女性800人を約38年間にわたって追跡調査しました。調査開始時に、「心配性」「外向性」「内向性」の度合いを測定する検査を受けてもらいました。追跡期間中に104人が認知症を発症しましたが、**開始時の検査で心配性の度合いが高かった人は、低かった人に比べ、認知症の発症率が約2倍高いことがわかったのです。**

日本でも、性格と認知症との関係を調査した研究があります。中でも有名なのが、1990年に東京都老人総合研究所副所長（当時）の柄澤昭秀（からさわあきひで）博士が発表した研究です。認知症の高齢者165人とほぼ同年齢の健康な高齢者376人を対象に、中年期の40～50歳ころの性格について近親者から聞き取り調査を行いました。調査結果を分析したところ、**認知症の高齢者は、中年期に「無口」「頑固」「非社交的」「短気」な人が、健康な高齢者は「明るい」「積極的」「社交的」「行動的」といった人が多かったそうです。**

無口や頑固といった性格の人は、周囲との人間関係に摩擦を生じやすいため、社会的孤立を招きやすく、そのことが認知症を引き起こす遠因になっているのかもしれません。

自分の性格を振り返り、「認知症を招きやすい性格だ」と思った人は、どうすればいいのでしょうか。**性格を変えるのは難しいものですが、ぜひ心がけてほしいのが、よく笑うことです。**よく笑うと、脳の血流が増して脳が活性化したり、心身をリラックスさせるα（アルファ）波という脳波が増えて高い血圧や血糖値が下がったりする効果が認められています。人と楽しく談笑したり、テレビのバラエティ番組を見たり、落語を聞いたりして、生活の中でよく笑う時間を設けるようにしましょう。**笑えないという人は、作り笑いでもいいのです。1日3分ほど作り笑いをするだけでも、顔の筋肉から脳へと笑顔を作ったときの信号が送られ、自然な笑いと同じ効果を得られます。**

（奥村　歩）

親や兄弟が認知症なら**自身も発症する危険**が高まるが、**脳活生活**を心がければ**回避**できる

「親が認知症だったから、自分もいつか認知症になるのではないか」と心配する人は少なくありません。アルツハイマー病の発症にはアポリポたんぱくEと呼ばれる遺伝子が関与していることがわかっており、遺伝的な体質によって認知症の発症リスクが高まることは事実です。

アメリカのユタ大学のキャノン・アルブライト博士らの研究によれば、親や兄弟にアルツハイマー病の人が1人以上いると、認知症のリスクが1・7倍、2人以上いると約4倍にも増えることが報告されています。また、親や兄弟に認知症の人がいなくても、叔父や叔母に認知症の人がいると、発症リスクは1・25倍になることも確認されています。

しかし、家族に認知症の人がいたからといって、過度に心配することはありません。認知症の発症は、遺伝的な体質よりも、むしろ「濃い味つけを好む」などといったように、家族から受け継いだ生活習慣が強く影響している可能性もあります。

実際、生活の送り方しだいで、遺伝的な要因があっても、認知症の発症リスクを下げら

れることも確認されています。

イギリスのエクセター大学などの研究チームは欧州系の成人約20万人（60歳以上）を対象に、認知症の発症率について、遺伝的なリスクが「高い人」「中等度の人」「低い人」の三つのグループに分け、それと同時に、食事、運動、喫煙、アルコールの摂取状況などにより、認知症の予防の観点からライフスタイルが「好ましい」「中間的」「好ましくない」の三つのカテゴリーに分けて検証しました。その結果、**遺伝的に認知症の発症リスクが高い人は、低い人に比べて発症率が約2倍高かったものの、遺伝的なリスクが高い人でも、ライフスタイルが好ましい人は、そうでない人と比べて発症率が32％低いことが明らかになったのです**。つまり、認知症の親兄弟がいる人でも、栄養バランスのいい食生活や適度な運動、禁煙といった脳に好ましい生活習慣を心がければ、認知症の発症リスクを減らせる可能性のあることがわかったのです。

ただし、一つ、留意してほしい点があります。それは、65歳以下で発症する若年性の認知症は、比較的、遺伝的な要因が強いことです。そのため、親や家族が若年性認知症を発症した人は、もし、物忘れなどが起こり「自分は認知症かもしれない」と思ったら、早めに物忘れ外来や脳神経外科を受診してください。早期のうちに発見して治療を始めれば、それだけ発症を遅らせることにつながります。

（奥村　歩）

血液型がABの人は高齢期に認知機能が衰えやすくリスクはO型の1・8倍と3万人の調査で判明

少し前までは、「血液型がA型の人は几帳面」「O型の人はおおざっぱ」などと、血液型と性格の関係がよく話題にされました。現在ではそうした血液型による性格分類は科学的な根拠がないものとされていますが、近年、病気と血液型の関係についての研究結果が注目を集めています。一例をあげると、最近のデンマークの研究では、新型コロナに感染した人としなかった人を比較すると、O型の人に感染者が少なかったとの報告があります。

では、認知症ではどうでしょうか。

２０１４年、神経学の学会誌『ニューロロジー』にアメリカのバーモント大学で行われた研究が発表され、血液型がAB型の人は、ほかの血液型と比べて、加齢とともに認知機能や記憶力に問題が生じる可能性が高い傾向のあることが報告されています。

この研究は、45歳以上の約3万人の男女を対象に、3年半にわたって認知機能の状態について追跡調査したもので、調査期間のうちに認知機能の障害が起こった人と、問題のなかった人の血液型について調べました。その結果、認知障害が起こった人のグループのA

B型の割合が6%と、アメリカの一般的なAB型の割合（4%）に比べて高く、認知機能の障害が起こりやすかったのです。**また、年齢、性別、人種、居住地域の影響を除いて比較しても、最も低かったO型を基準とすると、AB型の認知障害のリスクは82%も高かったのです。**

この研究で、AB型の人は血液の凝固を促す特定のたんぱく質（血液凝固第8因子）の血中濃度が高いことも確認されています。つまり、AB型の人は血液がドロドロになって血栓（血液の塊）ができやすく、血管性認知症をはじめとした認知症が起こりやすくなるのではないかと考えられています。しかし、研究結果を解析すると、それとは別に、血液型がAB型であること自体が認知機能低下のリスク因子になるとも推測されています。

このほか、ハーバード大学が2011年に発表した研究によると、AB型はO型に比べて26%も脳卒中のリスクが高いという報告もあります。

とはいえ、認知症にはたくさんの危険因子があり、血液型はその中の一つに過ぎません。認知症の発症は、血液型よりも生活習慣の影響のほうが大きくなります。

よく水を飲んで血流を促したり、食事で脳血管を保護する抗酸化栄養をしっかりととったり、禁煙に努めたりするなどして脳活生活を心がけるようにすればいいのです。そうすれば、リスク因子を十分に減らすことができるでしょう。

（米山公啓）

気持ちの若い人は脳も若いと研究でわかり、おしゃれ・流行・ときめきを大切にしよう

みなさんの近くにも、何歳になっても気持ちの若々しい人がいるのではないでしょうか。そうした人は、実際に脳も若いのかもしれません。近年、そのようなことを示す研究が発表されています。

２０１６年に、フランスのモンペリエ大学が、65歳以上の５７４８人を対象に気持ちのうえでの年齢である「主観年齢」と、認知機能の変化の関係について調べた研究を発表しました。**その結果、実年齢が高齢でも主観年齢の若い人の脳をＭＲＩ（磁気共鳴断層撮影）で確認すると、脳の老化の特徴が少ない傾向のあることがわかったのです。**

こうしたことから、自分が「老けている」と思う人は脳も老化しやすく、反対に「若い」と思う人は脳も若いことが見て取れます。「年甲斐(がい)もない」と考えず、気持ちを若く保つことは、認知症のみならず、豊かな人生を送るうえで重要です。いろいろなことに興味を持ったり、ときめく気持ちを保つようにしたりしてください。おしゃれな服を着るのもいいでしょう。芸能人に夢中になるのも素敵なことです。

（米山公啓）

第10章

認知症を招きやすい病気と対策

高血圧・高血糖・心臓病・歯周病など こんな持病に注意！セルフケアもやれば リスクは最小にできる

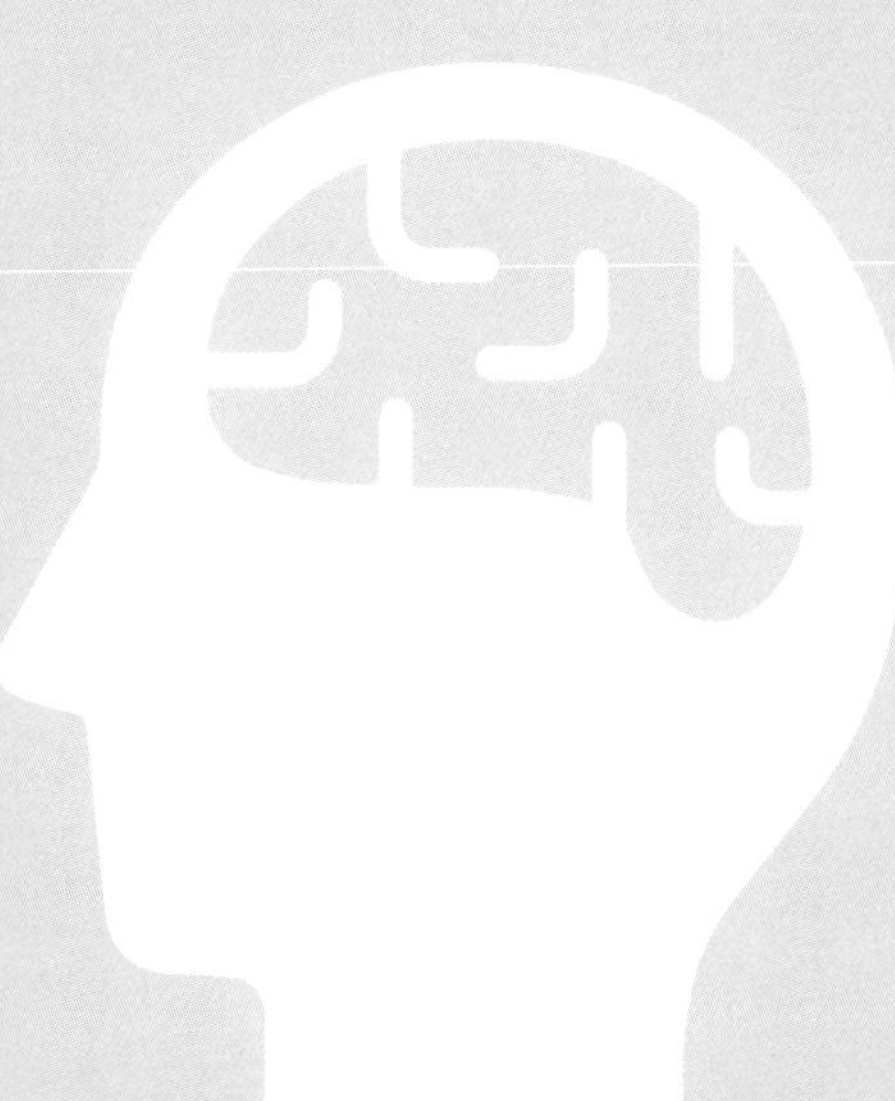

高血圧があると認知症の危険は大幅に高まり、薬だけに頼らず降圧呼吸とグリップ体操で防げ

認知症の予防では、持病の対策が欠かせません。中でも、まず大切なのが高血圧対策です。血圧が高いと、脳梗塞（こうそく）や脳出血といった脳卒中のリスクが高まり、これらが直接の引き金となる「血管性認知症」の発症につながります。**1961年から福岡県久山町で行われている生活習慣病の長期的な疫学調査では、40～50代の中年期に高血圧があると、血管性認知症の発症リスクは高血圧でない人に比べ、約10倍高くなることが確認されています。**また、最近では認知症の代表格であるアルツハイマー病の発症にも、脳血管の動脈硬化が深く関係していると考えられており、海外の研究では、高血圧のある人はアルツハイマー病の発症率が約3倍にも高まるとの報告もあります。

そのため、すでに血圧の高い人は、高血圧の対策に取り組むことが大切です。降圧薬を服用し、減塩や運動、禁煙などを行うようにしましょう。

これらに加えて、ぜひ試してもらいたいのが「降圧呼吸」と「グリップ体操」です。

降圧呼吸は、おなかが大きくふくらむように鼻からゆっくり息を吸い込み、鼻または口

からゆっくり息を吐いていきます。降圧呼吸をすると、自律神経（意志とは無関係に血管や内臓の働きを支配する神経）のうち、リラックスしているときに働く副交感神経が優位になり、血管が拡張して血流が促進されるので、血圧が下がりやすくなります。

グリップ体操は、タオルを握ることで硬くなった血管を拡張して柔軟にし、血圧を下げるために重要な働きをする一酸化窒素（NO）の産生を促すことができます。ぜひ、高血圧対策としてこうした方法を取り入れてみてください。

（工藤千秋）

降圧呼吸

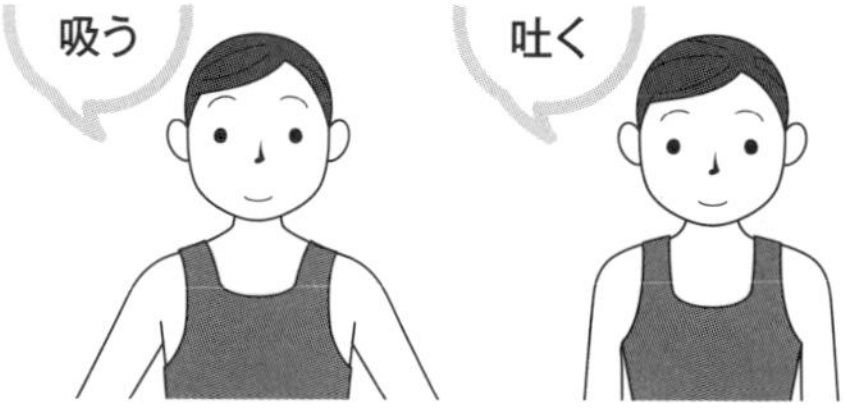

おなかが大きくふくらむように、鼻から息を4秒かけて吸う。

おなかをへこませながら、鼻または口から息を8秒かけてゆっくり吐いていく。

ゆっくりと深い呼吸をくり返すことで自律神経が密集している横隔膜が大きく動き、交感神経の興奮が鎮まり、副交感神経が優位になる。すると、血管が拡張して血流が促され、高い血圧が下がりやすくなる。

グリップ体操

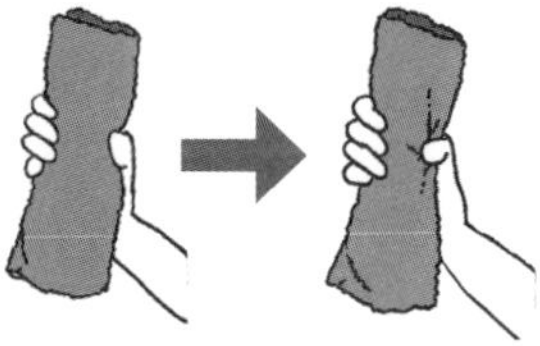

握りやすいように、35㌢×75㌢のフェイスタオルを棒状にたたむ。

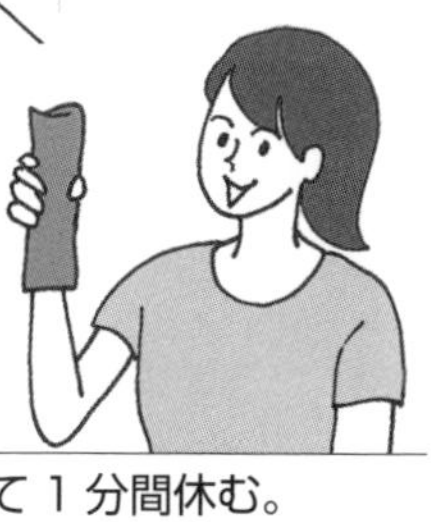

❶ 左右どちらかの手で棒状に丸めたタオルを持ち、２分間握る（親指とほかの指がくっつくほど強く握らない）。

❷ 握った手の力をゆるめて１分間休む。

❸ ①を４回、②を３回くり返す。なお、４回すべて同じ手で握っても、左右の手で交互に２回ずつ握ってもいい。

高血糖・糖尿病のある人も**リスク**は1・7倍だが、**食前サラダとスクワット運動**で悪化が防げる

糖尿病がある人も、認知症の発症率が高くなります。最近のシステマティックレビュー*では、**糖尿病の人はそうでない人に比べ、認知症の発症リスクが1・7倍にも増えることが示されています。また、1961年から福岡県久山町で行われている疫学調査においても、糖尿病がある人はアルツハイマー病の発症リスクが約2・1倍高く、しかも、血糖値のコントロールがよくない人ほど発症率が高くなるという結果が出ています。**

食事をとって血液中のブドウ糖が増えると、すい臓から血糖値を調節するインスリンというホルモンが分泌（ぶんぴつ）されます。インスリンはインスリン分解酵素により分解されて尿中に排出されますが、実は、この酵素はインスリンだけでなく、認知症の原因となるアミロイドβ（ベータ）を分解する役割も担っているのです。

しかし、食後の血糖値が急上昇し、血糖値の高い状態が続くと、インスリン分解酵素がインスリンの分解にかかりきりになり、アミロイドβの分解まで手が回らなくなります。その結果、アミロイドβが脳にたまり、アルツハイマー病の発症率が高まると考えられる

＊質の高い文献を世界中から集めて複数の専門家が分析する方法

スクワット運動

❶ 背すじを伸ばし、両腕をまっすぐ前に出して、両足を肩幅程度に広げて立つ。

❷ 息を吐きながら、ゆっくりと腰を下ろしていく。

❸ ももが床となるべく平行になったところで静止して、自然な呼吸で2秒間キープ。息を吸いながらゆっくりもとの姿勢に戻る。

❶〜❸を10回くり返す。

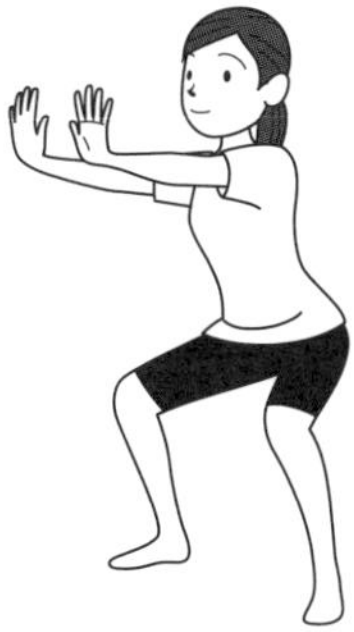

食前サラダ

食べる順番

❶ 野菜サラダ
↓
❷ 肉や魚
↓
❸ 主食

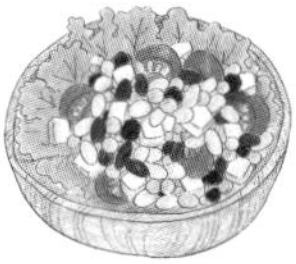

肉や魚、主食の前に食物繊維の豊富なサラダを食べておくことで、食後の血糖値の上昇がゆるやかになる。

のです。

こうしたことから、認知症の発症リスクを下げるためにも、高血糖・糖尿病の対策を行ってほしいと思います。そのために有効なのが、朝・昼・夜の食事の前に、食物繊維の豊富な野菜サラダを食べることです。**食前にサラダを食べると、先に食物繊維が腸に入ることで、糖の吸収がゆるやかになり、血糖値の上昇が抑えられます。その結果、インスリン分解酵素が効率よく働き、アミロイドβの分解も正常に進むようになります。**

また、運動を行って筋肉を刺激することも重要です。筋肉は、エネルギー源としてブドウ糖を多く消費するので、スクワットなどの筋トレで筋肉量を増やすと、血糖値も下がりやすくなるのです。

（工藤千秋）

肥満・脂質異常を併発したメタボの人や不整脈のある人も心配で、生活の注意点はこれ

肥満や脂質異常症（血液中のコレステロールや中性脂肪が、一定の基準よりも多い状態）の人も、認知症の発症リスクが高くなることが指摘されています。

アメリカでは、約7000人を対象に40代から平均36年間にわたり、肥満と認知症の発症との関係について調べる研究が行われました。この研究では、**中年期のBMI*が18・5～24・9の適正体重の群に比べ、BMIが30以上の肥満群ではアルツハイマー病の発症リスクが3・1倍に、血管性認知症では5・0倍に上昇することが報告されています。**

福岡県久山町で実施された疫学調査では、中年期（40～64歳）に脂質異常症のある人は、正常な人に比べて将来的なアルツハイマー病の発症リスクが2～3倍上昇することが確認されています。

特に問題なのが、メタボリック症候群の人です。メタボリック症候群とは、肥満に加え、脂質異常症、高血糖、高血圧のうち二つ以上を併発した状態のこと。肥満や高血圧、高血糖、脂質異常は単独でも認知症のリスクになりますが、これらが複合したメタボリッ

＊肥満指数で、体重（kg）÷身長（m）÷身長（m）で算出できる。日本ではBMI25以上が、米国では30以上が肥満とされる。

ク症候群では、単独のリスクに加え、脂肪細胞から分泌（ぶんぴつ）されるアディポネクチンと呼ばれる善玉物質が減少し、脳の動脈硬化が著しく進行し、認知症リスクの高まることが考えられます。

メタボリック症候群の人は、緑黄色野菜をたくさんとり、ウォーキングや筋肉トレーニングも積極的に行いましょう。こうした対策を講じ、体重を3～5％減らすことを目標にダイエットを行うことをおすすめします。そうすると、メタボリック症候群が顕著に改善する例が多く見られることがわかっています。

このほか、心房細動（代表的な不整脈）がある人も、心臓の中にできた血栓（けっせん）（血液の塊）が血流に乗って脳に送られ、脳の血管をつまらせて脳梗塞（こうそく）を起こしやすいため、血管性認知症の危険が増します。

不整脈の人も、ウォーキングを行ったり、食事で減塩を行ったりすることが有効です。

メタボリック症候群や不整脈のある人は、微小な血管で起こる脳梗塞が心配です。こうした小さな脳梗塞は「ラクナ梗塞」と呼ばれ、なんの症状がなくても認知症のリスクの高まることがわかっています。そのため、メタボリック症候群や不整脈のある人は、年に一度は脳神経外科で「脳ドック」を受け、脳の画像検査を行うこともおすすめします。

（工藤千秋）

細身の女性も体力が乏しく認知症リスクが1・7倍で、対策にはたんぱく質の補給が肝心

前ページで、中年期に太っている人は認知症リスクが上昇すると述べました。では、とにかくやせていれば安心かというと、そうではありません。近年、高齢になった場合では、やせ型のほうが認知症のリスクが高くなることが明らかになっています。

2019年、山梨大学や千葉大学などの共同研究グループが、65歳以上の高齢者3696人を6年間追跡し、認知症の発症と体型・持病の関係について調査した結果を発表しています。**それによると、標準体重の人は1・58倍、肥満の人は1・11倍、高度肥満の人は0・99倍なのに対し、やせ型の人の発症率は2・92倍と、やせている人ほど認知症になる率が高かったのです。また、やせた男性の認知症リスクが1・04に対し、やせた女性はそれよりも高い1・72倍と、女性のほうがやせると認知症の発症率の高まる傾向が認められました。**

高齢期にやせていると、筋力が低下して足腰が弱くなるため、家に引きこもりがちになります。その結果、人と接する機会が減って脳への刺激が乏しくなり、認知機能の低下が

進んでしまいます。また、筋力が低下するため、転倒や骨折の危険性が高まったり、血糖値が上昇しやすくなったりすることも問題です。

そのため、認知症予防の観点から見ると、高齢になったら、やや太めの体型のほうが健康的だと考えられます。高齢になったら1日3食のうち2食は肉や魚をとりましょう。動物性たんぱく質にはアミノ酸（たんぱく質の構成成分）が豊富に含まれ、筋肉でのたんぱく質の分解を抑えたり、合成を促したりするので、筋力の低下を抑えることに役立ちます。

　加えて、ビタミンDをとることもおすすめです。ビタミンDは、筋肉でのたんぱく質合成を促す働きがあります。ビタミンDは魚介や卵、キノコに多く含まれています。

（工藤千秋）

やせ型のほうが認知症のリスクが高い

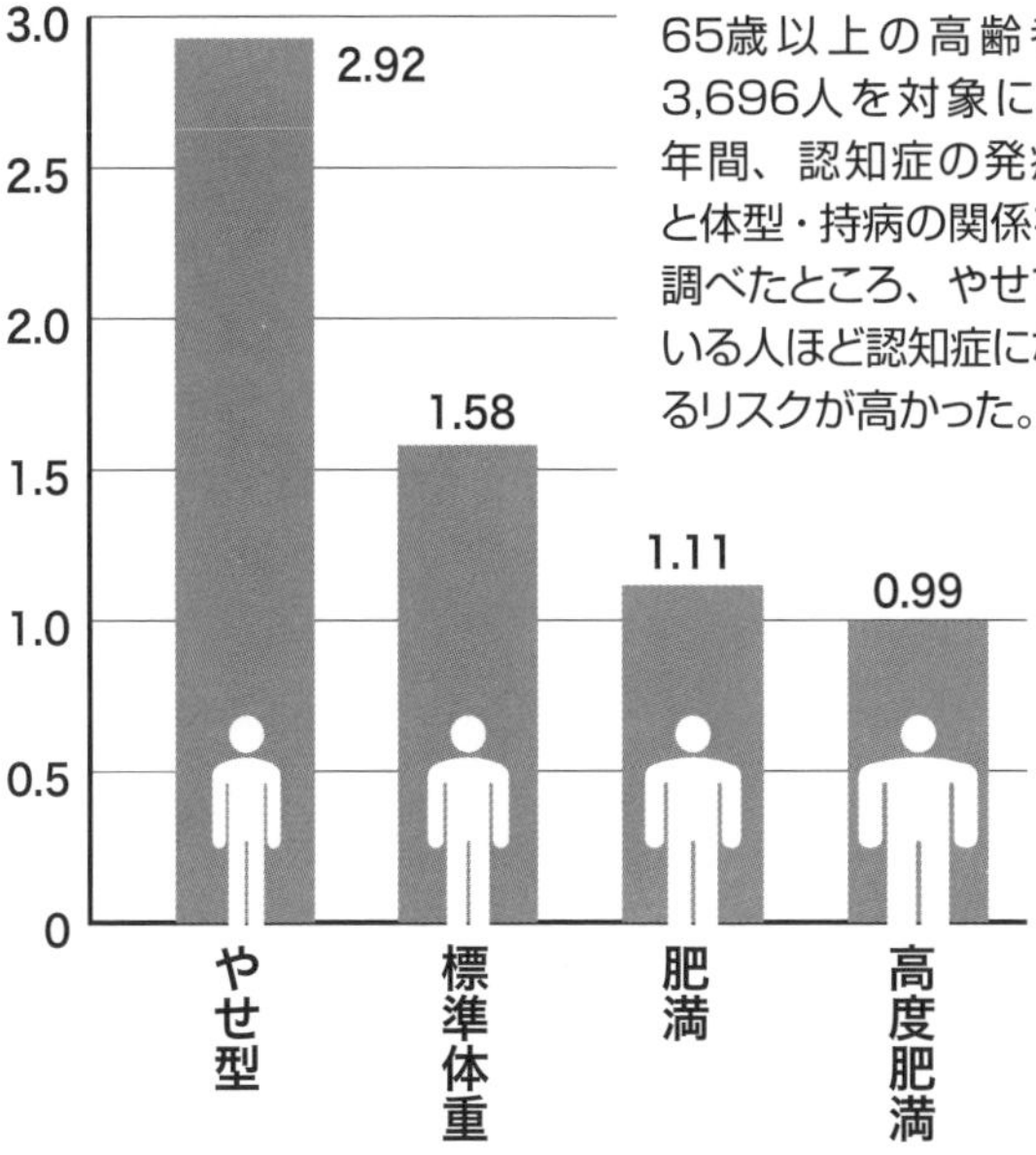

65歳以上の高齢者3,696人を対象に6年間、認知症の発症と体型・持病の関係を調べたところ、やせている人ほど認知症になるリスクが高かった。

出典：山梨大学や千葉大学などの共同研究より

歯周病を放置すると菌が認知症の原因物質の脳への蓄積を進めるとわかり朝昼晩の歯磨き習慣が大切

認知症の発症リスクを高める原因として、近年、問題視されているのが歯周病です。歯周病は歯ぐきなど歯を支える歯周組織に炎症が起こり、破壊されていく病気です。原因はプラーク（歯垢）の中に潜んでいる歯周病菌です。**近年の研究で、歯周病菌が認知症の原因物質であるアミロイドβの脳へ蓄積するスピードを速めてしまうことがわかっています。**九州大学や中国の北京理工大学などの研究チームは、人工的にマウスに歯周病菌を感染させ、アミロイドβの脳への蓄積量の変化を調べました。**その結果、歯周病菌に感染したマウスは、健康なマウスに比べ、脳のアミロイドβの蓄積量が10倍に増えていることを確認しました。**

歯周病は、認知症のリスク要因である糖尿病や脳血管に悪影響を及ぼすこともわかっており、歯周病を防ぐことが認知症予防につながることは明らかです。歯周病予防の基本は朝昼晩の歯磨きです。磨き残しがないように1本1本ていねいにブラッシングしましょう。定期的に歯科医師や歯科衛生士によるケアを受けることも大切です。

（工藤千秋）

喫煙は認知症リスクを高めるが、長期の喫煙歴があっても禁煙を3年やれば見事に低下

認知症にかんしては、以前、タバコの煙に含まれるニコチンが、アルツハイマー病のリスクを低減させるとの学説がありました。しかし、近年、その説を否定する研究が国内外より数多く報告され、現在は、喫煙は認知症の危険因子とされています。例えば、福岡県久山町で行われている疫学調査では、中年期から老年期にかけて喫煙を続けた場合、**アルツハイマー病の発症リスクが約2倍、血管性認知症は約2・9倍に上昇することが確認されています。**

しかし、長年、喫煙していたからといって、悲観することはありません。2006年に宮城県大崎市で東北大学が行った大崎コホート研究で、長い間喫煙していた人であっても、禁煙に取り組むことで認知症の発症を減らせることが報告されました。

この研究は、調査スタート時に認知症ではない65歳以上の高齢者1万2489人を対象に、非喫煙者・禁煙者・喫煙者の三つのグループに分け、認知症の発症について5・7年の追跡調査を行いました。また、禁煙者については、禁煙の期間に応じて発症率に違いが

あるかも検証しました。

その結果、終了時には１１１０人に認知症が発症。**禁煙者の認知症リスクは、禁煙２年以下では依然として高かったものの、禁煙期間が３年以上になると、認知症の発症リスクが非喫煙者と同じレベルにまで低下することが確認されたのです。**

こうした結果は、愛煙家には朗報といえるでしょう。今からでも禁煙に取り組めば、認知症の発症が大幅に抑えられます。禁煙を成功させるには、薬局や薬店で購入できる禁煙補助薬のニコチンガムやニコチンパッチが役立ちます。禁煙に失敗している人は、「禁煙外来」などを設けている病院に相談し、医師の指導のもとで禁煙に取り組むのもいい方法です。

（工藤千秋）

禁煙期間が長くなるにつれ認知症リスクが低下

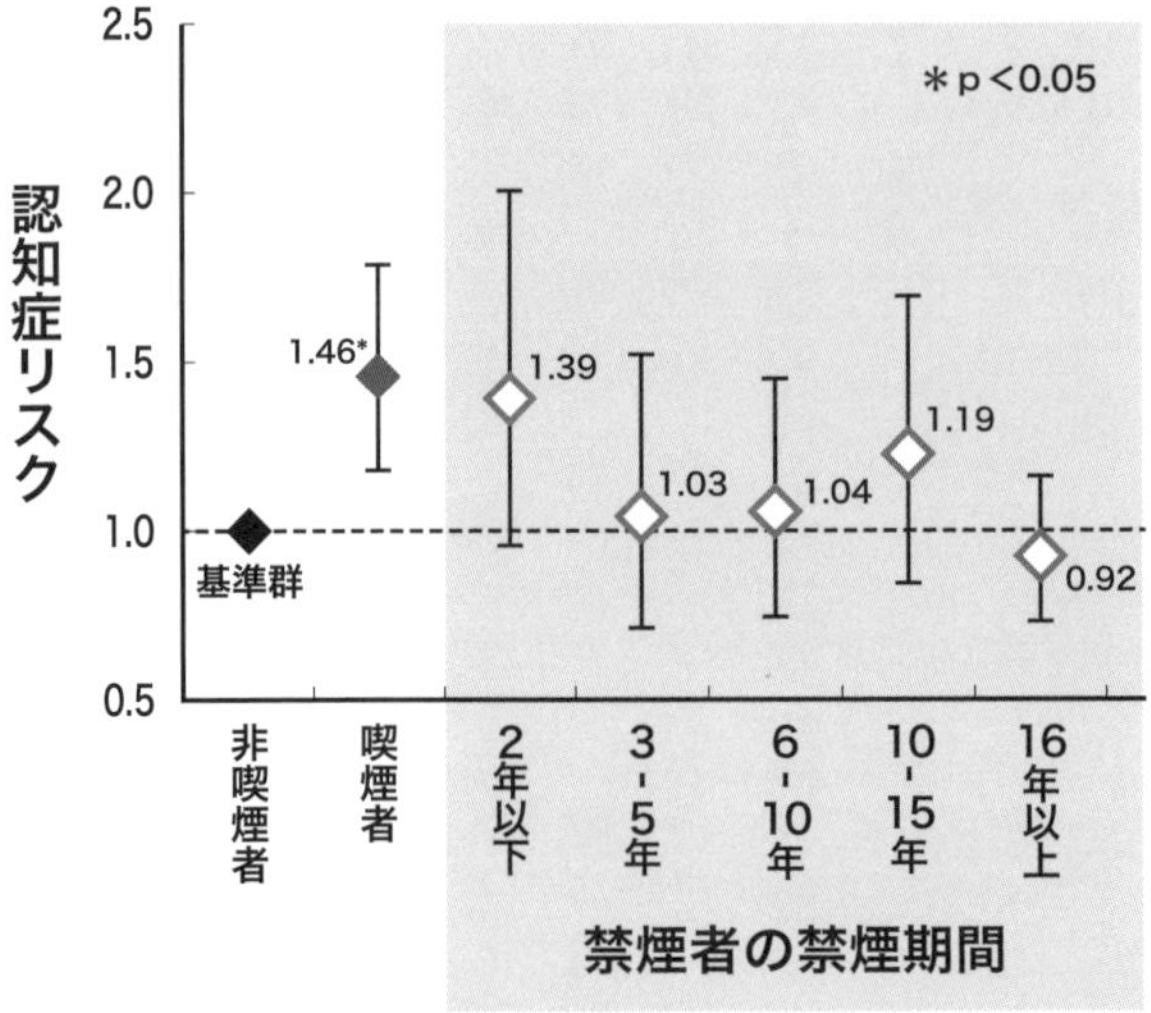

元喫煙者の認知症リスクは禁煙2年以下では依然高かったが、禁煙3年以上になると非喫煙者と同じレベルにまで低下することがわかった。

出典：東北大学の研究チームによる「大崎コホート研究2006」より

第11章

脳の健康寿命を延ばす
最新の脳トレドリル

記憶や思考・意欲・判断を担う
脳の司令塔「前頭前野」を鍛錬！
楽しくできる脳ドリル

脳の健康寿命を延ばすには知的訓練がすごく重要で、シニアでもやれば効果大の脳トレ発見

私たちの脳の中でも、高度な働きを担っているのが前頭葉の前側に位置する前頭前野です。この部位は脳の各部位からの情報を統合し、記憶や思考、意欲、判断といった脳の働きを担っています。脳神経どうしの結びつきを強め、脳の健康寿命を延ばすには、この前頭前野を鍛えることが重要です。

前頭前野を活性化させる方法として、私が計算問題や漢字ドリル、音読などが有効であることを突き止めたところ、こうした問題が脳トレとして広く利用されるようになりました。そして、最近では、それらを楽しく取り組めるように応用し、記憶力・注意力・思考力を鍛える新たな脳ドリルも登場し、人気を集めています。

私は、新たな脳ドリルが脳に与える効果についても検証を行いました。

この試験は、２０２０年12月、脳出血や脳梗塞（こうそく）などの既往症がない40人（年齢は60～70代）を対象に、新型コロナウイルスの感染対策をしたうえで行いました。内容は、熟語を作り前後の漢字が同じになるように並べる「漢字熟語しりとり」や、ひらがなで書かれた

脳ドリルで前頭前野の血流が増加

計算を頭の中で数字に直して解いていく「ひらがな計算」、二つの絵を見比べて間違いを探す「間違い探し」、バラバラになった文字を並べ替えてことわざを作る「ことわざパズル」ほか、漢字や計算、言葉、論理や知識のクイズなど、計33種の脳ドリルを用意して、1人当たり15種類をやってもらい、「NIRS（近赤外分光分析法）」という特殊な機械を用いて、脳ドリルを行っている最中の脳の血流の変化を調べるものです。

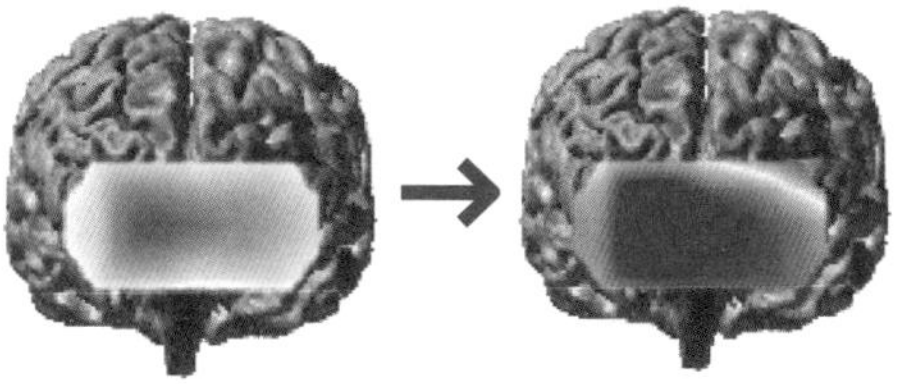

脳ドリルをやる前の前頭前野の血流

脳ドリルを1分やっている最中の前頭前野の血流

その結果、33種のドリルすべてに脳血流の増加が見られ、専門的な見地から見ても27種に明らかな脳の活性化が認められたのです。

アメリカで行われた研究でも、クロスワードのような知的なゲームを行っている人は、認知症の発症リスクの減ることが確認されています。そのため、こうした脳ドリルに取り組むことは、記憶力や思考力、注意力を鍛え、ひいては認知機能を向上させるのに効果が期待できるでしょう。

この章では、私が試験で検証したものと同種の脳ドリルを12種ピックアップし、記憶力・思考力・注意力を鍛える脳ドリルとして再構成され掲載されています。ぜひ、取り組んでみてください。（川島隆太）

実践 脳ドリル 厳選12種

思考力アップ

特殊な条件を加えた計算問題や、論理的に考えて答えを導く問題で、考える力を磨く効果が期待できるドリル。

6 ピタリ100計算

4つの数字のうち3つを足すと100になる組み合わせがあり、使わない数字1つを答えるドリル。

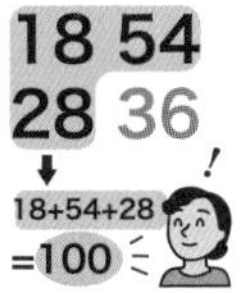

7 中華円卓ロジック

登場人物の会話を聞いて、丸い中華円卓のうち、誰がどこに座っているかを考えるドリル。

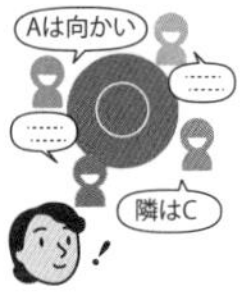

8 ひらがな計算

計算式がひらがなで表記されているので、頭の中で数字に置き換え、暗算で解くドリル。

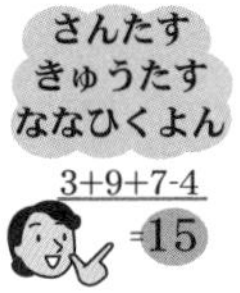

9 手の指ポーズ

提示された手指の形が、問題文に従って指を動かしていくとどんな形になるかを考えるドリル。

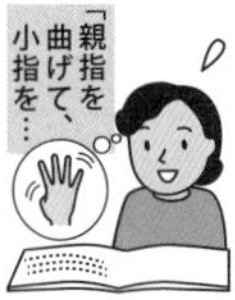

注意力アップ

特定の文字や数字を探したり、指示どおりに文字を読み上げたりすることで、注意力を磨く効果が期待できるドリル。

10 名画間違い探し

世界的に有名な名画を題材とした間違い探しで、各ページ7つずつ、間違いを探していくドリル。

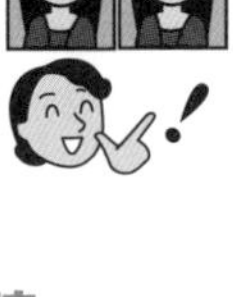

11 カラーリーディング

文字に着色された色や、文字を囲む●の色を、文字の意味に惑わされず読んでいくドリル。

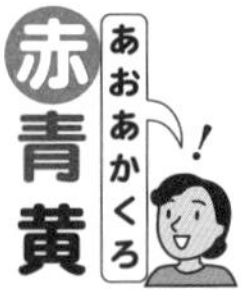

12 かな拾い音読

ひらがなで書いた文章を音読しながら、問題で指定された特定のひらがなの文字が何回登場するかを答えるドリル。

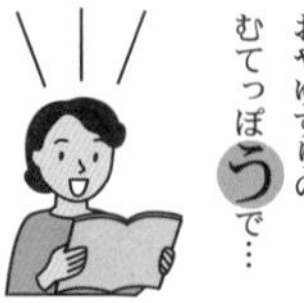

脳の健康寿命を延ばす

記憶力アップ

問題を手がかりに身近な言葉や懐かしい記憶を引き出し、「思い出す力」を鍛える効果が期待できるドリル。

1 ことわざパズル

身近なことわざが１字ずつバラバラになって出題されているので、ことわざを思い出して正しく並べるドリル。

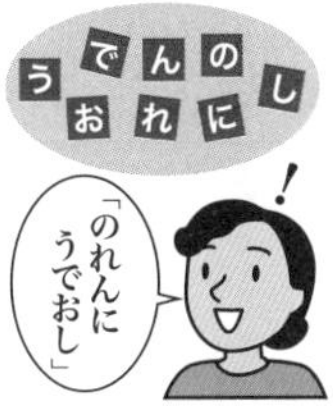

2 漢字熟語しりとり

出題されている漢字を使って熟語を作り、前後が同じ漢字になるよう熟語をしりとりみたいに並べるドリル。

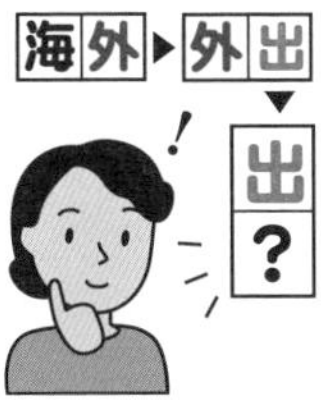

3 二字熟語足し算

二字熟語が４～６個のパーツに分割されているので、それらを頭の中で組み合わせてでき上がる熟語を答えるドリル。

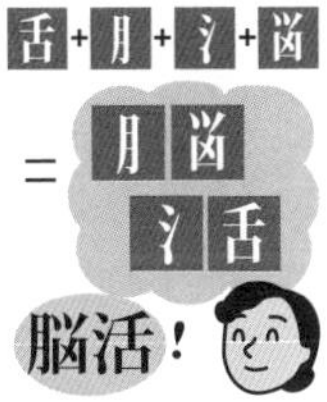

4 歴史人名クイズ

日本の歴史上の有名な人名を、問題のヒントや漢字を手がかりにして答えるドリル。

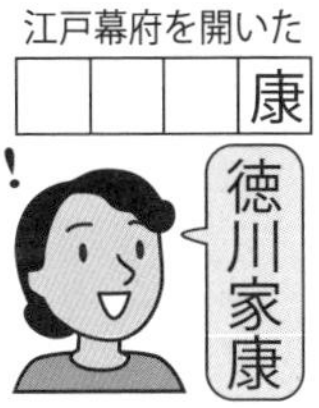

5 昭和のクロスパズル

昭和の文化や出来事にまつわる質問に答え、横に並んだ答えのある列を縦に読むと、昭和にまつわる新たな言葉が浮かび上がるドリル。

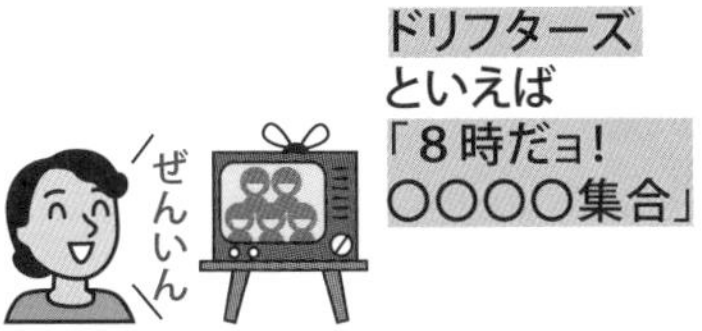

次のページから12種のドリル問題がランダムで登場します。

各ドリルは、1日1ページ、朝に行うのがおすすめです。

記憶力アップ

脳トレ 1

ことわざパズル

脳活度ランク 3 ★★★☆☆

正答数 /7問

目標時間		
50代まで	60代	70代以上
8分	10分	13分

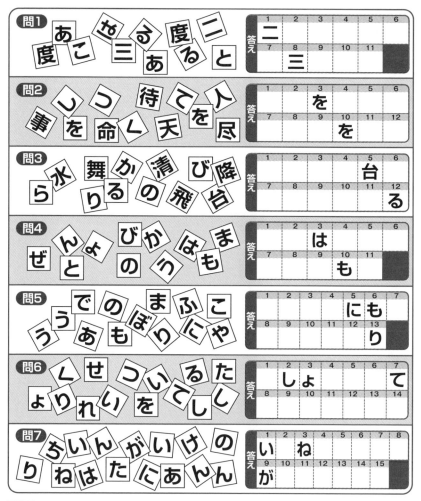

各問、なじみのあることわざを1字1字分解して並べ替えています。正しく並べ替えてください。なお、問1～3は漢字を使っていますが、問4以降は漢字を用いず、ひらがなで示しています。

問1 あ は る 度 二 度 こ 三 あ る と

答え

1	2	3	4	5	6	7	8	9	10	11
二							三			

問2 し つ 待 て 人 事 を 命 く 天 を 尽

答え

1	2	3	4	5	6	7	8	9	10	11	12
		を							を		

問3 水 舞 か 清 び 降 ら り る の 飛 台

答え

1	2	3	4	5	6	7	8	9	10	11	12
				台							る

問4 ぜ ん ょ び か は ま と の う も

答え

1	2	3	4	5	6	7	8	9	10	11
		は							も	

問5 で の ま ふ こ う う あ も ぼ り に や

答え

1	2	3	4	5	6	7	8	9	10	11	12	13
				に	も							り

問6 く せ つ い る た ょ り れ い を て し し

答え

1	2	3	4	5	6	7	8	9	10	11	12	13	14
	し	ょ				て							

問7 ち い ん が い け の り ね は た に あ ん ん

答え

1	2	3	4	5	6	7	8	9	10	11	12	13	14	15
い		ね						が						

解答

問1 二度あることは三度ある。 問2 人事を尽くして天命を待つ。 問3 清水の舞台から飛び降りる。
問4 かぜはまんびょうのもと。 問5 こうぼうにもふでのあやまり。 問6 いしょくたりてれいせつをしる。
問7 いちねんのけいはがんたんにあり

注意力アップ

脳トレ 2 名画間違い探し

脳活度ランク　3
★★★☆☆

正答数
／7問

左の絵（原画）と右の絵をよく見比べて、それぞれ7つの間違いを見つけてください。間違いを見つけたら、下の絵に○をつけて囲みましょう。解答は下の欄外に示しています。

目標時間

50代まで	60代	70代以上
5分	7分	10分

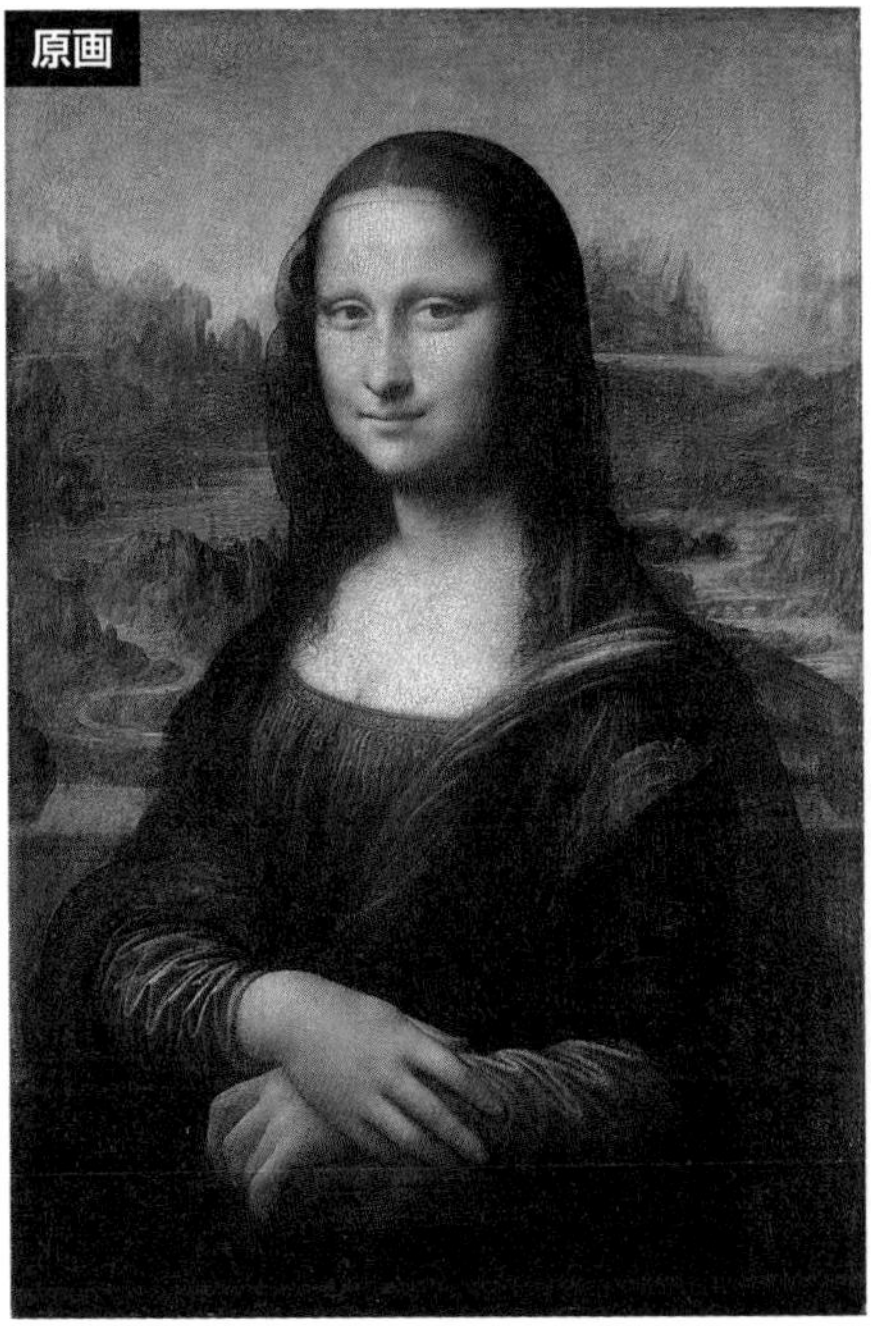
原画

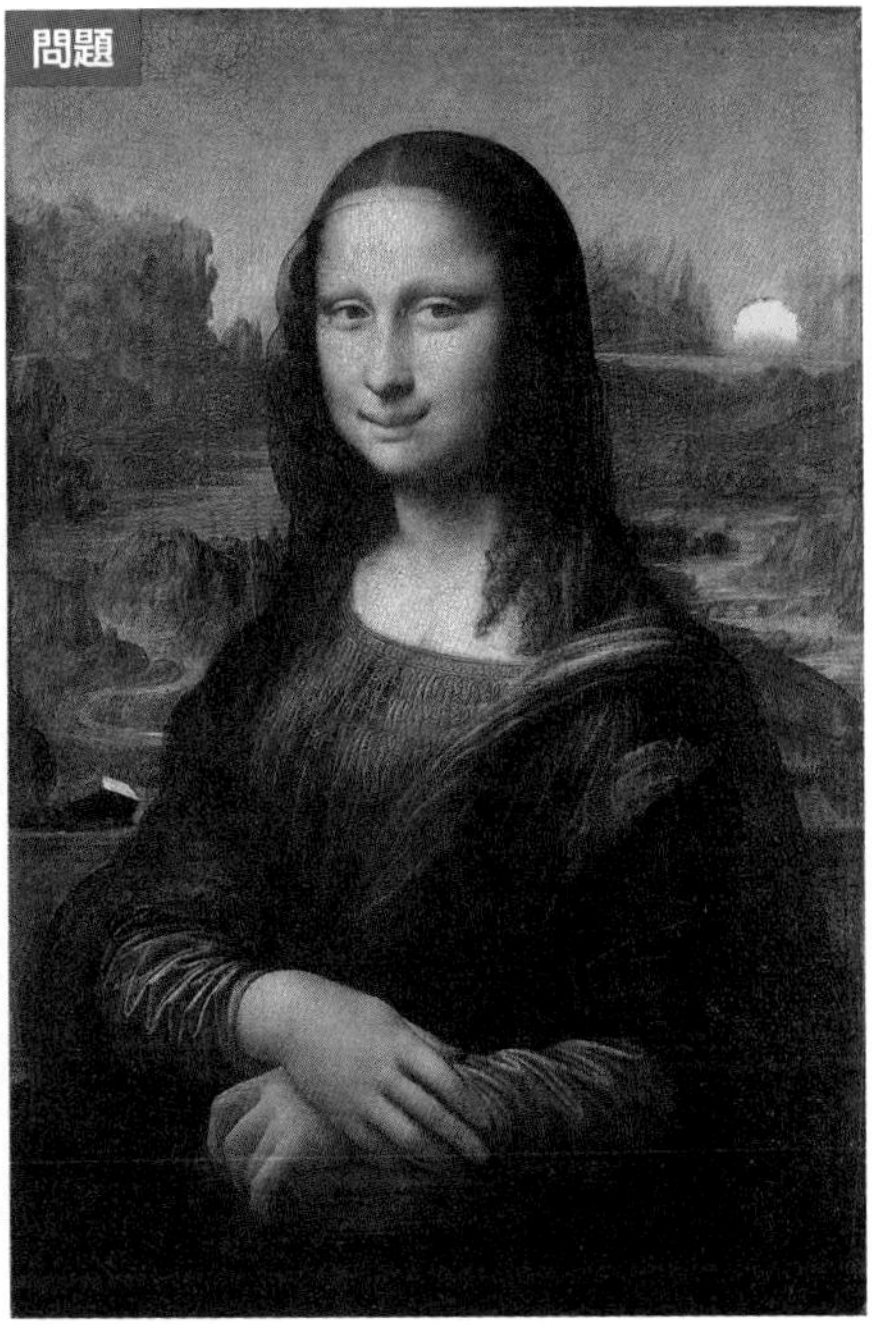
問題

モナ・リザ

レオナルド・ダ・ヴィンチ 作

レオナルド・ダ・ヴィンチ　（1452–1519年）
美術史において最も偉大といわれるイタリアの芸術家。美術だけでなく建築、物理学、数学、解剖学、自然科学など数多くの分野で実績を残した。ほか、『最後の晩餐』が有名。

●作品ミニ知識
ダ・ヴィンチの作品の中でも最も有名で、最も多くのパロディ画が制作されたといわれている。現在はフランスの国有財産で、パリのルーヴル美術館が常設展示をしている。

解答
❶口の形、❷鎖骨あたりにかかる髪、❸胸元、❹右手の指、❺右側の月、❻左上の崖の高さ、❼中央、左側にある小屋

注意力アップ

脳トレ 3

カラーリーディング

脳活度ランク 3
★★★☆☆

達成した課題の数 /2問

課題1、課題2の文字に着色された色、もしくは文字を囲む●の地の色を、左から右へと読んでいってください。のんびり行うのではなく、できるだけ素早く読み上げるようにしましょう。

目標時間		
50代まで	60代	70代以上
8分	10分	12分

※上手く音読できたと思ったら、「達成した課題の数」を右上に記録してください。

例題 文字の色や文字を囲む●の地の色を読んでください

緑	黄	赤	みどり	赤	黒	緑	き
あか	あお	みどり	くろ	き	あか	くろ	みどり

課題1

黒 青 黄 赤 青 黒 緑 黒 青
青 黄 緑 黒 青 黄 赤 緑 黄
青 赤 青 緑 赤 青 黄 黄 赤
赤 青 黄 青 黄 緑 青 黒 緑
黒 黒 青 黄 緑 赤 黒 緑 青

課題2

みどり あお 黒 青 き 赤 緑 黄 青
赤 緑 みどり 青 黄 黒 あか 青 あお
くろ 青 赤 黄 赤 みどり 赤 黒
緑 き 赤 青 黄 青 緑 赤 あか
き 黒 青 黄 あお あか 青 黄 緑

思考力アップ

脳トレ 4

ピタリ100計算

脳活度ランク 4
★★★★☆

正答数　　/16問

目標時間
50代まで	60代	70代以上
6分	9分	12分

①〜⑯で提示されている4つの数字のうち、3つの数字を足すとぴったり100になる組み合わせがあります。この組み合わせに当てはまらない数字が何かを答えてください。できるだけ早く答えましょう。

①

24	11
20	56

②

22	70
19	8

③

67	23
10	50

④

43	40
31	17

⑤

34	22
44	63

⑥

51	22
11	38

⑦

13	32
26	42

⑧

22	52
75	3

⑨

31	33
18	49

⑩

27	12
61	16

⑪

37	42
22	21

⑫

51	39
52	9

⑬

23	16
71	6

⑭

15	58
24	27

⑮

18	17
16	66

⑯

31	32
37	35

解答
❶11 ❷19 ❸50 ❹31 ❺63 ❻22 ❼13 ❽52
❾31 ❿16 ⓫22 ⓬51 ⓭16 ⓮24 ⓯17 ⓰35

記憶力アップ

脳トレ 5

漢字熟語しりとり

脳活度ランク 4 ★★★★☆

正答数 /8問

7つの漢字を使い、二字熟語をしりとりで作ります。できた二字熟語の右側の漢字が、次の二字熟語の左側の漢字になります。答えの最初と最後の漢字は1度しか使いません。うまくつながるようマスをうめてください。

目標時間

50代まで	60代	70代以上
14分	18分	22分

問1 告解白答紙正申

正		▶			▶
		▶			▶

問2 文格統工合作系

工		▶			▶
		▶			▶

問3 印時刷凝刻定固

凝		▶			▶
		▶			▶

問4 辞店式生書先公

公		▶			▶
		▶			▶

問5 倒画換面版置木

		▶			▶	画
		▶			▶	

問6 開弁全当花番万

		▶			▶	開
		▶			▶	

問7 成農長酪編村果

		▶			▶	村
		▶			▶	

問8 端乱末発筆反箱

		▶			▶	発
		▶			▶	

解答

問1 正解→解答→答申→申告→告白→白紙、 問2 工作→作文→文系→系統→統合→合格、
問3 凝固→固定→定時→時刻→刻印→印刷、 問4 公式→式辞→辞書→書店→店先→先生、
問5 木版→版画→画面→面倒→倒置→置換、 問6 万全→全開→開花→花弁→弁当→当番、
問7 酪農→農村→村長→長編→編成→成果、 問8 反乱→乱発→発端→端末→末筆→筆箱

記憶力アップ

脳トレ 6 歴史人名クイズ

脳活度ランク 5 ★★★★★

正答数 ／11問

目標時間

50代まで	60代	70代以上
6分	9分	13分

各問の文章を読んで、思い当たる歴史上の人物名を推測し、漢字で書いてください。解答欄にヒントの漢字が書かれているものもあります。なお、右下の漢字もヒントで、1問につき1文字使用します。

問1 飛鳥時代の女流歌人。『万葉集』に長歌・短歌が収録されている。

		王

問2 飛鳥時代の遣隋使。中国へ聖徳太子の手紙を運んだとされる。

		妹	

問3 大化の改新で討たれ、お家凋落のきっかけになる。

			鹿

問4 日本三大随筆の『方丈記』を記した平安末期・鎌倉初期の歌人。

問5 織田信長に利用されたあげく、追い出された室町幕府の将軍。

足			

問6 半兵衛の名で有名な秀吉の軍師。

		重	

問7 幼名は拾丸。大阪の陣で徳川家康に滅ぼされる。

		秀	

問8 江戸時代の国学者で「もののあはれ」の提唱者。

	居		

問9 弥次さん喜多さんの『東海道中膝栗毛』の作者。

		舎		九

問10 新選組一番隊組長。池田屋事件で活躍。

	田		

問11 明治維新後、欧米の文化・制度を視察した。旧500円札肖像。

			視

ヒント
具 鴨 返 司
頼 宣 竹 昭
額 野 蘇

解答
問1 額田王、問2 小野妹子、問3 蘇我入鹿、問4 鴨長明、問5 足利義昭、問6 竹中重治、
問7 豊臣秀頼、問8 本居宣長、問9 十返舎一九、問10 沖田総司、問11 岩倉具視

注意力アップ

脳トレ 7

かな拾い音読

脳活度ランク 4
★★★★☆

正答数 /4問

ひらがなで書かれた以下の文章を音読しながら、問1、問2にあるひらがなの文字が何回出てきたかを答えてください。1回の音読につき、拾うひらがなは1種類にします。できるだけメモをしないで音読しましょう。

目標時間

50代まで	60代	70代以上
10分	15分	20分

課題A 『猿かに合戦』より（楠山正雄 作）

問1 「さ」は何回出てきますか？ 解答 回

問2 「は」は何回出てきますか？ 解答 回

むかし、むかし、あるところに、さるとかにがありました。

あるひさるとかにはおてんきがいいので、つれだってあそびにでました。そのとちゅう、やまみちでさるはかきのたねをひろいました。またしばらくいくと、かわのそばでかにはおむすびをひろいました。かには、「こんないいものをひろった。」といってさるにみせますと、さるも、「わたしだってこんないいものをひろった。」といって、かきのたねをみせました。

課題B 『坊っちゃん』より（夏目漱石 作）

問1 「そ」は何回出てきますか？ 解答 回

問2 「こ」は何回出てきますか？ 解答 回

おやゆずりのむてっぽうでこどものときからそんばかりしている。しょうがっこうにいるじぶんがっこうのにかいからとびおりていっしゅうかんほどこしをぬかしたことがある。なぜそんなむやみをしたときくひとがあるかもしれぬ。べつだんふかいりゆうでもない。しんちくのにかいからくびをだしていたら、どうきゅうせいのひとりがじょうだんに、いくらいばっても、そこからとびおりることはできまい。よわむしやーい。とはやしたからである。

解答 課題A：問1 5回、問2 4回、 課題B：問1 3回、問2 7回

参考文献：『猿かに合戦』『坊ちゃん』（青空文庫）

思考力アップ

脳トレ 8

手の指ポーズ

脳活度ランク 3 ★★★☆☆

正答数 /7問

最初のポーズから、問1～問7のように指を動かしたときにどうなるかを最後のポーズよりおのおの選んでください。問1～問7で答えが重複する場合があります。なるべく、頭の中で考え、答えを導きましょう。

目標時間

50代まで	60代	70代以上
5分	7分	10分

最初のポーズ

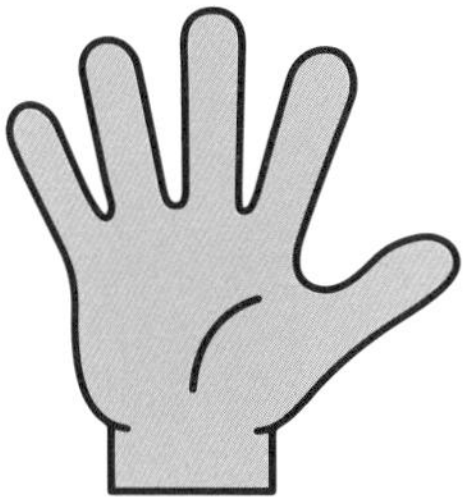

右手

最後のポーズ

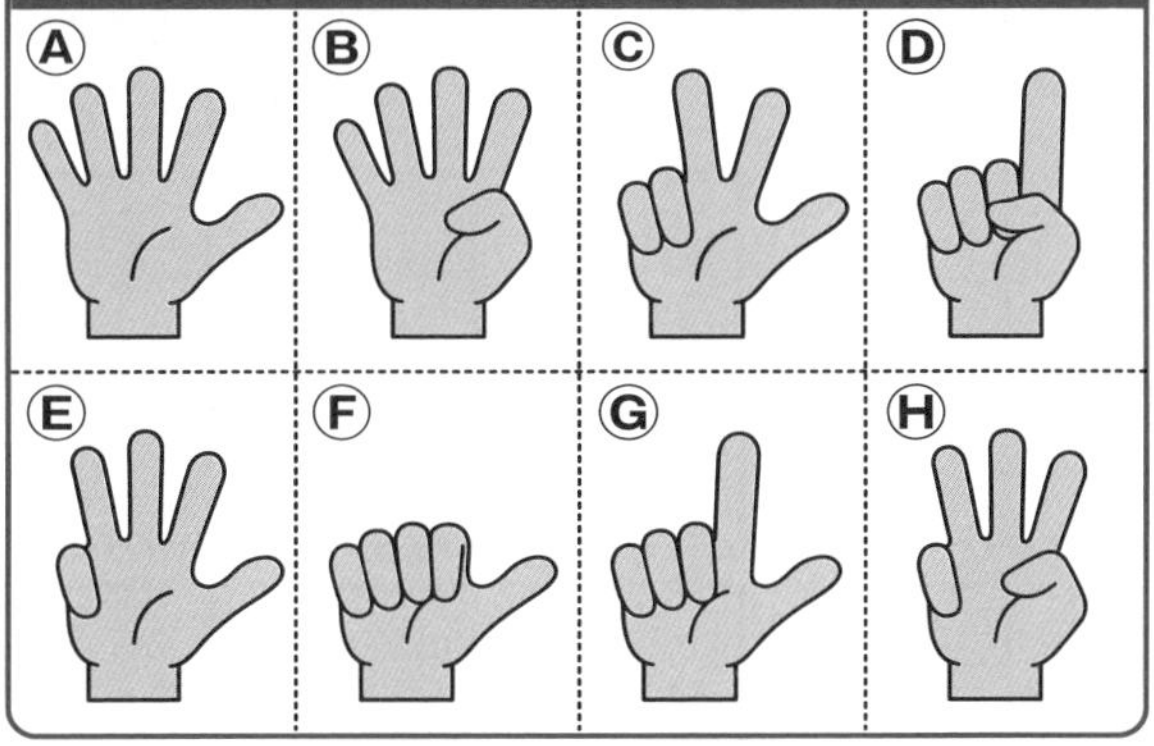

※曲げている指と伸ばしている指が合っていれば、イラストのポーズと全く同じでなくてもいい。

問1 親指を曲げて、小指を曲げる。小指を伸ばして、親指を伸ばす。 解答［　］

問2 小指を曲げて、薬指を曲げる。中指を曲げて、親指を曲げない。 解答［　］

問3 中指を曲げて、薬指を曲げない。人さし指を曲げて、薬指を曲げてから、小指を曲げる。 解答［　］

問4 薬指を曲げて、小指を曲げる。親指を曲げて、中指を曲げてから、親指を伸ばす。 解答［　］

問5 人さし指を曲げて、薬指を曲げないで、親指を曲げる。中指を曲げないで、人さし指を伸ばす。 解答［　］

問6 中指を曲げて、小指を曲げないで、親指を曲げる。薬指を曲げて、中指を伸ばさないで、小指を曲げる。 解答［　］

問7 親指を曲げて、小指を曲げてから、薬指を曲げる。親指を伸ばして、人さし指を曲げてから、中指を曲げる。 解答［　］

解答 問1 Ⓐ、問2 Ⓖ、問3 Ⓕ、問4 Ⓖ、問5 Ⓑ、問6 Ⓓ、問7 Ⓕ

記憶力アップ

脳トレ 9

二字熟語足し算

脳活度ランク 4
★★★★☆

正答数 /9問

問題の各マスには、ある二字熟語を構成する漢字の一部がバラバラに分割されて書かれています。それらを足し算のように頭の中で組み合わせ、でき上がる二字熟語を解答欄に書いてください。

目標時間

50代まで	60代	70代以上
10分	15分	20分

問1 口 + 心 + 冂 + 相 = □□

問2 弋 + 乚 + 亻 + 廿 = □□

問3 厂 + 里 + 王 + 泉 = □□

問4 日 + 冰 + 立 + 木 = □□

問5 卜 + 林 + 示 + 乚 = □□

問6 斤 + 門 + 立 + 耳 + 木 = □□

問7 工 + 月 + 宀 + 主 + 儿 = □□

問8 十 + 八 + 日 + 良 + 卄 = □□

問9 戈 + 木 + 音 + 覀 + 示 + 言 = □□

解答

問1 回想、問2 世代、問3 原理、問4 音楽、問5 禁止、
問6 新聞、問7 青空、問8 草食、問9 標識

記憶力アップ

脳トレ 10 昭和のクロスパズル

脳活度ランク 4 ★★★★☆

正答数 /10問

目標時間

50代まで	60代	70代以上
5分	7分	10分

①～⑩は、昭和のスポーツに関する話題を表しています。〇に入る言葉をひらがなで、番号ごとに解答欄をうめてください。二重マスを縦に読むと、AとBの言葉が浮かび上がります。敬称略。

問題A 「ハワイの黒船」と呼ばれた力士

❶昭和12年から62年まで営業していて、現在は東京ドームとなっている野球場といえば〇〇〇〇〇〇球場。

❷「燃える闘魂」のキャッチフレーズで知られる昭和35年にデビューした人気プロレスラーといえば〇〇〇〇〇猪木。

❸昭和49年の引退スピーチで「わが巨人軍は永久に不滅です」との名言を残したプロ野球選手といえば長嶋〇〇〇。

❹PL学園を卒業後、昭和60年にプロ野球入りして西武ライオンズで活躍した選手といえば、〇〇〇〇和博。

解答欄

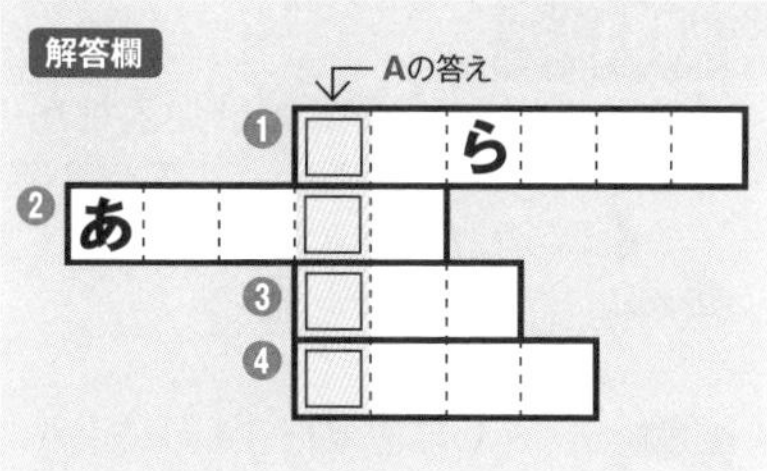

問題B 昭和39年の東京オリンピックからできた言葉

❺昭和39年の東京オリンピックに出場した、大松博文監督率いる女子バレーボールチームは「〇〇〇〇の魔女」と呼ばれた。

❻ロス五輪（昭和59年）やソウル五輪（昭和63年）など昭和から平成にかけて行われたオリンピックで10個のメダル（そのうち9個が金メダル）を獲得した米国の陸上選手といえば、〇〇〇・ルイス。

❼昭和35年にプロ野球からプロレスに活躍の場を移し、「16文キック」で人気となった長身のプロレスラーといえば〇〇〇〇〇〇馬場。

❽大相撲力士からプロレスラーに転身し、昭和30年代に国民的人気を博した力道山の必殺技といえば〇〇〇チョップ。

❾昭和34年から55年まで読売ジャイアンツに在籍していた王貞治選手の独特の打法は「〇〇〇〇〇〇打法」と呼ばれる。

❿昭和58年から63年まで阪神タイガースに所属し史上6人目の三冠王を達成した米国出身のプロ野球選手といえば、ランディ・〇〇〇。

解答欄

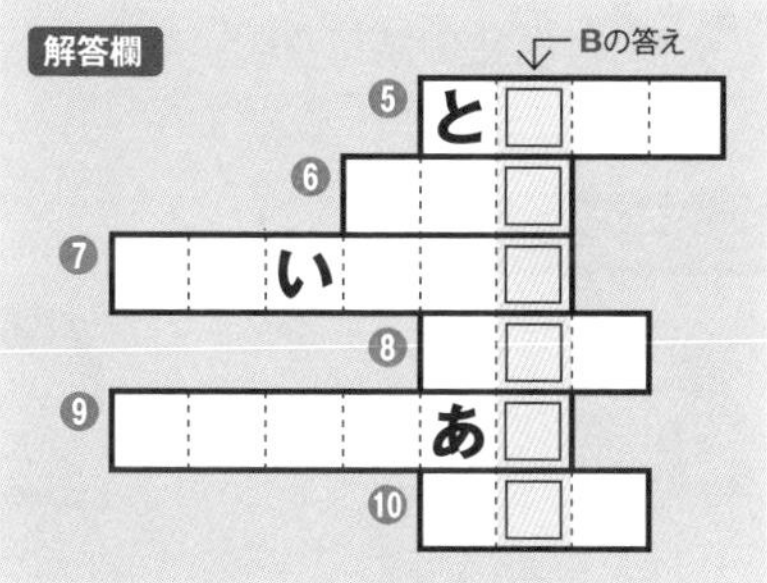

解答

❶こうらくえん、❷あんとにお、❸しげお、❹きよはら（Aは「こにしき」）、
❺とうよう、❻かーる、❼じゃいあんと、❽からて、❾いっぽんあし、
❿ばーす（Bは「うるとらしー」）

思考力アップ

脳トレ 11

中華円卓ロジック

脳活度ランク　4
★★★★☆

正答数
/2問

目標時間		
50代まで	60代	70代以上
8分	10分	12分

A～Fの６人が中華料理を食べに行ったときの席について話し合っています。話の内容から推測して、図に表示されている１人を除いた５人が①～⑤のどこに座っているかを答えてください。

問1

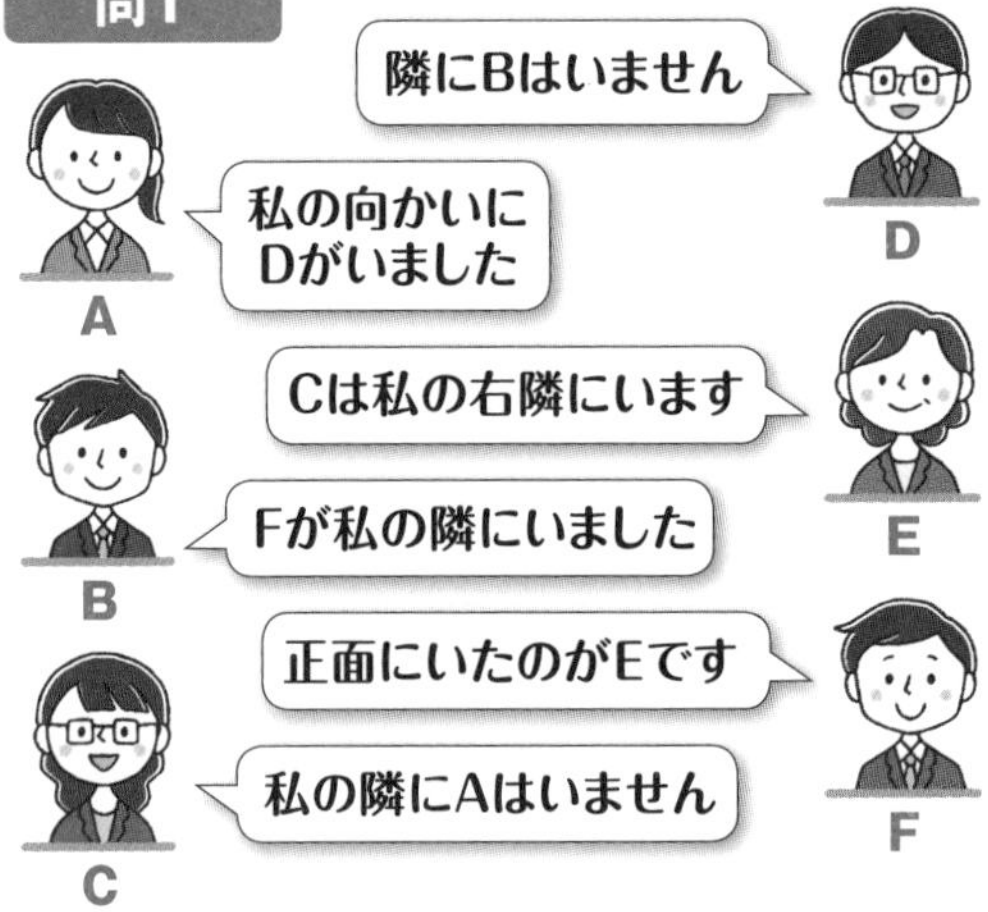
私の向かいに
Dがいました
A
Fが私の隣にいました
B
私の隣にAはいません
C
隣にBはいません
D
Cは私の右隣にいます
E
正面にいたのがEです
F

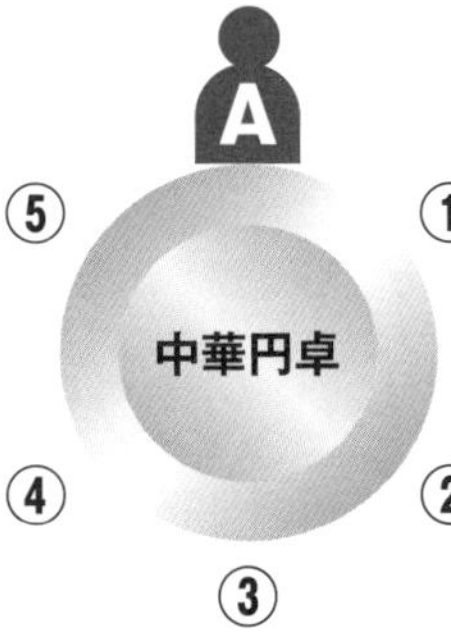
A
⑤
①
中華円卓
④
②
③

答え

①	②	③	④	⑤

問2

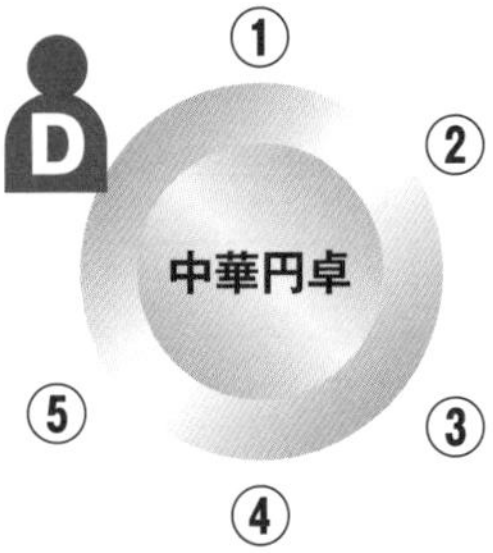
①
D
②
中華円卓
⑤
③
④

答え

①	②	③	④	⑤

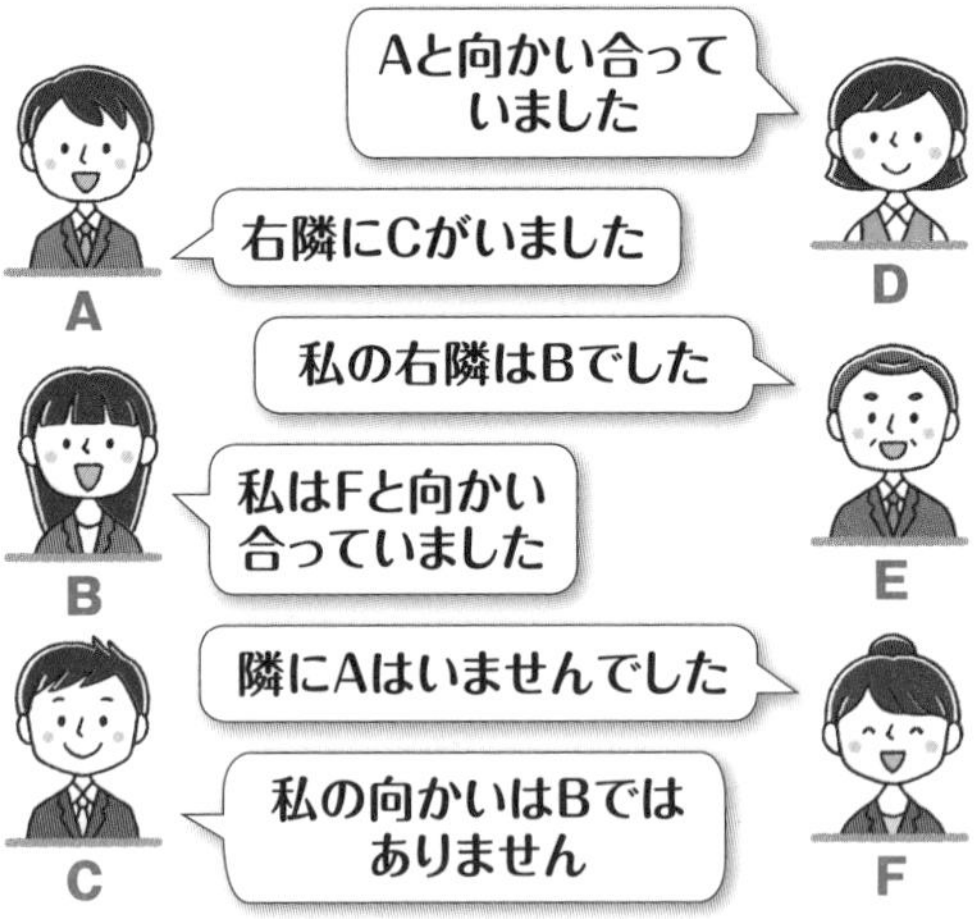
右隣にCがいました
A
私はFと向かい
合っていました
B
私の向かいはBでは
ありません
C
Aと向かい合って
いました
D
私の右隣はBでした
E
隣にAはいませんでした
F

解答　問1 ①B ②F ③D ④C ⑤E、問2 ①F ②C ③A ④B ⑤E

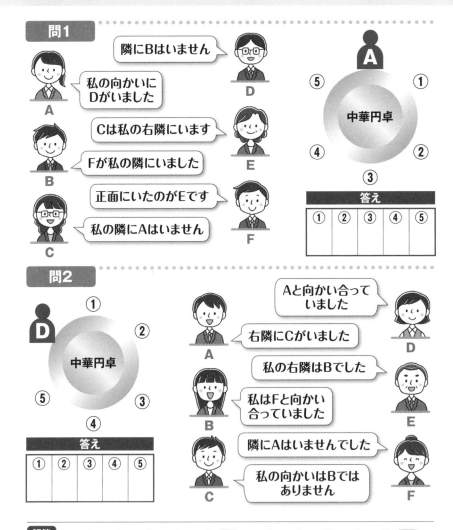

思考力アップ

脳トレ 12

ひらがな計算

脳活度ランク 4
★★★★☆

正答数
/18問

目標時間

50代まで	60代	70代以上
15分	20分	30分

ひらがなで書かれた①〜⑱までの計算式を、頭の中で数字と＋・－の計算記号に置き換えて解答を導き出してください。数字は1ケタか2ケタです。できるだけメモをしないで、暗算で計算していきましょう。

❶ よんたすさんたすにひくいちひくご＝ □
❷ きゅうひくななたすよんひくさんたすに＝ □
❸ にたすはちひくきゅうたすろくひくさん＝ □
❹ はちひくさんたすろくひくにたすよん＝ □
❺ ろくたすななひくにたすごたすはち＝ □
❻ さんひくいちたすよんたすにひくななたすろく＝ □
❼ いちたすはちひくろくたすごひくよんたすに＝ □
❽ ごひくにたすななひくよんたすさんひくろく＝ □
❾ ななたすさんひくよんたすにひくろくたすきゅう＝ □
❿ きゅうひくにたすろくたすはちひくさんたすよん＝ □
⓫ じゅうにたすさんひくじゅうたすなな＝ □
⓬ じゅうきゅうたすろくひくごひくじゅうよん＝ □
⓭ にじゅうひくじゅうさんたすきゅうひくろく＝ □
⓮ ななたすはちひくじゅうにたすじゅうはち＝ □
⓯ じゅうろくひくきゅうたすななたすにじゅうはち＝ □
⓰ ごじゅうひくにじゅうごひくにじゅうたすじゅうご＝ □
⓱ さんじゅうさんひくにじゅうにたすじゅういちたすじゅうに＝ □
⓲ じゅうはちたすじゅうよんひくじゅうにたすじゅうなな＝ □

解答
❶3、❷5、❸4、❹13、❺24、❻7、❼6、❽3、❾11、
❿22、⓫12、⓬6、⓭10、⓮21、⓯42、⓰20、⓱34、⓲37

記憶力アップ

脳トレ 13

ことわざパズル

脳活度ランク 3
★★★☆☆

正答数
/7問

各問、なじみのあることわざを1字1字分解して並べ替えています。正しく並べ替えてください。なお、問1～3は漢字を使っていますが、問4以降は漢字を用いず、ひらがなで示しています。

目標時間

50代まで	60代	70代以上
8分	10分	13分

問1

倍 っ い か て 百 さ 余 さ わ 憎

答え

1	2	3	4	5	6
				余	

7	8	9	10	11
	憎			

問2

で 椒 り ぴ は 粒 り 辛 も い 小 山 と

答え

1	2	3	4	5	6	7
				粒		

8	9	10	11	12	13
ぴ					

問3

男 の た 総 知 も 恵 の の も れ 知 身 小

答え

1	2	3	4	5	6	7
小			総		の	

8	9	10	11	12	13	14

問4

ま び か に え れ へ る ら た に

答え

1	2	3	4	5	6
	び				

7	8	9	10	11
			え	

問5

く あ か り さ ま し し か ず て た く

答え

1	2	3	4	5	6	7
あ						

8	9	10	11	12	13
し					ず

問6

ず ら い ん ち に し ぶ や は い め は ら

答え

1	2	3	4	5	6	7
		は	ち			め

8	9	10	11	12	13	14

問7

つ う し て な ん っ か り う ば よ る こ こ い

答え

1	2	3	4	5	6	7	8
い	っ						

9	10	11	12	13	14	15	16
		ば	ん				

解答

問1 かわいさ余って憎さ百倍、 問2 山椒は小粒でもぴりりと辛い、 問3 小男の総身の知恵も知れたもの、
問4 へびににらまれたかえる、 問5 あたまかくしてしりかくさず、 問6 はらはちぶんめにいしゃいらず、
問7 いっしょうこうなりてばんこつかる

注意力アップ

脳トレ 14

名画間違い探し

脳活度ランク 3
★★★☆☆

正答数　　/7問

左の絵（原画）と右の絵をよく見比べて、それぞれ7つの間違いを見つけてください。間違いを見つけたら、下の絵に○をつけて囲みましょう。解答は下の欄外に示しています。

目標時間		
50代まで	60代	70代以上
5分	7分	10分

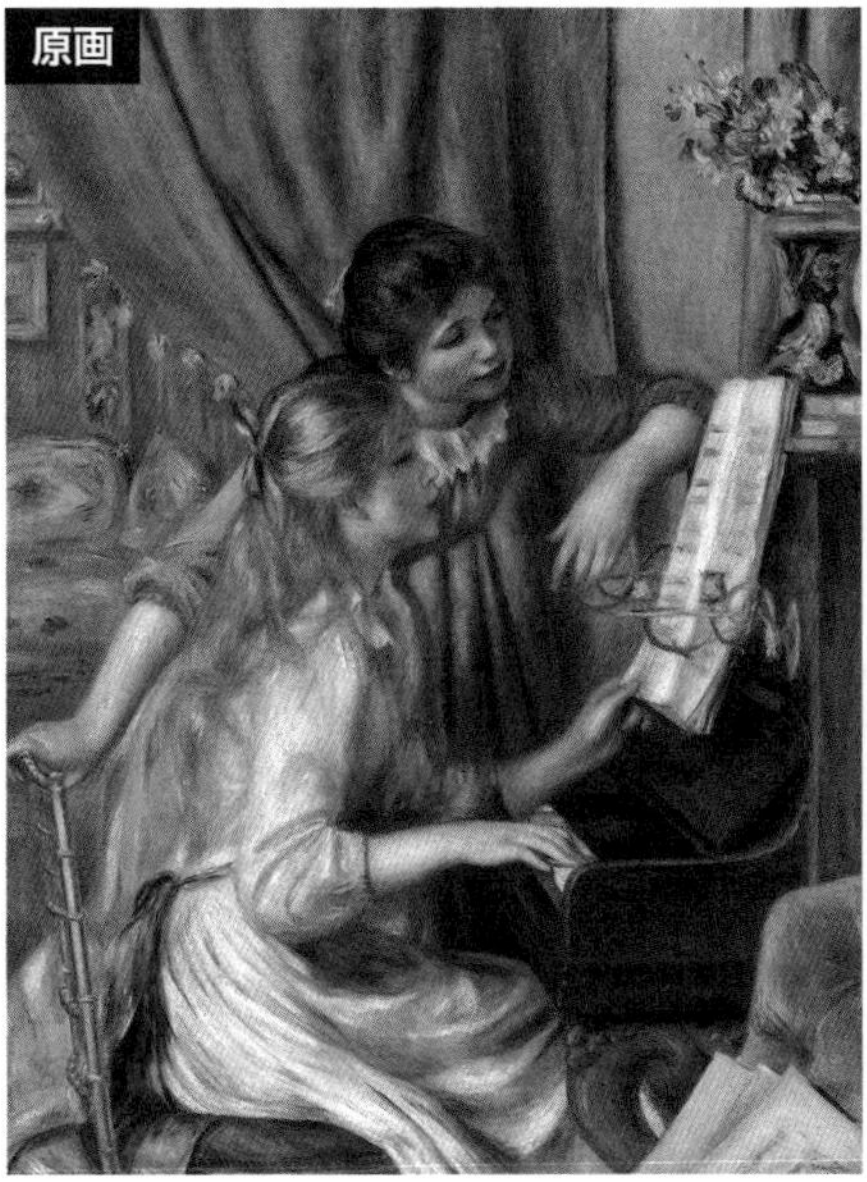

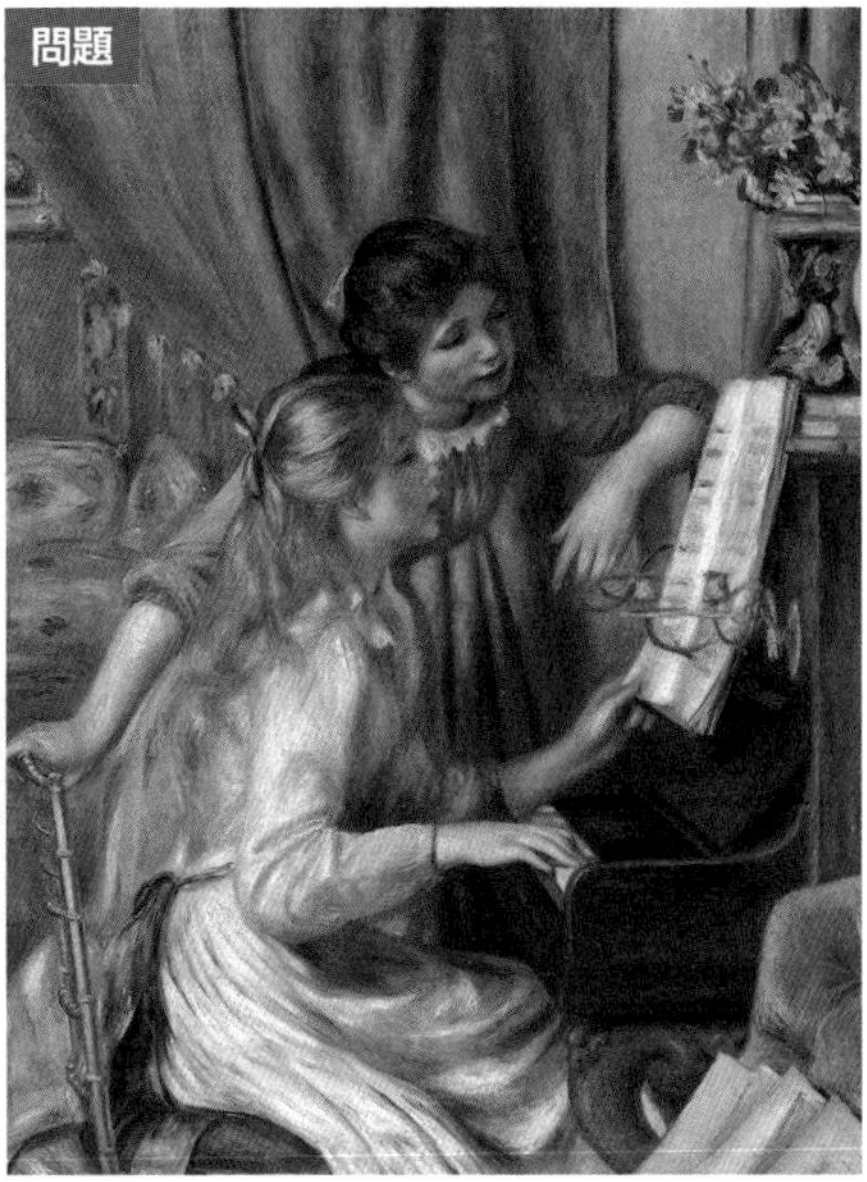

ピアノを弾く少女たち

ピエール＝オーギュスト・ルノワール 作

ピエール＝オーギュスト・ルノワール
（1841 ～1919年）

伸び伸びした筆遣いと温かみのある色彩で有名なフランスの画家。身近な人を描いた作品が多く、特に女性をモデルにした作品はどれも美しいと人気がある。この作品はフランス・パリのオルセー美術館に所蔵されている。

●作品ミニ知識

1891年末に描かれた油彩画。同時代の詩人ステファヌ・マラルメから「最も自由で、いかにもじっくりと落ち着きのある作品」と評されている。

解答

❶ピアノを弾く少女の右腕の袖、❷ピアノを弾く少女のイスにかかる服、❸立っている少女の襟、❹右上の花の色、❺右下の楽譜の数、❻カーテンのヒダ、❼左上の額

注意力アップ

脳トレ 15

カラーリーディング

脳活度ランク 3
★★★☆☆

達成した課題の数 /2問

課題1、課題2の文字に着色された色、もしくは文字を囲む●の地の色を、左から右へと読んでいってください。のんびり行うのではなく、できるだけ素早く読み上げるようにしましょう。

目標時間

50代まで	60代	70代以上
8分	10分	12分

※上手く音読できたと思ったら、「達成した課題の数」を右上に記録してください。

例題 文字の色や文字を囲む●の地の色を読んでください

緑	黄	赤	みどり	赤	黒	緑	き
あか	あお	みどり	くろ	き	あか	くろ	みどり

課題1

緑 黒 緑 青 黄 黒 青 黄 赤

緑 黄 黒 黄 赤 青 赤 黒 黄

黒 緑 緑 黄 青 緑 黄 黒 緑

黒 青 青 赤 黄 黄 赤 黒 青

黄 赤 黒 青 黄 青 黄 緑 黒

課題2

あお 赤 緑 緑 き 青 黄 赤 あお

青 みどり 赤 あか 黄 あお 黄 緑

青 緑 あか 青 黒 くろ 青 き 赤

青 黒 あか 青 青 くろ 黄 青 黒

みどり みどり 赤 あお 青 緑 き 黒 みどり

思考力アップ

脳トレ 16

ピタリ100計算

脳活度ランク 4
★★★★☆

正答数 ／16問

①〜⑯で提示されている4つの数字のうち、3つの数字を足すとぴったり100になる組み合わせがあります。この組み合わせに当てはまらない数字が何かを答えてください。できるだけ早く答えましょう。

目標時間

50代まで	60代	70代以上
6分	9分	12分

① □

55	30
21	15

② □

45	34
5	61

③ □

56	19
25	32

④ □

18	44
28	38

⑤ □

26	42
65	9

⑥ □

28	39
19	42

⑦ □

72	16
12	19

⑧ □

13	59
69	18

⑨ □

39	44
17	41

⑩ □

4	13
70	26

⑪ □

37	31
28	41

⑫ □

22	32
46	38

⑬ □

42	26
29	32

⑭ □

39	7
54	12

⑮ □

32	36
37	31

⑯ □

11	22
66	23

解答
①21 ②45 ③32 ④28 ⑤42 ⑥28 ⑦19 ⑧59
⑨41 ⑩13 ⑪37 ⑫38 ⑬29 ⑭12 ⑮36 ⑯22

記憶力アップ

脳トレ 17

漢字熟語しりとり

脳活度ランク 4 ★★★★☆

正答数 /8問

7つの漢字を使い、二字熟語をしりとりで作ります。できた二字熟語の右側の漢字が、次の二字熟語の左側の漢字になります。答えの最初と最後の漢字は1度しか使いません。うまくつながるようマスをうめてください。

目標時間		
50代まで	60代	70代以上
14分	18分	22分

問1 夫熱友旧丈情気

旧□ ▶ □□ ▶ □□ ▶ □□ ▶ □□ ▶ □□

問2 牧物開産質放畜

開□ ▶ □□ ▶ □□ ▶ □□ ▶ □□ ▶ □□

問3 前校進勉歩門学

勉□ ▶ □□ ▶ □□ ▶ □□ ▶ □□ ▶ □□

問4 陸球路上針方地

方□ ▶ □□ ▶ □□ ▶ □□ ▶ □□ ▶ □□

問5 油投田継石畑続

□□ ▶ □□ ▶ 投□ ▶ □□ ▶ □□ ▶ □□

問6 迫実大真庭切家

□□ ▶ □□ ▶ 迫□ ▶ □□ ▶ □□ ▶ □□

問7 論章古評懐文風

□□ ▶ □□ ▶ 風□ ▶ □□ ▶ □□ ▶ □□

問8 天寒件費国悪用

□□ ▶ □□ ▶ 天□ ▶ □□ ▶ □□ ▶ □□

解答

問1 旧友→友情→情熱→熱気→気丈→丈夫、問2 開放→放牧→牧畜→畜産→産物→物質、問3 勉学→学校→校門→門前→前進→進歩、問4 方針→針路→路上→上陸→陸地→地球、問5 継続→続投→投石→石油→油田→田畑、問6 大切→切迫→迫真→真実→実家→家庭、問7 懐古→古風→風評→評論→論文→文章、問8 悪寒→寒天→天国→国費→費用→用件

記憶力アップ

脳トレ 18

歴史人名クイズ

脳活度ランク 5 ★★★★★

正答数 /11問

各問の文章を読んで、思い当たる歴史上の人物名を推測し、漢字で書いてください。解答欄にヒントの漢字が書かれているものもあります。なお、右下の漢字もヒントで、1問につき1文字使用します。

目標時間

50代まで	60代	70代以上
6分	9分	13分

問1 『万葉集』第一の歌人といわれる。歌聖。

□□人□呂

問2 源頼朝の妻。頼朝の死後、尼将軍として幕府の実権を握った。

□□□子

問3 「東海一の弓取り」の異名を持つ。桶狭間の戦いで敗れた。

□□□□

問4 三好長慶の家臣として頭角を現す。平蜘蛛茶釜を壊して自害。

□永□□

問5 虎退治の話が有名。熊本城を築城。

□□□□

問6 幸村の名で有名。2016年NHK大河の主人公。

□□信□

問7 浮世草子の作者。「好色一代男」「世間胸算用」が有名。

井□□□

問8 明治維新のきっかけになった「桜田門外の変」で暗殺された。

□□□弼

問9 近代日本画の中心画家として活躍。日本美術院創設に参加。

横□□□

問10 『刺青』『痴人の愛』『細雪』などの作品で知られる小説家。

□崎□□□

問11 24歳という若さで亡くなった女流作家。5000円札の肖像。

樋□□□

ヒント

繁 柿 葉 義
正 条 鶴 潤
伊 観 秀

解答

問1 柿本人麻呂、問2 北条政子、問3 今川義元、問4 松永久秀、問5 加藤清正、問6 真田信繁、問7 井原西鶴、問8 井伊直弼、問9 横山大観、問10 谷崎潤一郎、問11 樋口一葉

注意力アップ

脳トレ 19

かな拾い音読

脳活度ランク 4 ★★★★☆

ひらがなで書かれた以下の文章を音読しながら、問1～3にあるひらがなの文字が何回出てきたかを答えてください。1回の音読につき、拾うひらがなは1種類にします。できるだけメモをしないで音読しましょう。

正答数 /3問

目標時間

50代まで	60代	70代以上
10分	15分	20分

課題A 『花咲かじじい』より（楠山正雄 作）

問1	「な」は何回出てきますか？	解答　　回
問2	「の」は何回出てきますか？	解答　　回
問3	「お」は何回出てきますか？	解答　　回

　すると、おとなりにも、おじいさんとおばあさんがありました。このほうは、いけない、よくばりのおじいさんとおばあさんでした。ですから、おとなりのしろをにくらしがって、きたならしがって、いつもいじのわるいことばかりしていました。

　あるひ、しょうじきおじいさんが、いつものようにくわをかついで、はたけをほりかえしていますと、しろもいっしょについてきて、そこらをくんくんかぎまわっていましたが、ふとおじいさんのすそをくわえて、はたけのすみの、おおきなえのきのきのしたまでつれていって、まえあしでつちをかきたてながら、

「ここほれ、わん、わん。ここほれ、わん、わん」となきました。

「なんだな、なんだな」と、おじいさんはいいながら、くわをいれてみますと、かちりとおとがして、あなのそこできらきらひかるものがありました。ずんずんほっていくと、こばんがたくさん、でてきました。おじいさんはびっくりして、おおきなこえでおばあさんをよびたてて、えんやら、えんやら、こばんをうちのなかへはこびこみました。

　しょうじきなおじいさんとおばあさんは、きゅうにおかねもちになりました。

解答　課題A：問1 17個、問2 14個、問3 19個

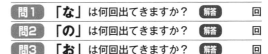

参考文献：『花咲かじじい』（青空文庫）

思考力アップ

脳トレ 20

手の指ポーズ

脳活度ランク 3
★★★☆☆

正答数 /7問

最初のポーズから、問1～問7のように指を動かしたときにどうなるかを最後のポーズよりおのおの選んでください。問1～問7で答えが重複する場合があります。なるべく、頭の中で考え、答えを導きましょう。

目標時間

50代まで	60代	70代以上
5分	7分	10分

最初のポーズ

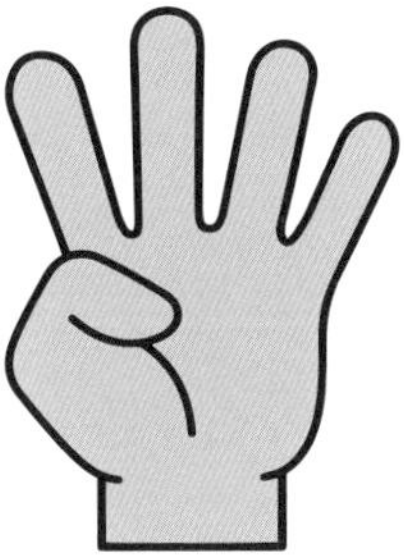

左手

最後のポーズ

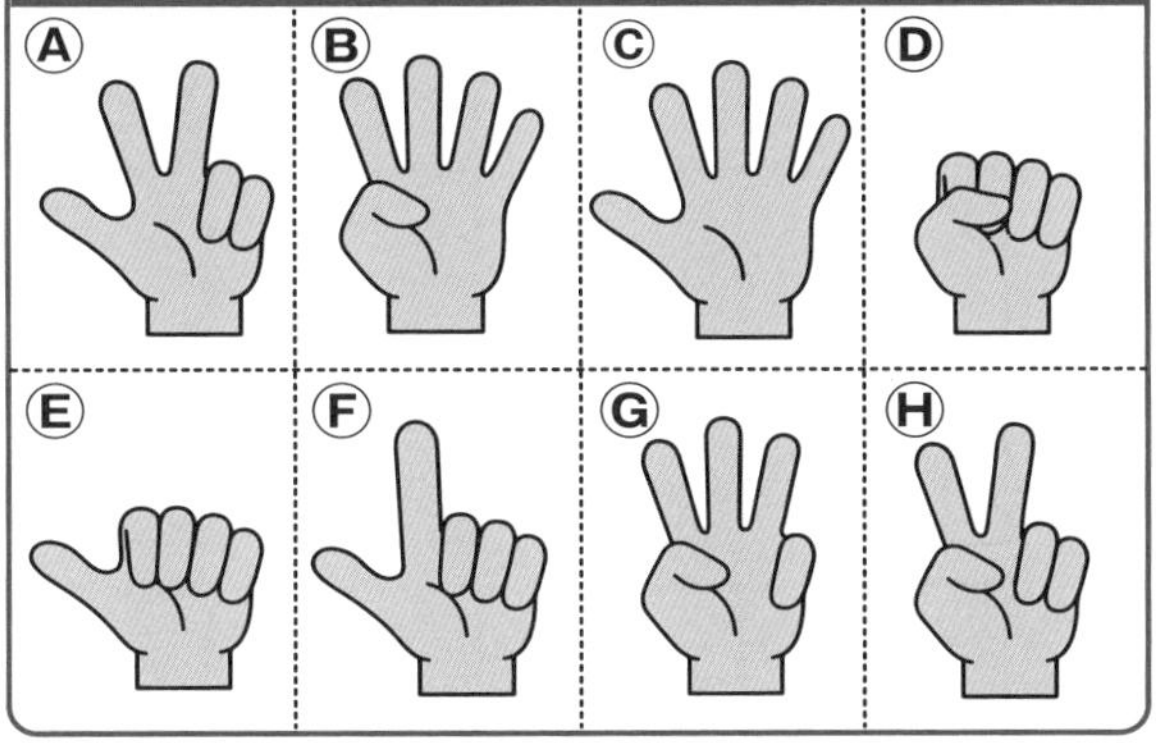

※曲げている指と伸ばしている指が合っていれば、イラストのポーズと全く同じでなくてもいい。

問1 小指を曲げて、中指を曲げる。薬指を曲げて、中指を伸ばす。 解答 ☐

問2 薬指を曲げて、親指を伸ばす。
人さし指を曲げないで、小指を曲げる。 解答 ☐

問3 中指を曲げて、人さし指を曲げる。
親指を伸ばして、薬指を曲げたら、小指を曲げる。 解答 ☐

問4 親指を伸ばして、薬指を曲げる。
小指を曲げたら、中指を曲げずに、親指を曲げる。 解答 ☐

問5 薬指を曲げて、小指を曲げる。
中指を曲げたら、人さし指を曲げないで、親指を伸ばす。 解答 ☐

問6 人さし指を曲げて、親指を伸ばして、小指を曲げる。
人さし指を伸ばして、薬指を曲げたら、中指を曲げない。 解答 ☐

問7 小指を曲げて、人さし指を曲げ、中指を曲げる。
小指を伸ばして、中指を伸ばしたら、人さし指を伸ばす。 解答 ☐

解答 問1 Ⓗ、問2 Ⓐ、問3 Ⓔ、問4 Ⓗ、問5 Ⓕ、問6 Ⓐ、問7 Ⓑ

記憶力アップ

脳トレ 21

二字熟語足し算

脳活度ランク 4 ★★★★☆

正答数 /9問

目標時間

50代まで	60代	70代以上
10分	15分	20分

問題の各マスには、ある二字熟語を構成する漢字の一部がバラバラに分割されて書かれています。それらを足し算のように頭の中で組み合わせ、でき上がる二字熟語を解答欄に書いてください。

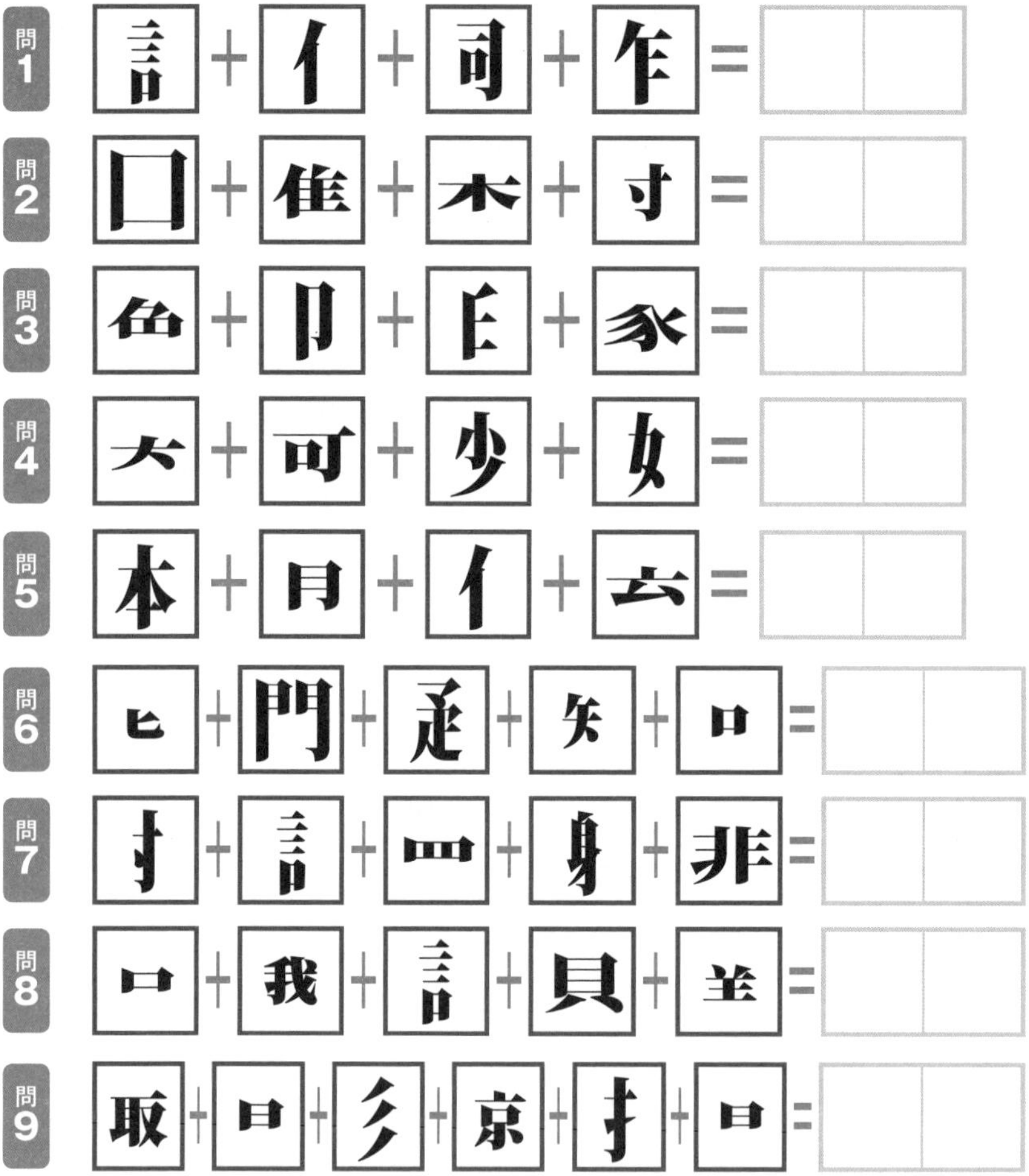

解答

問1 作詞、問2 集団、問3 印象、問4 奇妙、問5 体育、
問6 疑問、問7 謝罪、問8 議員、問9 撮影

記憶力アップ

脳トレ 22 昭和のクロスパズル

脳活度ランク 4 ★★★★☆

正答数 /13問

①〜⑬は、昭和の映画やドラマの話題を表しています。○に入る言葉をひらがなで、番号ごとに解答欄をうめてください。二重マスを縦に読むと、AとBの言葉が浮かび上がります。敬称略。

目標時間		
50代まで	60代	70代以上
5分	7分	10分

問題A 「男はつらいよ」といえば

❶ 舘ひろしと柴田恭兵のダブル主演で昭和61年に放送が開始し、その後、劇場版も7作が製作された日本テレビ系のドラマは「○○○○刑事」。
❷ 昭和49年に公開され、松本清張原作の映画の中でも傑作の呼び声が高い映画は「砂の○○○」
❸「風の谷のナウシカ」（昭和59年）や「となりのトトロ」（昭和63年）で知られる日本を代表するアニメーション監督といえば○○○○駿。
❹ 昭和28年に公開されたオードリー・ヘップバーン主演のイタリアが舞台の恋愛映画のタイトルは「ローマの○○○○○」
❺ 昭和47〜61年に放送された、石原裕次郎が演じる藤堂係長を中心に、ニックネームで呼び合う警視庁七曲署の刑事たちの活躍を描いた刑事ドラマは「○○○○にほえろ」
❻「座頭市」（昭和37年）「兵隊やくざ」（昭和40年）などの映画シリーズの主演で知られる昭和を代表する銀幕スターといえば勝○○○○○。

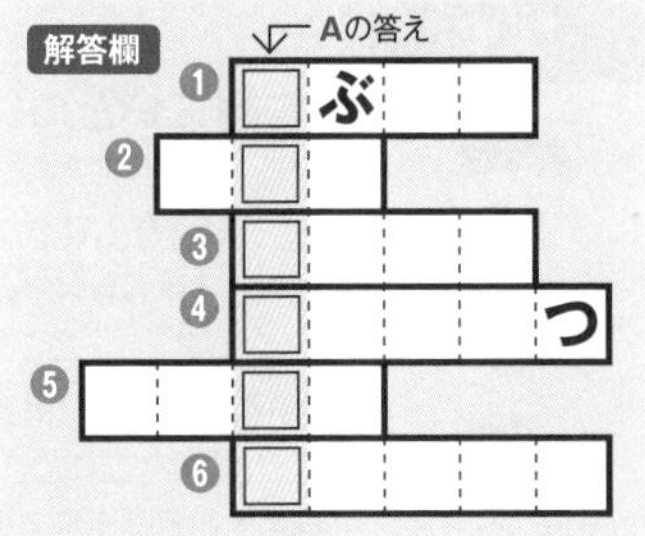

問題B 田中邦衛主演・倉本聰脚本の名作ドラマ

❼ 昭和52年に公開された、山田洋二監督、高倉健主演の名作映画といえば、「幸福の○○○○ハンカチ」
❽ 昭和53年に公開され、世界的な人気を博したジョージ・ルーカス監督の宇宙が舞台の映画は「○○○・ウォーズ」
❾ 瀬戸内海の島を舞台に、戦時中の女性教師と12人の小学生の苦難や悲劇を描いた高峰秀子主演の昭和29年の映画は「○○○○○○瞳」
❿「七人の侍」「羅生門」「用心棒」など数々の名作で知られる日本を代表する映画監督といえば○○○○明。
⓫ 昭和27年に公開された、マーガレット・ミッチェルの長編時代小説が原作のアメリカ映画は「○○○○○○去りぬ」。主人公はスカーレット・オハラ。
⓬ 昭和36年の第1作以来、17作が製作された、主演の加山雄三の代表作となった喜劇映画といえば、「○○○○○○○シリーズ」
⓭ 昭和29年に公開された日本を代表する特撮怪獣映画のタイトルは「○○○」

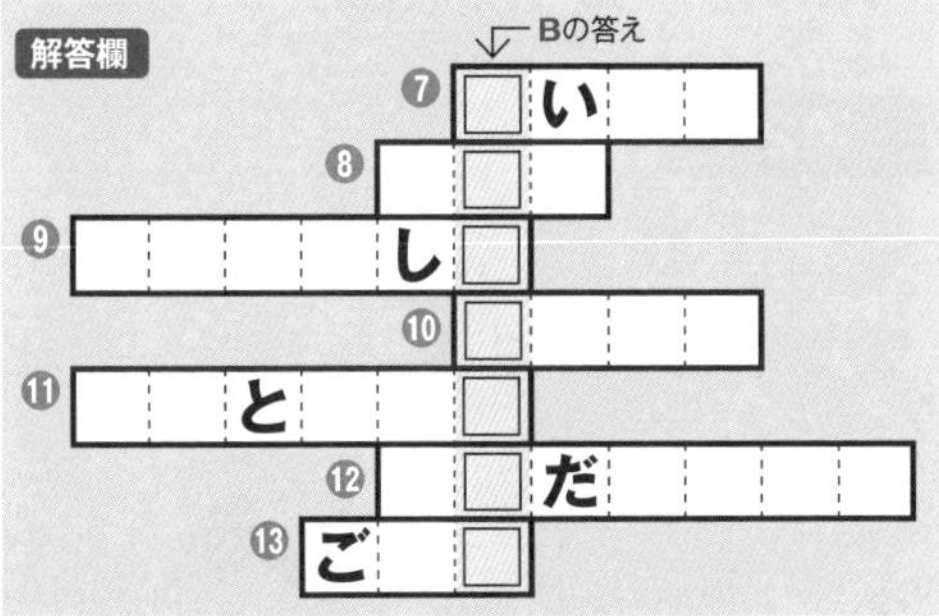

解答
❶あぶない、❷うつわ、❸みやざき、❹きゅうじつ、❺たいよう、❻しんたろう（「Aは「あつみきよし」）、❼きいろい、❽すたー、❾にじゅうしの、❿くろさわ、⓫かぜとともに、⓬わかだいしょう、⓭ごじら（Bは「きたのくにから」）

思考力アップ

脳トレ 23

中華円卓ロジック

脳活度ランク 4 ★★★★☆

正答数 /2問

目標時間

50代まで	60代	70代以上
8分	10分	12分

A～Fの６人が中華料理を食べに行ったときの席について話し合っています。話の内容から推測して、図に表示されている１人を除いた５人が①～⑤のどこに座っているかを答えてください。

問1

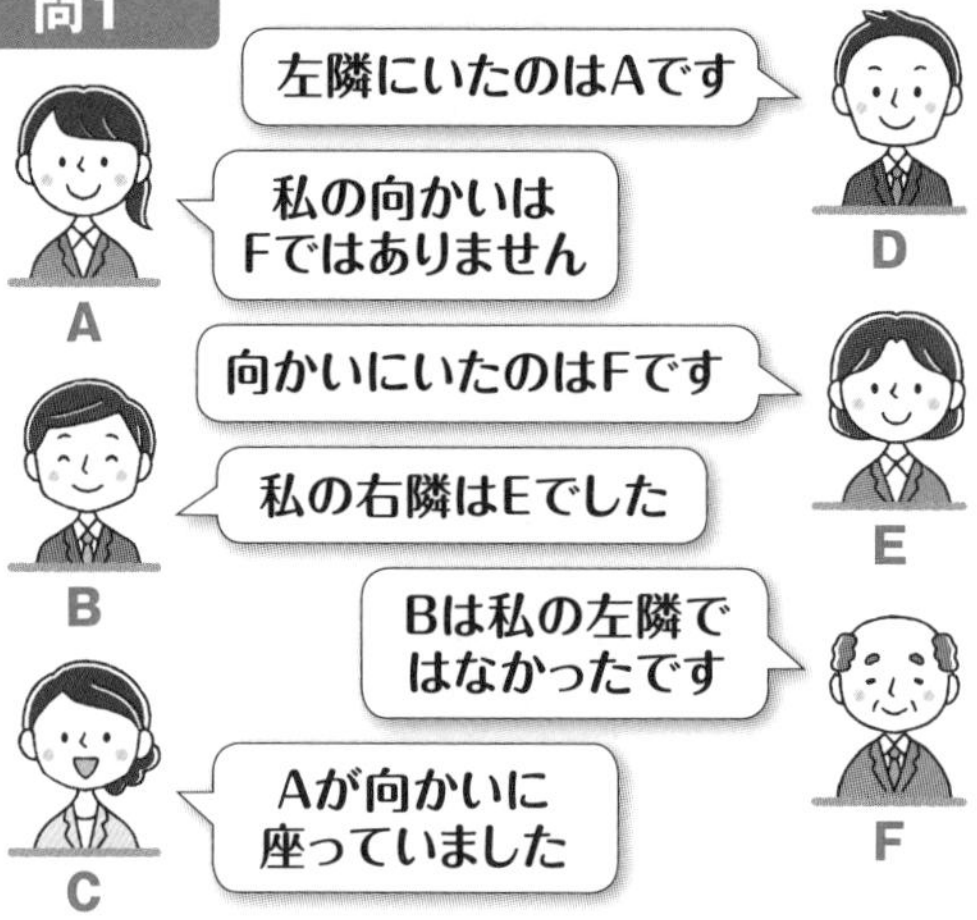

左隣にいたのはAです
D
私の向かいはFではありません
A
向かいにいたのはFです
E
私の右隣はEでした
B
Bは私の左隣ではなかったです
F
Aが向かいに座っていました
C

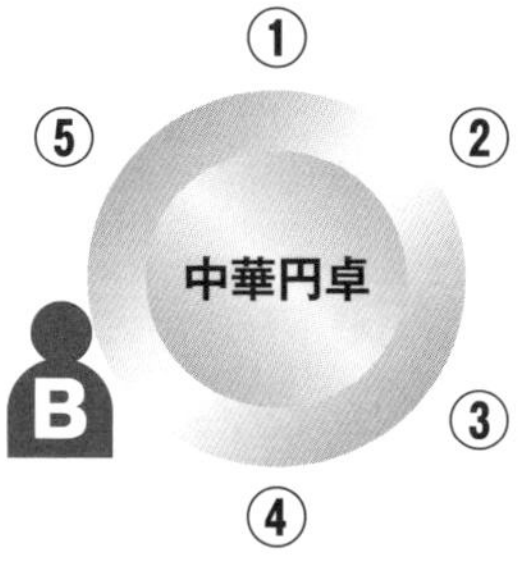

答え

①	②	③	④	⑤

問2

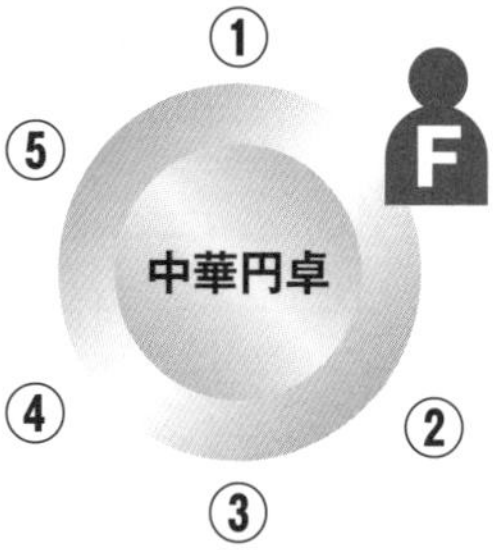

①
②
③
④
⑤
中華円卓
F

答え

①	②	③	④	⑤

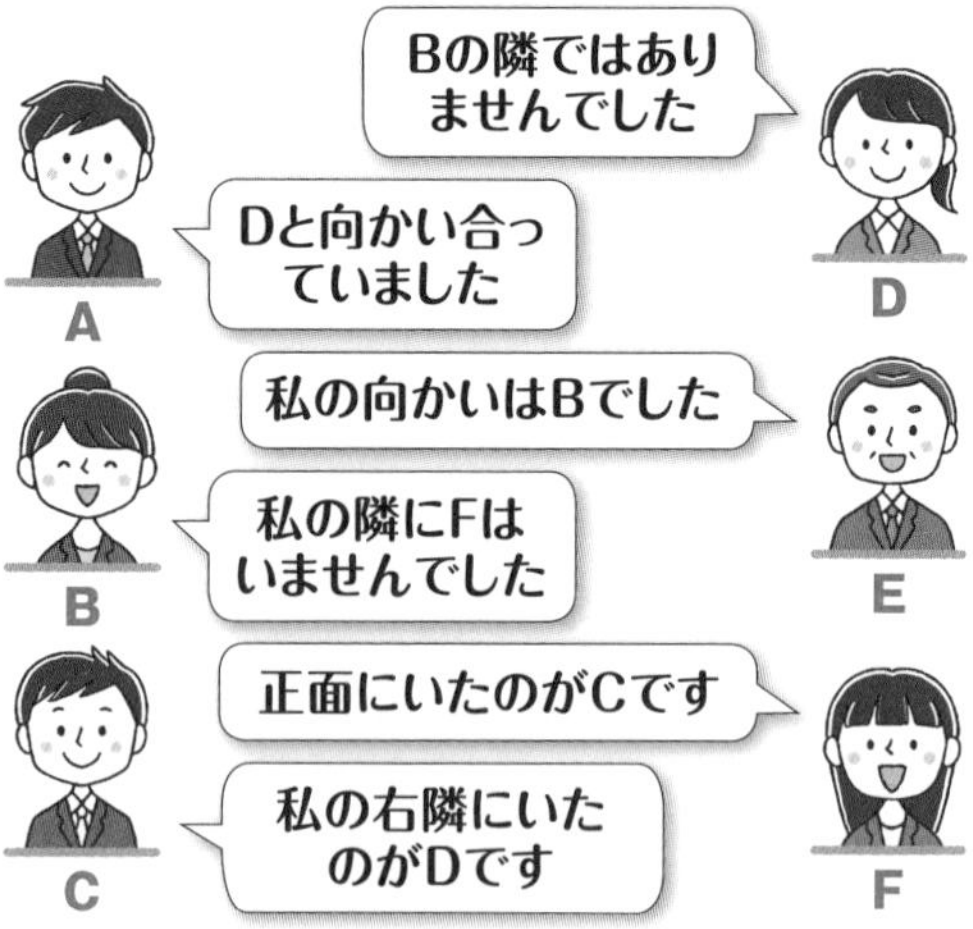

Dと向かい合っていました
A
私の隣にFはいませんでした
B
私の右隣にいたのがDです
C
Bの隣ではありませんでした
D
私の向かいはBでした
E
正面にいたのがCです
F

解答 問1 ①F ②D ③A ④E ⑤C、問2 ①A ②E ③D ④C ⑤B

思考力アップ

脳トレ 24

ひらがな計算

脳活度ランク 4 ★★★★☆

正答数 /18問

ひらがなで書かれた①～⑱までの計算式を、頭の中で数字と＋・－の計算記号に置き換えて解答を導き出してください。数字は1ケタか2ケタです。できるだけメモをしないで、暗算で計算していきましょう。

目標時間

50代まで	60代	70代以上
15分	20分	30分

❶はちひくにひくよんたすいちたすさん＝

❷さんたすごひくろくたすななひくはち＝

❸ろくひくさんたすななひくごたすよん＝

❹きゅうたすにひくさんたすよんひくろく＝

❺ごひくいちたすきゅうたすはちひくに＝

❻いちたすよんたすさんひくにひくごたすろく＝

❼ななひくさんたすごひくろくたすよんひくに＝

❽にたすいちたすななひくきゅうたすごたすよん＝

❾きゅうひくさんたすろくひくよんたすはちひくに＝

❿よんたすななひくにたすはちたすごひくきゅう＝

⓫じゅういちたすきゅうひくじゅうたすなな＝

⓬はちたすろくたすじゅうろくひくじゅうはち＝

⓭ななじゅうひくさんじゅうごひくさんひくろく＝

⓮じゅうよんたすよんたすななひくにじゅう＝

⓯にじゅうきゅうたすにひくはちたすじゅうきゅう＝

⓰じゅうよんたすじゅうろくひくにじゅうたすじゅうさん＝

⓱よんじゅうにひくにじゅういちひくにじゅうたすじゅういち＝

⓲じゅうごたすさんじゅうごひくじゅうななひくじゅうはち＝

解答 ❶6、❷1、❸9、❹6、❺19、❻7、❼5、❽10、❾14、❿13、⓫17、⓬12、⓭26、⓮5、⓯42、⓰23、⓱12、⓲15

記憶力アップ

脳トレ 25

ことわざパズル

脳活度ランク 3 ★★★☆☆

正答数 /7問

目標時間

50代まで	60代	70代以上
8分	10分	13分

各問、なじみのあることわざを1字1字分解して並べ替えています。正しく並べ替えてください。なお、問1～3は漢字を使っていますが、問4以降は漢字を用いず、ひらがなで示しています。

問1 な り 奇 も り 説 実 よ 小 事 は

答え

1	2	3	4	5	6
	実				
7	**8**	**9**	**10**	**11**	
		奇			■

問2 る ば ぎ さ 元 を 喉 忘 れ 熱 過 れ

答え

1	2	3	4	5	6
	元				
7	**8**	**9**	**10**	**11**	**12**
熱					

問3 せ ん 射 よ を 射 を 人 ず ば 馬 と ま

答え

1	2	3	4	5	6	7
8	**9**	**10**	**11**	**12**	**13**	
ま	ず					■

問4 い の か も が ろ は な ま に れ

答え

1	2	3	4	5	6
	が				
7	**8**	**9**	**10**	**11**	
			れ		■

問5 か く た は う わ ふ ら に き る ど

答え

1	2	3	4	5	6
わ				ど	
7	**8**	**9**	**10**	**11**	**12**
	ふ				

問6 ん に を み ず く ひ で つ ま に く を と

答え

1	2	3	4	5	6	7
つ						
8	**9**	**10**	**11**	**12**	**13**	**14**
ひ						ず

問7 ご い ご が に て に え は う っ し う た

答え

1	2	3	4	5	6	7
ご			い	っ		
8	**9**	**10**	**11**	**12**	**13**	**14**
		に				

解答

問1 事実は小説よりも奇なり、 問2 喉元過ぎれば熱さを忘れる、 問3 人を射んとせばまず馬を射よ、
問4 ながいものにはまかれろ、 問5 わらうかどにはふくきたる、 問6 つみをにくんでひとをにくまず、
問7 ごうにいってはごうにしたがえ

注意力アップ

脳トレ 26

名画間違い探し

脳活度ランク 3 ★★★☆☆

正答数 /7問

上の絵（原画）と下の絵をよく見比べて、それぞれ7つの間違いを見つけてください。間違いを見つけたら、下の絵に○をつけて囲みましょう。解答は下の欄外に示しています。

目標時間

50代まで	60代	70代以上
5分	7分	10分

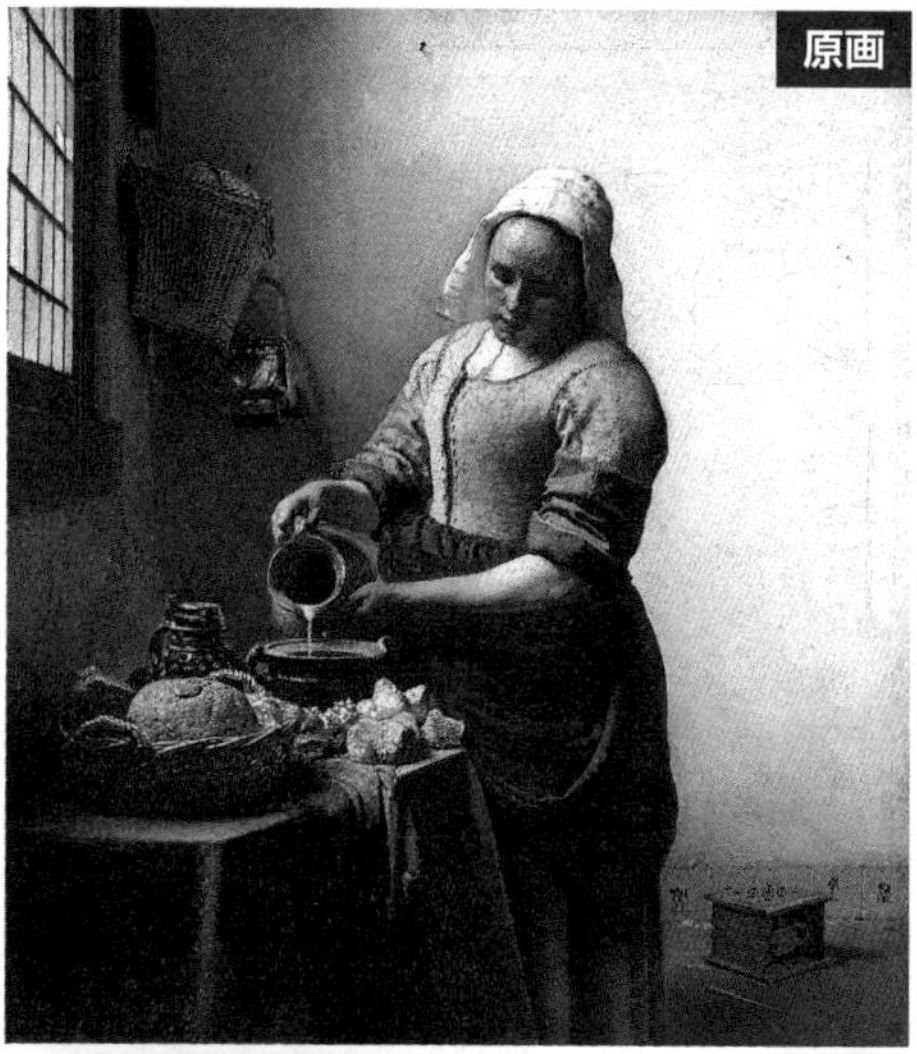

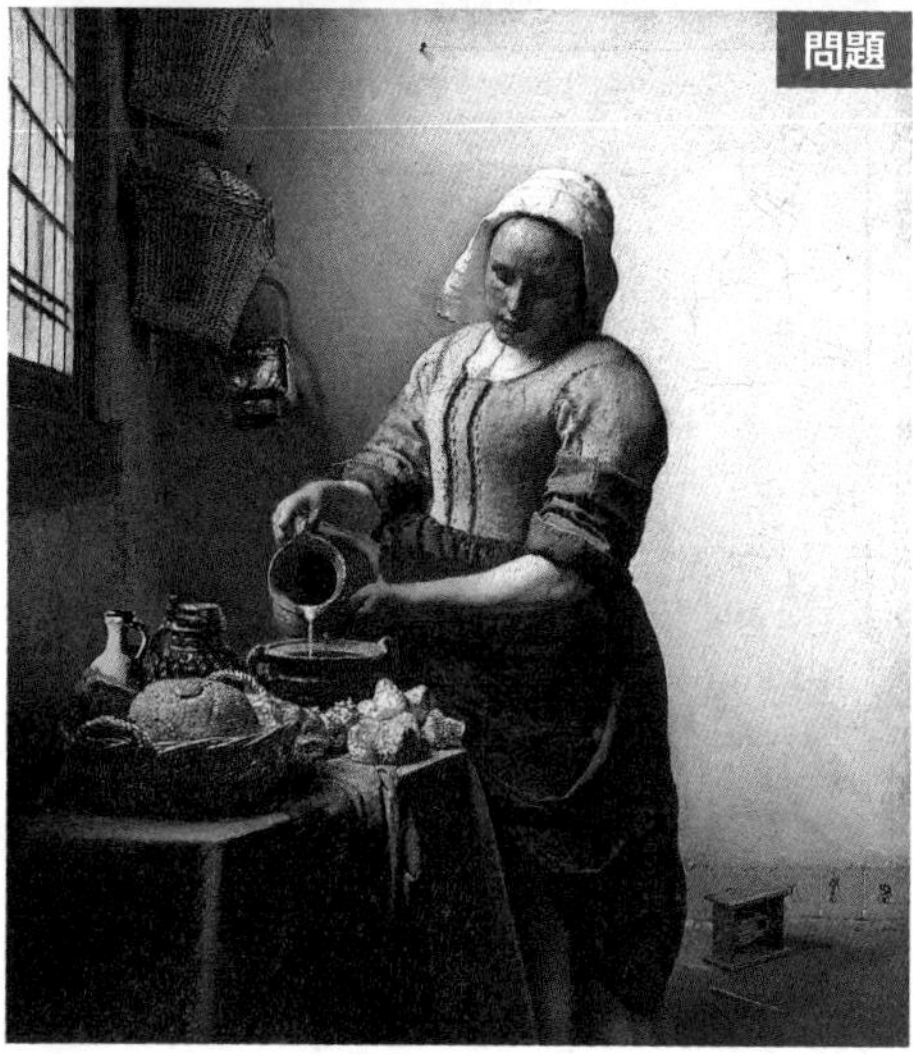

牛乳を注ぐ女

ヨハネス・フェルメール

ヨハネス・フェルメール
（1632～1675年）

17世紀のオランダの画家。現存する油彩画は大変少ないものの、光と影を正確に使い分け、写真のようなタッチで描いた作品を残している。『牛乳を注ぐ女』は現在、オランダのアムステルダム国立美術館に所蔵されている。

●作品ミニ知識

1657年ごろ、キャンバスに油彩で描かれた作品。フェルメールは主に上流階級の人々のようすを描いていたが、女中が単体で仕事をしている姿を描いたのはこの作品のみ。

解答
❶窓の下段の桟、❷壁にかかったカゴ、❸テーブルの上の白いポット、❹女の人の頭巾の右側、❺胸もとの合わせ、❻青いエプロンのすその長さ、❼右奥の箱

注意力アップ

脳トレ 27

カラーリーディング

脳活度ランク 3
★★★☆☆

達成した課題の数 /2問

課題1、課題2の文字に着色された色、もしくは文字を囲む●の地の色を、左から右へと読んでいってください。のんびり行うのではなく、できるだけ素早く読み上げるようにしましょう。

目標時間

50代まで	60代	70代以上
8分	10分	12分

※上手く音読できたと思ったら、「達成した課題の数」を右上に記録してください。

例題

文字の色や文字を囲む●の地の色を読んでください

緑	黄	赤	みどり	赤	黒	緑	き
あか	あお	みどり	くろ	き	あか	くろ	みどり

課題1

赤 黒 青 緑 黒 赤 黄 黒 黄

緑 青 緑 黒 赤 黄 緑 赤 青

赤 黄 黄 緑 黄 緑 黒 黄 青

黄 青 赤 青 赤 黄 黒 青 黄

緑 黄 黄 赤 黒 青 青 黄 黒

課題2

あか 緑 赤 黒 青 緑 き 黒 みどり

黒 き あお 黄 緑 あか 赤 黒 くろ

赤 青 黒 あお みどり 青 黄 黄 赤

黄 あお 緑 黄 緑 あか 青 あか 青

みどり 赤 あお 黒 き くろ 青 赤

思考力アップ

脳トレ 28

ピタリ100計算

脳活度ランク 4 ★★★★☆

正答数 /16問

目標時間

50代まで	60代	70代以上
6分	9分	12分

①～⑯で提示されている4つの数字のうち、3つの数字を足すとぴったり100になる組み合わせがあります。この組み合わせに当てはまらない数字が何かを答えてください。できるだけ早く答えましょう。

❶

21	74
5	15

❷

27	34
47	19

❸

40	43
30	27

❹

13	50
37	26

❺

28	36
48	24

❻

58	20
18	62

❼

34	28
31	35

❽

9	41
51	8

❾

42	37
21	25

❿

27	24
49	19

⓫

41	46
21	13

⓬

31	22
60	18

⓭

48	16
42	36

⓮

36	35
29	34

⓯

53	27
22	25

⓰

40	27
32	33

解答

❶15 ❷27 ❸40 ❹26 ❺36 ❻58 ❼28 ❽9
❾25 ❿19 ⓫21 ⓬31 ⓭42 ⓮34 ⓯27 ⓰32

記憶力アップ

脳トレ 29

漢字熟語しりとり

脳活度ランク 4 ★★★★☆

正答数 /8問

7つの漢字を使い、二字熟語をしりとりで作ります。できた二字熟語の右側の漢字が、次の二字熟語の左側の漢字になります。答えの最初と最後の漢字は1度しか使いません。うまくつながるようマスをうめてください。

目標時間

50代まで	60代	70代以上
14分	18分	22分

問1 明了朗解読説承

解□ ▶ □□ ▶ □□ ▶
□□ ▶ □□ ▶ □□

問2 屋案音部本内根

案□ ▶ □□ ▶ □□ ▶
□□ ▶ □□ ▶ □□

問3 務事借参家拝業

参□ ▶ □□ ▶ □□ ▶
□□ ▶ □□ ▶ □□

問4 野子技分息術球

息□ ▶ □□ ▶ □□ ▶
□□ ▶ □□ ▶ □□

問5 示両話指車談親

□□ ▶ □□ ▶ 親□ ▶
□□ ▶ □□ ▶ □□

問6 水幕土銀風台粘

□□ ▶ □□ ▶ 台□ ▶
□□ ▶ □□ ▶ □□

問7 属会都所長首社

□□ ▶ □□ ▶ 会□ ▶
□□ ▶ □□ ▶ □□

問8 喜人司力歓寿法

□□ ▶ □□ ▶ 寿□ ▶
□□ ▶ □□ ▶ □□

解答

問1 解説→説明→明朗→朗読→読了→了承、 問2 案内→内部→部屋→屋根→根本→本音、
問3 参拝→拝借→借家→家事→事業→業務、 問4 息子→子分→分野→野球→球技→技術、
問5 車両→両親→親指→指示→示談→談話、 問6 粘土→土台→台風→風水→水銀→銀幕、
問7 首都→都会→会社→社長→長所→所属、 問8 歓喜→喜寿→寿司→司法→法人→人力

記憶力アップ

脳トレ 30

歴史人名クイズ

脳活度ランク 5 ★★★★★

正答数　　／11問

各問の文章を読んで、思い当たる歴史上の人物名を推測し、漢字で書いてください。解答欄にヒントの漢字が書かれているものもあります。なお、右下の漢字もヒントで、1問につき1文字使用します。

目標時間		
50代まで	60代	70代以上
6分	9分	13分

問1 百人一首の選者。「美」を追求した鎌倉時代の公家・歌人。

□□□家

問2 戦国大名のさきがけとされる。小田原を手に入れた。

北□□□

問3 織田家一の猛将。賤ヶ岳の戦いで秀吉に敗れる。

□□□家

問4 徳川四天王の一人。戦いで傷を負ったことがないと伝わる。

□多□□

問5 江戸時代初期の剣豪で、新陰流を広めた。十兵衛で名高い。

□□三□

問6 江戸幕府3代将軍の乳母。大奥の礎を築いた。

□□□

問7 役者絵で有名な江戸時代中期の浮世絵師。

□洲□□楽

問8 長州藩士。奇兵隊を創設し、長州藩を倒幕に方向づけた。

高□□□

問9 明治時代の俳人。「柿食へば鐘が鳴るなり法隆寺」で有名。

□岡□□

問10 日露戦争における連合艦隊司令長官。海軍大将。

東□□八□

問11 「日本資本主義の父」といわれる。理化学研究所の創設者。

□□□一

ヒント

忠　斎　柴　厳
雲　局　晋　藤
渋　規　平

解答 問1 藤原定家、問2 北条早雲、問3 柴田勝家、問4 本多忠勝、問5 柳生三厳、問6 春日局、問7 東洲斎写楽、問8 高杉晋作、問9 正岡子規、問10 東郷平八郎、問11 渋沢栄一

注意力アップ

脳トレ 31

かな拾い音読

脳活度ランク 4
★★★★☆

正答数　　/4問

ひらがなで書かれた以下の文章を音読しながら、問1、問2にあるひらがなの文字が何回出てきたかを答えてください。1回の音読につき、拾うひらがなは1種類にします。できるだけメモをしないで音読しましょう。

目標時間

50代まで	60代	70代以上
10分	15分	20分

課題A 『浦島太郎』より（楠山正雄 作）

問1 「あ」は何回出てきますか？ 解答　　回

問2 「う」は何回出てきますか？ 解答　　回

むかし、むかし、たんごのくにみずのえのうらに、うらしまたろうというりょうしがありました。

うらしまたろうは、まいにちつりざおをかついではうみへでかけて、たいや、かつおなどのおさかなをつって、おとうさんおかあさんをやしなっていました。

あるひ、うらしまはいつものとおりうみへでて、いちにちおさかなをつって、かえってきました。とちゅう、こどもがご、ろくにんおうらいにあつまって、がやがやいっていました。

課題B 『杜子春』より（芥川龍之介 作）

問1 「は」は何回出てきますか？ 解答　　回

問2 「し」は何回出てきますか？ 解答　　回

あるはるのひぐれです。

とうのみやこらくようのにしのもんのしたに、ぼんやりそらをあおいでいる、ひとりのわかものがありました。

わかものはなをとししゅんといって、もとはかねもちのむすこでしたが、いまはざいさんをつかいつくして、そのひのくらしにもこまるくらい、あわれなみぶんになっているのです。

解答　課題A：問1 4回、問2 13回、　課題B：問1 4回、問2 8回

参考文献：『浦島太郎』『杜子春』（青空文庫）

思考力アップ

脳トレ 32

手の指ポーズ

脳活度ランク 3
★★★☆☆

正答数　　/7問

最初のポーズから、問1～問7のように指を動かしたときにどうなるかを最後のポーズよりおのおの選んでください。問1～問7で答えが重複する場合があります。なるべく、頭の中で考え、答えを導きましょう。

目標時間		
50代まで	60代	70代以上
5分	7分	10分

最初のポーズ

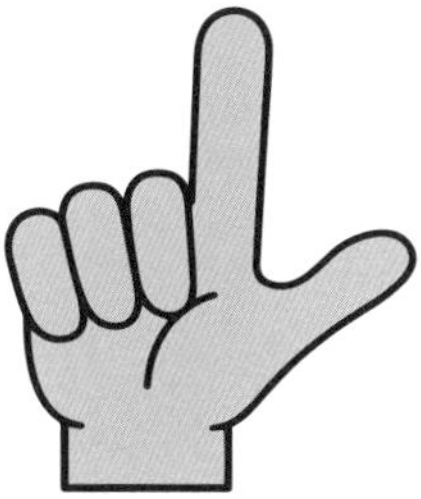

右　手

最後のポーズ

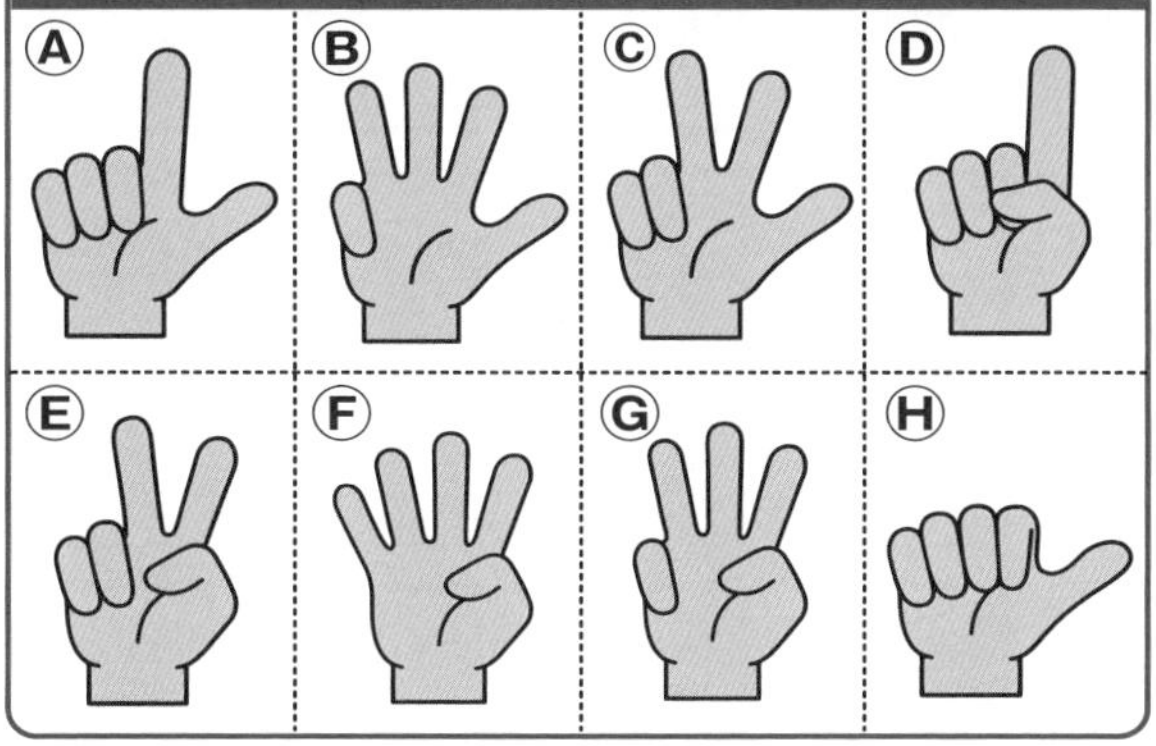

※曲げている指と伸ばしている指が合っていれば、イラストのポーズと全く同じでなくてもいい。

問1 親指を曲げて、小指を伸ばす。薬指を伸ばして、中指を伸ばす。　解答 □

問2 中指を伸ばして、小指を伸ばす。親指を曲げて、小指を曲げる。　解答 □

問3 人さし指を曲げて、親指を曲げる。
小指を伸ばさないで、人さし指を伸ばす。　解答 □

問4 小指を伸ばして、薬指を伸ばす。
中指を伸ばしたら、親指を曲げる。　解答 □

問5 中指を伸ばさないで、小指を伸ばす。
人さし指を曲げないで、小指を曲げ、親指を曲げる。　解答 □

問6 親指を曲げて、中指を伸ばす。人さし指を曲げて、
親指を伸ばしたら、薬指を伸ばして、人さし指を伸ばす。　解答 □

問7 人さし指を曲げて、親指を曲げ、小指を伸ばさない。
人さし指を伸ばして、中指を伸ばしたら、親指を伸ばす。　解答 □

解答　問1 F、問2 E、問3 D、問4 F、問5 D、問6 G、問7 C

記憶力アップ

脳トレ 33

二字熟語足し算

脳活度ランク 4
★★★★☆

正答数 /9問

問題の各マスには、ある二字熟語を構成する漢字の一部がバラバラに分割されて書かれています。それらを足し算のように頭の中で組み合わせ、でき上がる二字熟語を解答欄に書いてください。

目標時間

50代まで	60代	70代以上
10分	15分	20分

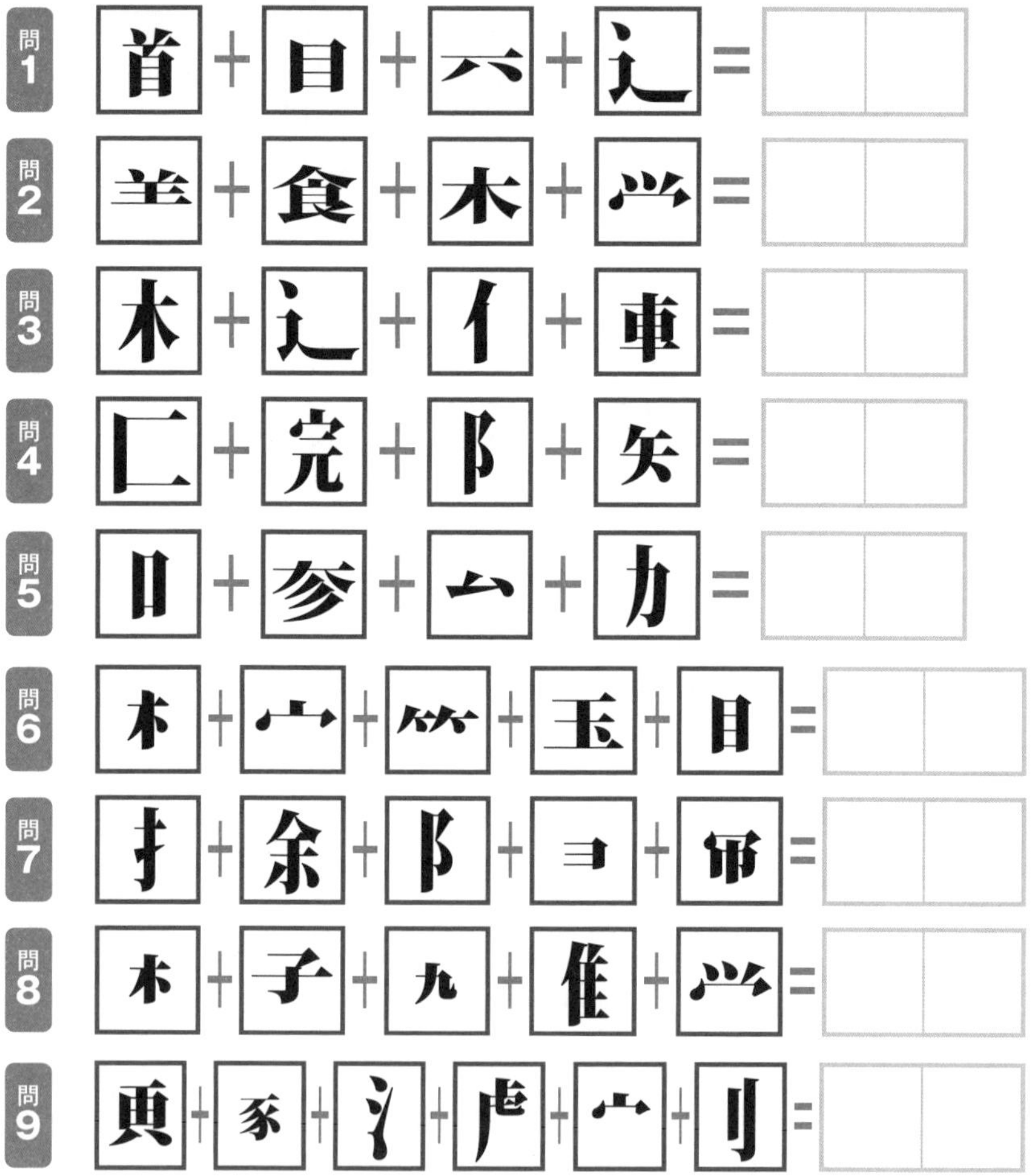

解答

問1 道具、問2 栄養、問3 連休、問4 医院、問5 参加、
問6 宝箱、問7 掃除、問8 雑学、問9 演劇

記憶力アップ

脳トレ **34**

昭和のクロスパズル

脳活度ランク　4　★★★★☆

正答数　／13問

目標時間

50代まで	60代	70代以上
5分	7分	10分

①～⑬は、昭和の文化・流行・事件の話題を表しています。〇に入る言葉をひらがなで、番号ごとに解答欄をうめてください。二重マスを縦に読むと、AとBの言葉が浮かび上がります。敬称略。

問題A　昭和のある未解決事件で消えた金額

❶昭和62年に歌人の俵万智の第1歌集「〇〇〇記念日」が発売され、270万部のベストセラーになった。
❷昭和59～60年に阪神で起こった食品会社を標的とした未解決の脅迫事件「グリコ・森永事件」の犯人は「〇〇〇〇21面相」を名乗っていた。
❸昭和48年の第4次中東戦争がきっかけで、日本でもトイレットペーパーなどの商品の買い占めが起こった経済混乱は、第1次〇〇〇ショックと呼ばれる。
❹昭和45年に赤軍派による「よど号ハイ〇〇〇〇事件」が起こる。
❺昭和60年ごろ、NTTのテレビCMがきっかけで、帰宅する前に自宅に電話をかけることをさす「〇〇〇コール」という言葉が流行。
❻昭和47年に長野県軽井沢町で、連合赤軍による「あさま〇〇〇〇事件」と呼ばれる立てこもり事件が起こった。

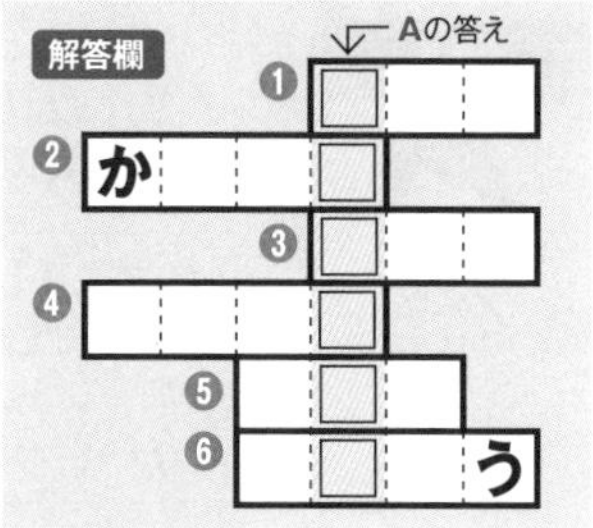

問題B　岡本太郎が手がけた大阪万博のシンボル

❼第64代・65代内閣総理大臣の〇〇〇角栄は、昭和51年に起こった戦後最大の疑獄事件「ロッキード事件」にかかわったといわれている。
❽昭和53年ごろ、ゲームセンターや喫茶店に置かれていた宇宙戦争がテーマのアーケードゲーム「〇〇〇〇〇〇ゲーム」が流行。
❾昭和60年にテレビドラマ「スケバン刑事」の影響で流行した玩具といえば「〇〇〇〇」
❿昭和60年に「日清焼そばU.F.O.」のCMに登場した〇〇〇〇ルーパーは、メキシコサンショウウオの幼形成熟個体。
⓫昭和53～55年ごろ、東京・原宿の歩行者天国で派手な衣装を着てステップダンスを踊っていた若者は「〇〇〇〇族」と呼ばれた。

⓬昭和40年代前半、女性のファッションで丈の短いミニ〇〇〇〇が登場した。

⓭昭和30年代に登場した三種の神器と呼ばれる家電は、白黒テレビ、電気洗濯機、電気〇〇〇〇〇。

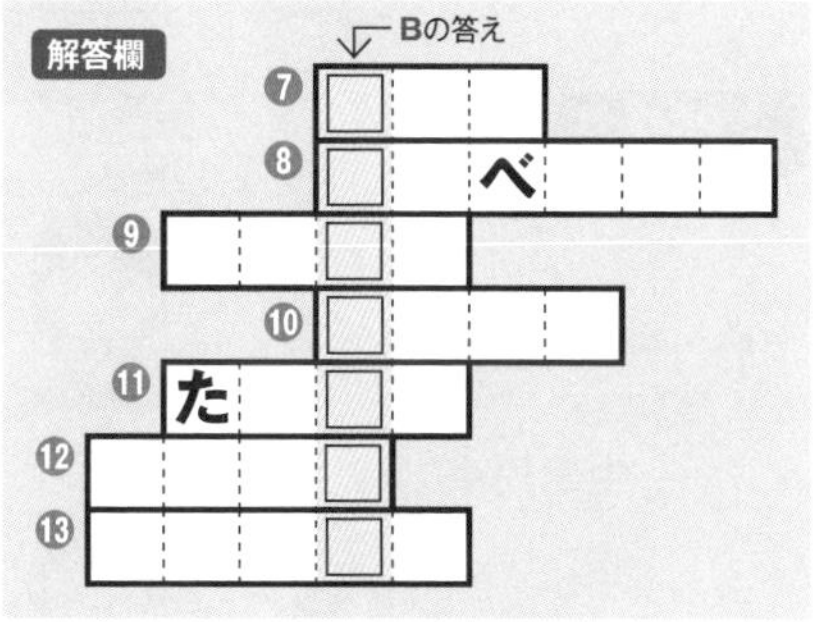

解答

❶さらだ、❷かいじん、❸おいる、❹じゃっく、❺かえる、
❻さんそう（Aは「さんおくえん」）、❼たなか、❽いんべーだー、❾よーよー、
❿うーぱー、⓫たけのこ、⓬すかーと、⓭れいぞうこ（Bは「たいようのとう」）

思考力アップ

脳トレ 35 中華円卓ロジック

脳活度ランク　4
★★★★☆

正答数　/2問

目標時間

50代まで	60代	70代以上
8分	10分	12分

A～Fの６人が中華料理を食べに行ったときの席について話し合っています。話の内容から推測して、図に表示されている１人を除いた５人が①～⑤のどこに座っているかを答えてください。

問1

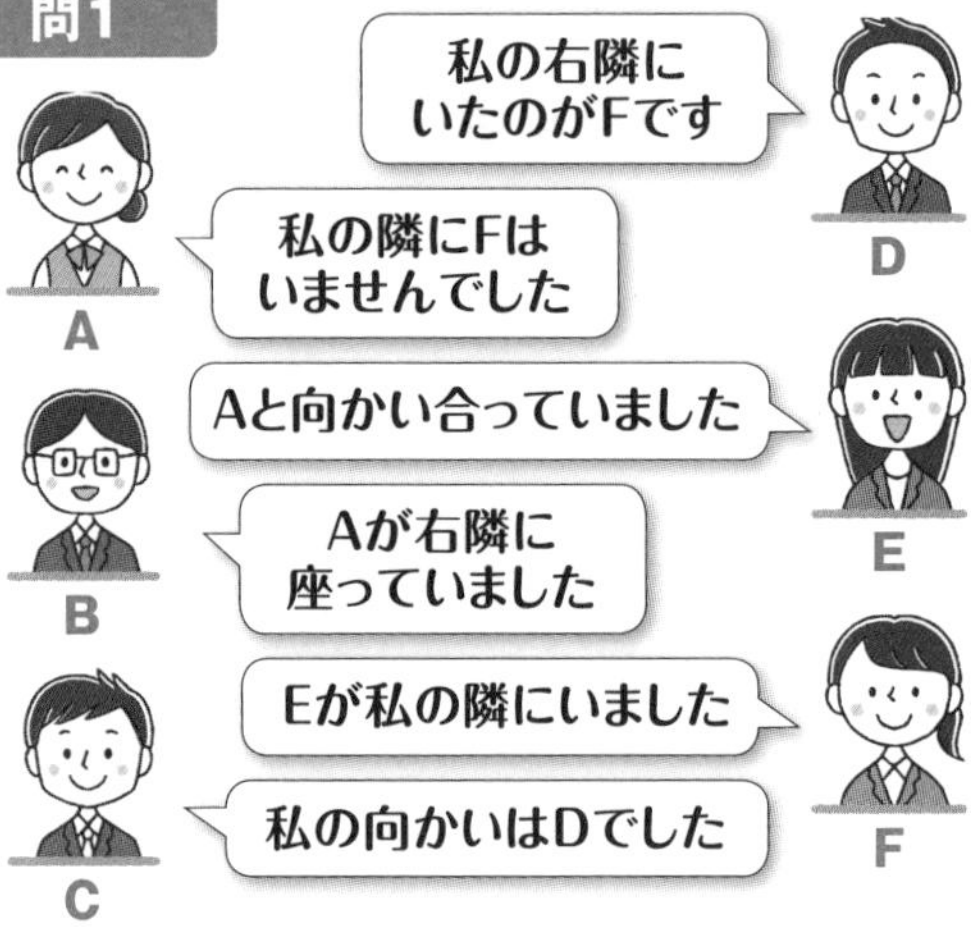

A: 私の隣にFはいませんでした
B: Aが右隣に座っていました
C: 私の向かいはDでした
D: 私の右隣にいたのがFです
E: Aと向かい合っていました
F: Eが私の隣にいました

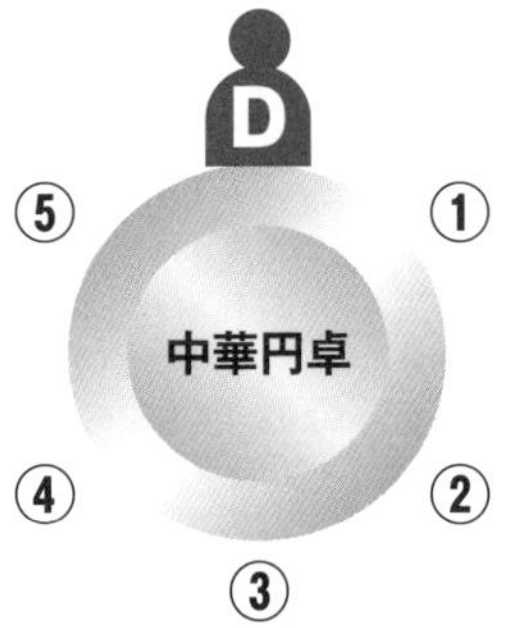

D
①
②
③
④
⑤
中華円卓

答え

①	②	③	④	⑤

問2

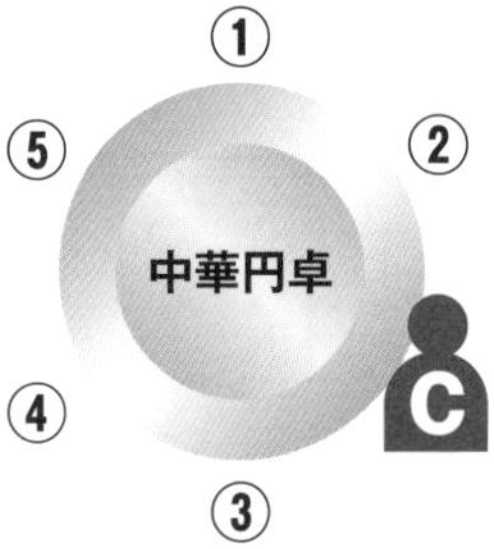

①
②
③
④
⑤
中華円卓
C

答え

①	②	③	④	⑤

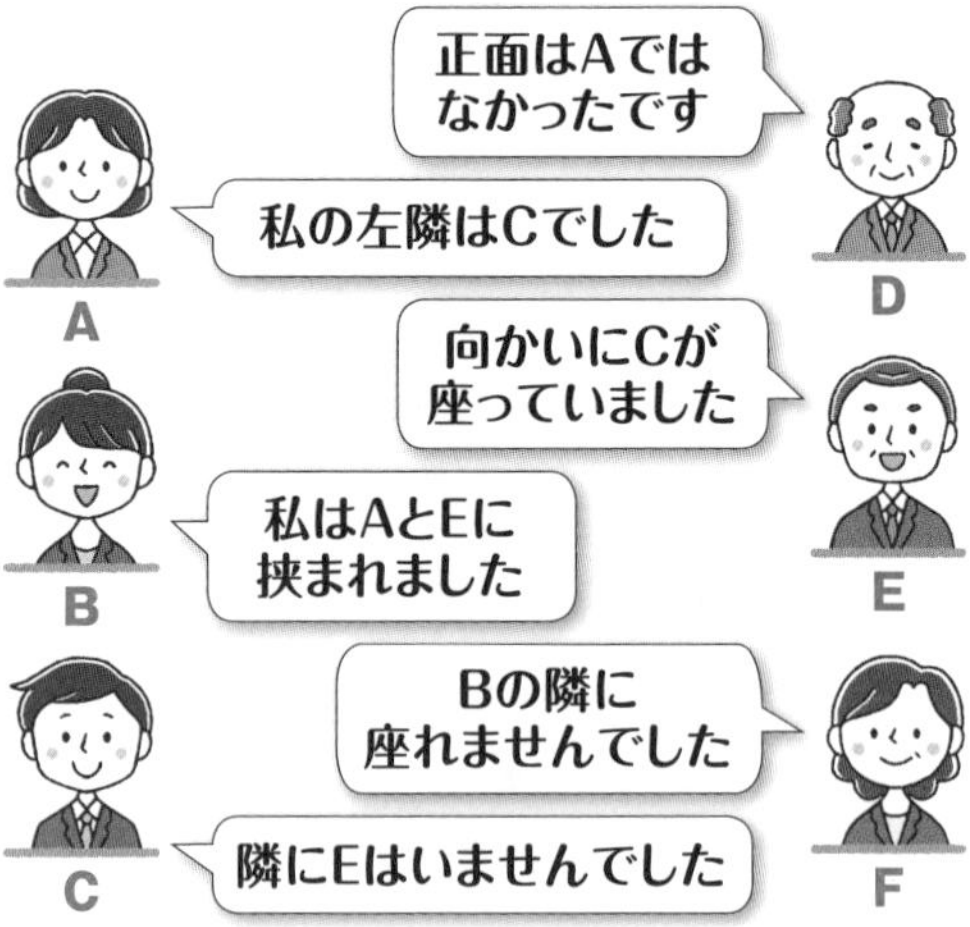

D: 正面はAではなかったです
A: 私の左隣はCでした

B: 私はAとEに挟まれました

解答　問1 ①A ②B ③C ④E ⑤F、問2 ①B ②A ③D ④F ⑤E

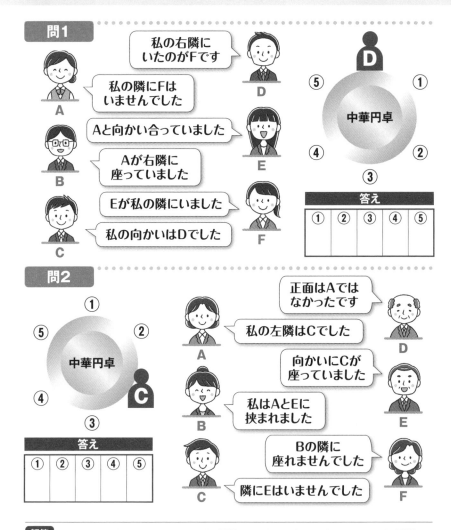

思考力アップ

脳トレ 36

ひらがな計算

脳活度ランク 4
★★★★☆

正答数 /18問

ひらがなで書かれた①～⑱までの計算式を、頭の中で数字と＋・－の計算記号に置き換えて解答を導き出してください。数字は1ケタか2ケタです。できるだけメモをしないで、暗算で計算していきましょう。

目標時間

50代まで	60代	70代以上
15分	20分	30分

❶にたすごたすいちひくよんひくさん＝□
❷ごひくさんたすななひくはちたすろく＝□
❸よんたすにひくさんたすななひくはち＝□
❹はちひくよんたすななひくにたすさん＝□
❺きゅうたすごひくにたすはちひくろく＝□
❻さんひくいちたすよんたすにひくごたすろく＝□
❼ろくたすさんひくはちたすよんひくにたすご＝□
❽ななひくさんたすろくひくごひくよんたすきゅう＝□
❾よんたすななひくさんたすはちひくろくひくよん＝□
❿きゅうひくにたすはちたすろくひくごたすなな＝□
⓫はちたすじゅうにひくじゅうひくよん＝□
⓬ななたすきゅうたすじゅうよんひくじゅうさん＝□
⓭さんじゅうろくひくじゅうはちひくさんたすきゅう＝□
⓮ななじゅうろくひくよんじゅうろくひくななひくよん＝□
⓯にじゅうさんひくななたすじゅうななひくろく＝□
⓰ごじゅうひくにじゅうごひくじゅうごたすじゅうはち＝□
⓱じゅうろくたすじゅうよんひくじゅうななひくじゅうに＝□
⓲にじゅういちひくじゅうさんたすじゅうよんひくじゅうご＝□

解答
❶1、❷7、❸2、❹12、❺14、❻9、❼8、❽10、❾6、
❿23、⓫6、⓬17、⓭24、⓮19、⓯27、⓰28、⓱1、⓲7

記憶力アップ

脳トレ 37

ことわざパズル

脳活度ランク 3 ★★★☆☆

正答数 /7問

各問、なじみのあることわざを1字1字分解して並べ替えています。正しく並べ替えてください。なお、問1～3は漢字を使っていますが、問4以降は漢字を用いず、ひらがなで示しています。

目標時間

50代まで	60代	70代以上
8分	10分	13分

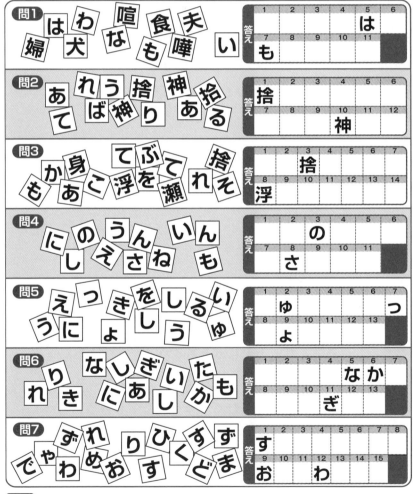

問1

は わ 喧 食 夫 婦 犬 な も 嘩 い

答え

1	2	3	4	5	6
				は	
7	8	9	10	11	
も					

問2

あ れ う 捨 神 拾 て ば 神 り あ る

答え

1	2	3	4	5	6
捨					
7	8	9	10	11	12
			神		

問3

か 身 て ぶ て 捨 も あ こ 浮 を 瀬 れ そ

答え

1	2	3	4	5	6	7
		捨				
8	9	10	11	12	13	14
浮						

問4

に の う ん い ん し え さ ね も

答え

1	2	3	4	5	6
		の			
7	8	9	10	11	
	さ				

問5

え っ き を し る い う に ょ し う ゅ

答え

1	2	3	4	5	6	7
	ゅ					っ
8	9	10	11	12	13	
	ょ					

問6

り な し ぎ い た れ き に あ し か も

答え

1	2	3	4	5	6	7
				な	か	
8	9	10	11	12	13	
			ぎ			

問7

ず れ り ひ す ず で ゃ わ め お す く ど ま

答え

1	2	3	4	5	6	7	8
す							
9	10	11	12	13	14	15	
お			わ				

解答

問1 夫婦喧嘩は犬も食わない、問2 捨てる神あれば拾う神あり、問3 身を捨ててこそ浮かぶ瀬もあれ、問4 いしのうえにもさんねん、問5 きゅうしにいっしょうをえる、問6 したしきなかにもれいぎあり、問7 すずめひゃくまでおどりわすれず

注意力アップ

脳トレ 38

名画間違い探し

上の絵（原画）と下の絵をよく見比べて、それぞれ7つの間違いを見つけてください。間違いを見つけたら、下の絵に○をつけて囲みましょう。解答は下の欄外に示しています。

脳活度ランク 3
★★★☆☆

正答数
／7問

目標時間

50代まで	60代	70代以上
5分	7分	10分

ヴィーナスの誕生

サンドロ・ボッティチェッリ

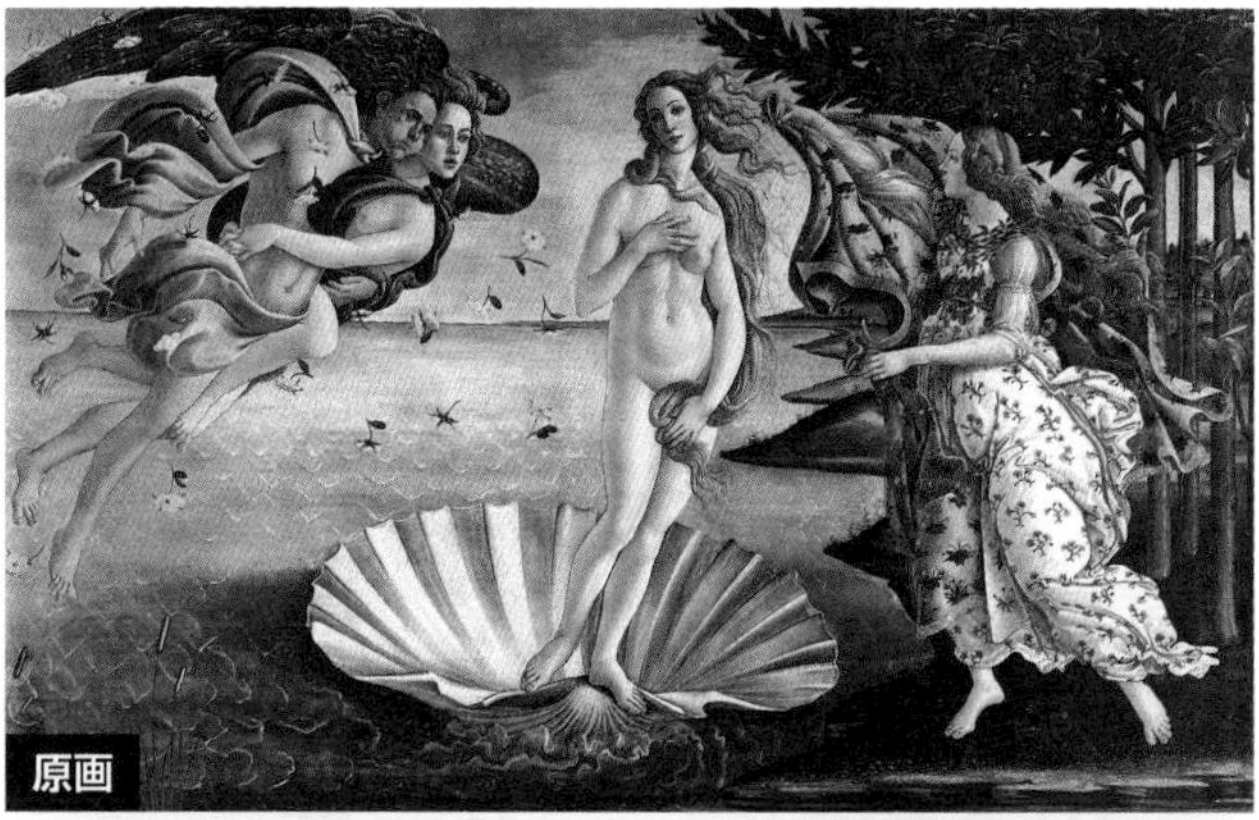
原画

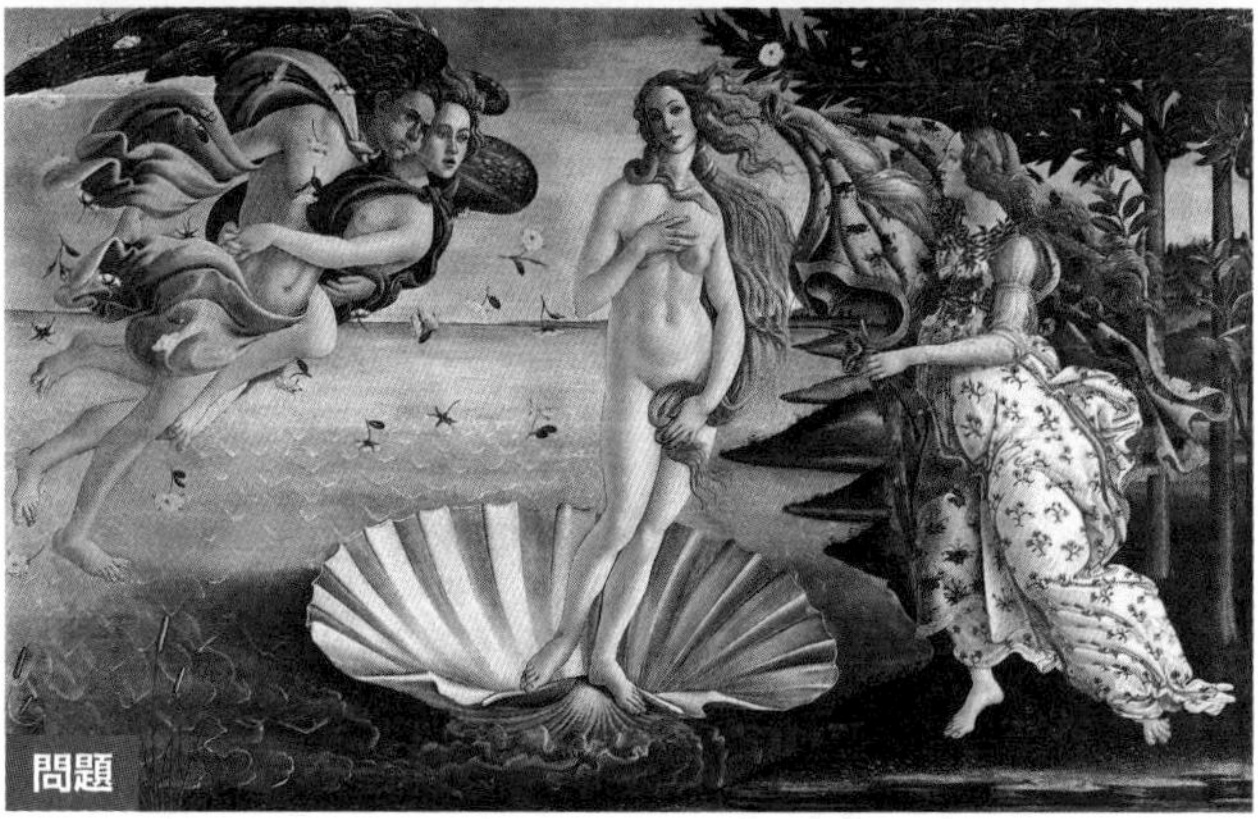
問題

サンドロ・ボッティチェッリ
（1445～1510年）
15世紀後半に活躍したイタリアの画家で、宗教や神話に関する作品を多く描いた画家。最も有名なのは、この作品『ヴィーナスの誕生』で、ギリシャ神話に登場する愛と美の女神、ヴィーナス誕生の様子を描いている。

●作品ミニ知識
1483年かそれ以前に描かれたといわれている。首の長さなど解剖学的に見ると正確でない表現があるが、全体を見ると不自然さを感じないのが特徴。

解答
❶左下にある足先の向き、❷左側にある手、❸ヴィーナスの髪の量、❹右下にある足、❺中央上部の花、❻ヴィーナスの右後ろに見える陸地、❼右側にある木

注意力アップ

脳トレ 39

カラーリーディング

脳活度ランク 3
★★★☆☆

達成した課題の数 /2問

課題1、課題2の文字に着色された色、もしくは文字を囲む●の地の色を、左から右へと読んでいってください。のんびり行うのではなく、できるだけ素早く読み上げるようにしましょう。

目標時間		
50代まで	60代	70代以上
8分	10分	12分

※上手く音読できたと思ったら、「達成した課題の数」を右上に記録してください。

例題

文字の色や文字を囲む●の地の色を読んでください

緑	黄	赤	みどり	赤	黒	緑	き
あか	あお	みどり	くろ	き	あか	くろ	みどり

課題1

黄 赤 黄 青 黄 緑 黄 黒 緑

黒 緑 青 黄 黄 赤 緑 黄 赤

黒 緑 緑 黄 黒 青 赤 黒 黄

青 緑 青 青 黄 緑 青 黒 青

緑 青 赤 黒 赤 青 赤 黒 黄

課題2

赤 青 みどり 青 緑 黒 赤 き 緑

あお あか 青 黒 緑 黄 あお 赤

あか 青 くろ 青 みどり 青 黄

赤 緑 き あか 黒 赤 青 き 黒

あお 青 緑 き 黒 みどり あお 赤

思考力アップ

脳トレ 40

ピタリ100計算

脳活度ランク 4 ★★★★☆

正答数 /16問

目標時間

50代まで	60代	70代以上
6分	9分	12分

①～⑯で提示されている4つの数字のうち、3つの数字を足すとぴったり100になる組み合わせがあります。この組み合わせに当てはまらない数字が何かを答えてください。できるだけ早く答えましょう。

①

17	13
60	23

②

51	34
15	30

③

36	44
28	20

④

28	39
33	35

⑤

25	36
11	53

⑥

9	46
47	7

⑦

41	36
23	52

⑧

16	21
66	18

⑨

21	55
28	24

⑩

38	48
14	22

⑪

18	71
69	11

⑫

31	38
27	35

⑬

37	32
36	27

⑭

12	57
18	31

⑮

26	35
39	34

⑯

27	29
49	24

解答

①13 ②30 ③28 ④35 ⑤25 ⑥9 ⑦52 ⑧21
⑨28 ⑩22 ⑪69 ⑫31 ⑬32 ⑭18 ⑮34 ⑯29

記憶力アップ

脳トレ 41

漢字熟語しりとり

脳活度ランク 4 ★★★★☆

正答数 /8問

7つの漢字を使い、二字熟語をしりとりで作ります。できた二字熟語の右側の漢字が、次の二字熟語の左側の漢字になります。答えの最初と最後の漢字は1度しか使いません。うまくつながるようマスをうめてください。

目標時間		
50代まで	60代	70代以上
14分	18分	22分

問1 煮黄貨街卵角金

街□ ▶ □□ ▶ □□ ▶
□□ ▶ □□ ▶ □□

問2 得圧士伝策気説

伝□ ▶ □□ ▶ □□ ▶
□□ ▶ □□ ▶ □□

問3 学心博慣万習用

万□ ▶ □□ ▶ □□ ▶
□□ ▶ □□ ▶ □□

問4 図句点星鑑火俳

俳□ ▶ □□ ▶ □□ ▶
□□ ▶ □□ ▶ □□

問5 寝形就相疑手容

□□ ▶ □□ ▶ 相□ ▶
□□ ▶ □□ ▶ □□

問6 倒地紙移産転表

□□ ▶ □□ ▶ 倒□ ▶
□□ ▶ □□ ▶ □□

問7 日見程月紅当葉

□□ ▶ □□ ▶ 月□ ▶
□□ ▶ □□ ▶ □□

問8 質根言性大格素

□□ ▶ □□ ▶ 性□ ▶
□□ ▶ □□ ▶ □□

解答
問1 街角→角煮→煮卵→卵黄→黄金→金貨、問2 伝説→説得→得策→策士→士気→気圧、
問3 万博→博学→学習→習慣→慣用→用心、問4 俳句→句点→点火→火星→星図→図鑑、
問5 就寝→寝相→相手→手形→形容→容疑、問6 移転→転倒→倒産→産地→地表→表紙、
問7 紅葉→葉月→月見→見当→当日→日程、問8 大根→根性→性格→格言→言質→質素

記憶力アップ

脳トレ 42

歴史人名クイズ

脳活度ランク 5 ★★★★★

正答数 /11問

各問の文章を読んで、思い当たる歴史上の人物名を推測し、漢字で書いてください。解答欄にヒントの漢字が書かれているものもあります。なお、右下の漢字もヒントで、1問につき1文字使用します。

目標時間

50代まで	60代	70代以上
6分	9分	13分

問1 平安時代の貴族・歌人。伊勢物語の主人公と同一視される。

在□□□

問2 美濃のマムシ。織田信長の義父。

□□□三

問3 「槍の又左」の異名を持つ。加賀百万石の礎を築いた。

□□□家

問4 「巌流島の決闘」で有名な二刀流の剣豪。『五輪書』の作者。

□□□□

問5 江戸幕府の財政難解消に尽力。当時、賄賂政治家といわれた。

田□□□

問6 本姓は安藤。「東海道五十三次」で有名な浮世絵師。

□□□重

問7 江戸幕府最後の第15代将軍。大政奉還を成した。

□川□□

問8 『五重塔』や『運命』の作者。尾崎紅葉とともに一時代を築いた。

□□□伴

問9 短編小説を得意とする文豪。『羅生門』『蜘蛛の糸』が有名。

□□□之□

問10 岩手を代表する詩人・童話作家。『銀河鉄道の夜』を著す。

□沢□□

問11 強いリーダーシップで、戦後処理に尽力した45代総理大臣。

□□□

ヒント

治 利 芥 露
蔵 業 歌 意
慶 茂 斎

解答

問1 在原業平、問2 斎藤道三、問3 前田利家、問4 宮本武蔵、問5 田沼意次、問6 歌川広重、問7 徳川慶喜、問8 幸田露伴、問9 芥川龍之介、問10 宮沢賢治、問11 吉田茂

注意力アップ

脳トレ **43**

かな拾い音読

脳活度ランク　4
★★★★☆

正答数　　/3問

ひらがなで書かれた以下の文章を音読しながら、問1〜3にあるひらがなの文字が何回出てきたかを答えてください。1回の音読につき、拾うひらがなは1種類にします。できるだけメモをしないで音読しましょう。

目標時間

50代まで	60代	70代以上
10分	15分	20分

課題 A

『ごん狐』より
（新美南吉 作）

問1	「ん」は何回出てきますか？	解答	回
問2	「な」は何回出てきますか？	解答	回
問3	「い」は何回出てきますか？	解答	回

　これは、わたしがちいさいときに、むらのもへいというおじいさんからきいたおはなしです。

　むかしは、わたしたちのむらのちかくの、なかやまというところにちいさなおしろがあって、なかやまさまというおとのさまが、おられたそうです。

　そのなかやまから、すこしはなれたやまのなかに、「ごんぎつね」というきつねがいました。ごんは、ひとりぼっちのこぎつねで、しだのいっぱいしげったもりのなかにあなをほってすんでいました。そして、よるでもひるでも、あたりのむらへでてきて、いたずらばかりしました。

　はたけへはいっていもをほりちらしたり、なたねがらの、ほしてあるのへひをつけたり、ひゃくしょうやのうらてにつるしてあるとんがらしをむしりとって、いったり、いろんなことをしました。

　あるあきのことでした。に、さんにちあめがふりつづいたそのあいだ、ごんは、そとへもでられなくてあなのなかにしゃがんでいました。

　あめがあがると、ごんはほっとしてあなからはいでました。そらはからっとはれていて、もずのこえがきんきん、ひびいていました。

解答

課題A：問1 12個、問2 15個、問3 25個

参考文献：『ごん狐』（青空文庫）

思考力アップ

脳トレ 44

手の指ポーズ

脳活度ランク 3 ★★★☆☆

正答数 /7問

最初のポーズから、問1～問7のように指を動かしたときにどうなるかを最後のポーズよりおのおの選んでください。問1～問7で答えが重複する場合があります。なるべく、頭の中で考え、答えを導きましょう。

目標時間

50代まで	60代	70代以上
5分	7分	10分

最初のポーズ

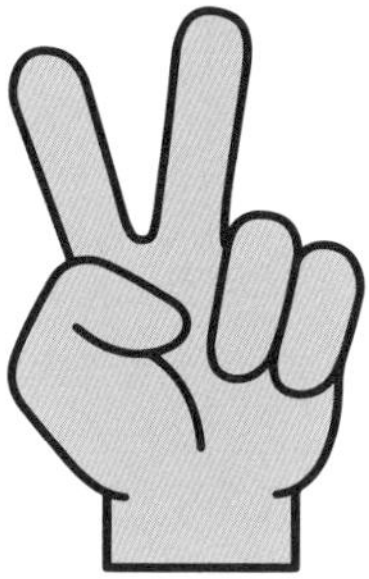

最後のポーズ

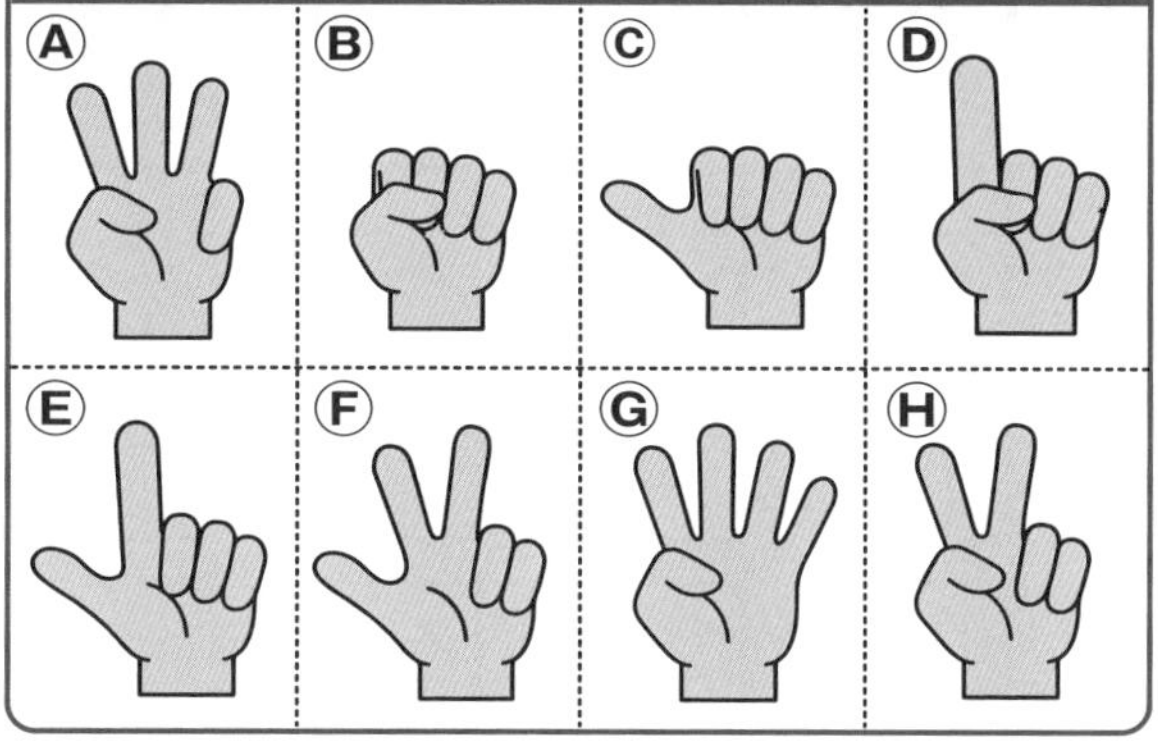

※曲げている指と伸ばしている指が合っていれば、イラストのポーズと全く同じでなくてもいい。

問1 小指を伸ばして、親指を伸ばす。中指を曲げて、小指を曲げる。 解答 ＿

問2 親指を伸ばして、中指を曲げる。
人さし指を曲げないで、親指を曲げる。 解答 ＿

問3 中指をそのままにして、人さし指を曲げる。
親指を伸ばして、中指を曲げ、人さし指を伸ばさない。 解答 ＿

問4 親指を伸ばして、人さし指を曲げる。
薬指を伸ばしたら、人さし指を伸ばして、親指を曲げる。 解答 ＿

問5 人さし指を曲げて、親指を伸ばす。
薬指を伸ばして、人さし指を伸ばしたら、薬指を曲げる。 解答 ＿

問6 中指を曲げて、小指を伸ばし、親指を伸ばさない。
中指を伸ばし、小指を曲げないで、薬指を伸ばす。 解答 ＿

問7 小指を伸ばして、中指を曲げる。
親指を伸ばして、小指を曲げる、中指を伸ばして、親指を曲げる。 解答 ＿

解答 問1 Ⓔ、問2 Ⓓ、問3 Ⓒ、問4 Ⓐ、問5 Ⓕ、問6 Ⓖ、問7 Ⓗ

記憶力アップ

脳トレ 45

二字熟語足し算

脳活度ランク 4
★★★★☆

正答数 /9問

問題の各マスには、ある二字熟語を構成する漢字の一部がバラバラに分割されて書かれています。それらを足し算のように頭の中で組み合わせ、できあがる二字熟語を解答欄に書いてください。

目標時間

50代まで	60代	70代以上
10分	15分	20分

問1 吾 + ツ + 言 + 甲 = □□

問2 見 + 土 + 衣 + 王 = □□

問3 及 + 口 + 口 + 乎 = □□

問4 夬 + 文 + 氵 + 寸 = □□

問5 亠 + 及 + 冋 + 糸 = □□

問6 木 + 言 + 口 + 亻 + 正 = □□

問7 日 + 尸 + 王 + 土 + 出 = □□

問8 力 + 車 + 重 + 冖 + 辶 = □□

問9 泉 + 王 + 厂 + 月 + 頁 + 亡 = □□

解答

問1 単語、問2 表現、問3 呼吸、問4 対決、問5 高級、
問6 保証、問7 理屈、問8 運動、問9 願望

記憶力アップ

脳トレ 46

昭和のクロスパズル

脳活度ランク 4
★★★★☆

正答数
/14問

目標時間

50代まで	60代	70代以上
5分	7分	10分

①〜⑭は、昭和のお笑いに関する話題を表しています。○に入る言葉をひらがなで、番号ごとに解答欄をうめてください。二重マスを縦に読むと、AとBの言葉が浮かび上がります。敬称略。

問題A 本名では映画監督としても有名

❶ 昭和36年から放送されたバラエティ番組「シャボン玉ホリデー」で、植木等が出番を間違えて出てきて、「○○○○○?こりゃまた失礼いたしました!」というギャグが流行。
❷ ザ・ドリフターズのコントの雷様が当たり役で、ウクレレ奏者としても有名なメンバーといえば高木○○。
❸ 三波伸介、戸塚睦夫、伊東四朗がメンバーで、昭和36年に結成され活躍したお笑いグループといえば、てんぷく○○○。
❹ 昭和44年から放送された「巨泉×前武ゲバゲバ90分!」で人気を博したクレージーキャッツのハナ肇のギャグで、コミックソングも作られたのは「あっと驚く○○○○○」
❺「だめだこりゃ」「次行ってみよう」などのギャグが有名な、ザ・ドリフターズのリーダーといえば、いかりや○○○○○。
❻ 昭和39年からフジテレビ系で毎年放送されていたお正月恒例の大型バラエティ番組といえば「新春○○○○○大会」

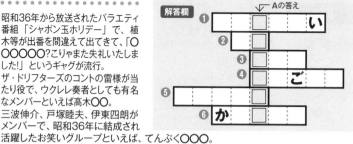

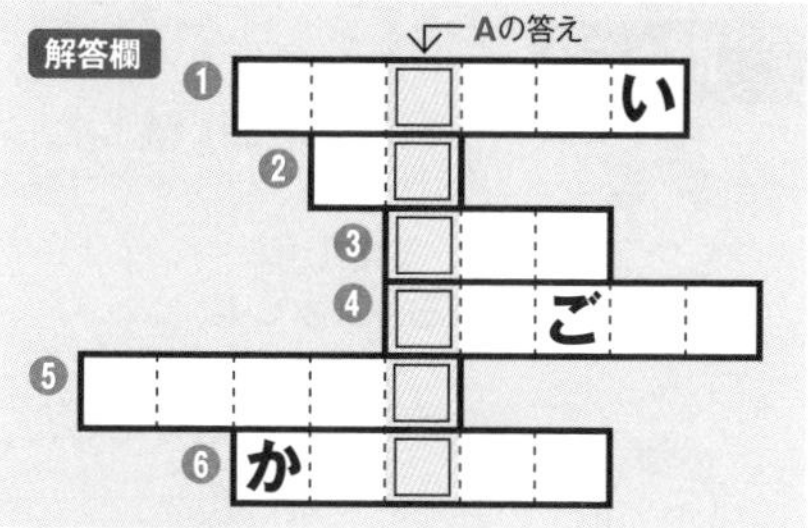

問題B 医療漫談で人気を博した

❼ ザ・ドリフターズの人気番組「8時だョ!全員集合」（昭和44〜60年）で、色っぽい音楽とともにストリッパーの真似をした加藤茶がいうギャグといえば「ちょっと○○○」
❽ 1960年代に人気を博したクレイジーキャッツのメンバーである谷啓の一発ギャグといえば「○○○○○」
❾ 司会を務める落語家の桂文枝（桂三枝）の定番ギャグがタイトルに盛り込まれた、昭和46年から現在まで放送されている長寿トーク番組といえば「新婚さん○○○○○○!」
❿ 昭和30年代後半に流行した藤田まことのギャグといえば、「あたり前田の○○○○○」
⓫ 昭和56年から放送が始まった、明石家さんまや島田紳助、山田邦子が出演していたフジテレビ系のバラエティ番組といえば「○○○○ひょうきん族」
⓬ 昭和49年にザ・ドリフターズを脱退した荒井注のギャグといえば「なんだ○○○○○」
⓭「飛びます、飛びます」「なんでそうなるの」などのギャグで知られるコント55号は、萩本欽一と○○○○二郎のコンビ。
⓮ 昭和55年に結成し、「夕焼けニャンニャン」「オールナイトフジ」などで活躍した木梨憲武と石橋貴明のコンビといえば○○○○○。

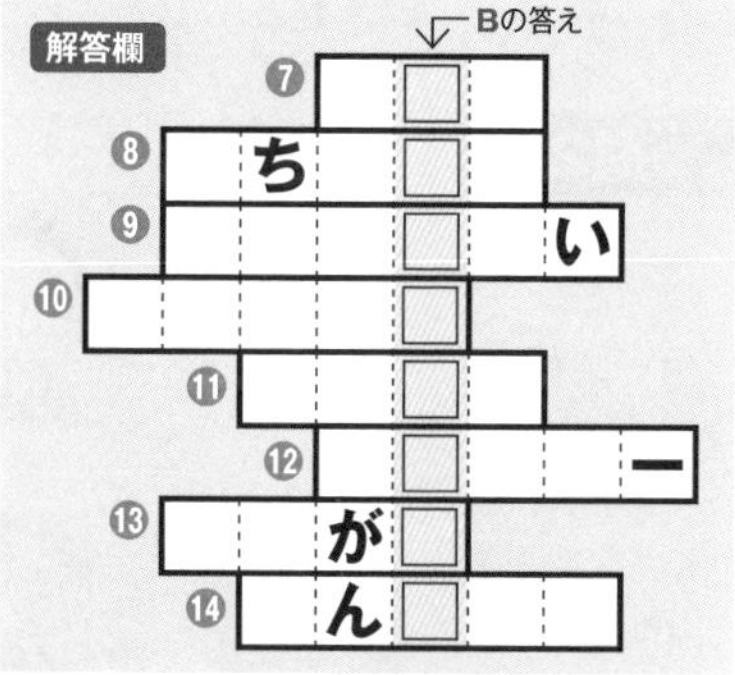

解答

❶およびでない、❷ぶー、❸とりお、❹ためごろう（「ためごろー」も可）、❺ちょうすけ、❻かくしげい（Aは「びーとたけし」）、❼だけよ、❽がちょーん、❾いらっしゃい、❿くらっかー、⓫おれたち、⓬ばかやろー、⓭さかがみ、⓮とんねるず（Bは「けーしーたかみね」）

思考力アップ

脳トレ 47

中華円卓ロジック

脳活度ランク 4 ★★★★☆

正答数 /2問

目標時間

50代まで	60代	70代以上
8分	10分	12分

A～Fの6人が中華料理を食べに行ったときの席について話し合っています。話の内容から推測して、図に表示されている1人を除いた5人が①～⑤のどこに座っているかを答えてください。

問1

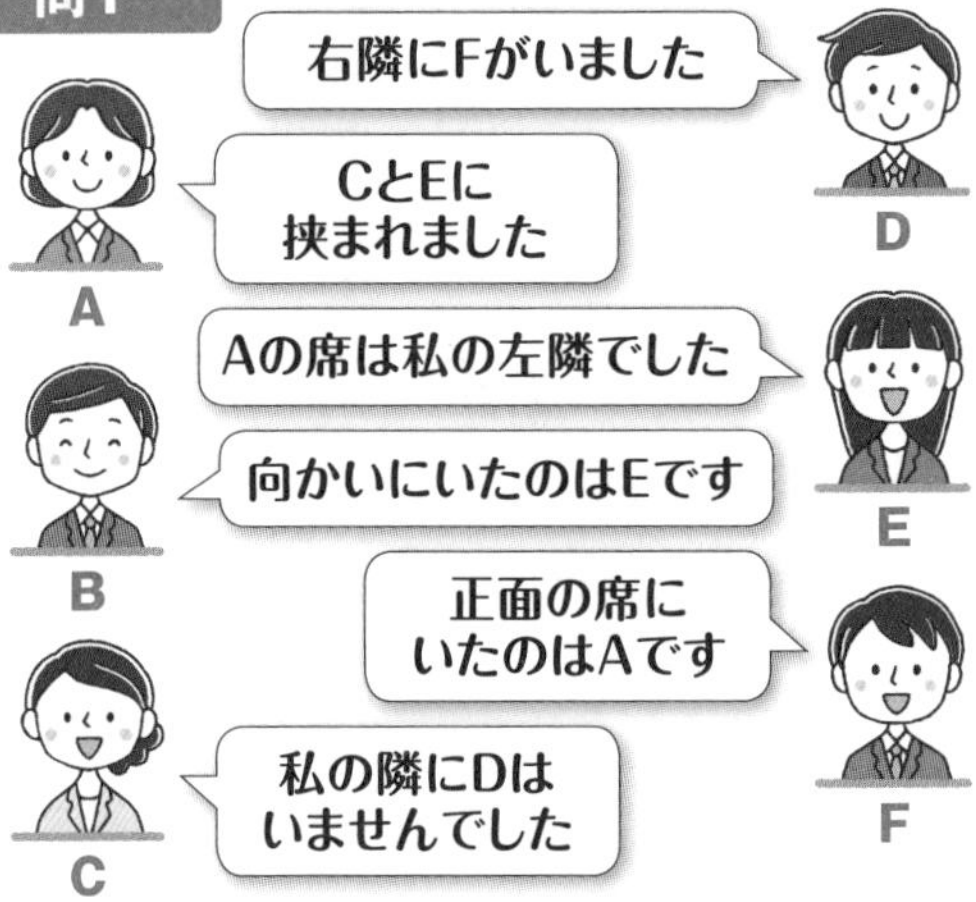

CとEに挟まれました

Aの席は私の左隣でした

右隣にFがいました

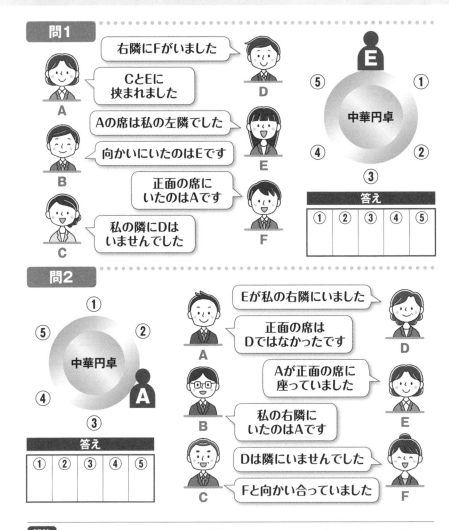

答え

①	②	③	④	⑤

問2

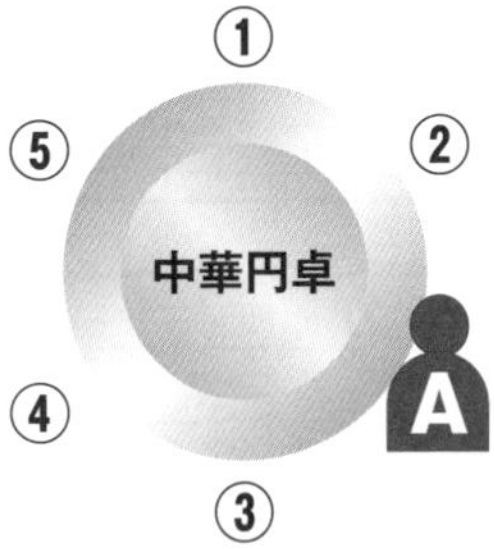

答え

①	②	③	④	⑤

Eが私の右隣にいました
D
正面の席はDではなかったです
A
Aが正面の席に座っていました
E
私の右隣にいたのはAです
B
Dは隣にいませんでした
F
Fと向かい合っていました
C

解答 問1 ①A ②C ③B ④F ⑤D、問2 ①D ②C ③B ④F ⑤E

思考力アップ

脳トレ 48

ひらがな計算

脳活度ランク 4
★★★★☆

正答数
/18問

目標時間

50代まで	60代	70代以上
15分	20分	30分

ひらがなで書かれた①～⑱までの計算式を、頭の中で数字と＋・－の計算記号に置き換えて解答を導き出してください。数字は1ケタか2ケタです。できるだけメモをしないで、暗算で計算していきましょう。

❶ななひくいちひくよんたすさんたすに＝□
❷にたすななひくごたすよんひくろく＝□
❸きゅうひくさんたすよんひくにたすいち＝□
❹はちたすよんひくさんたすにひくなな＝□
❺ろくひくにたすきゅうたすはちひくさん＝□
❻いちたすろくたすにひくさんひくごたすよん＝□
❼さんひくにたすはちひくろくたすよんひくご＝□
❽よんたすろくひくきゅうたすさんひくいちたすなな＝□
❾ごひくさんたすななたすよんひくろくたすきゅう＝□
❿ななたすろくひくにたすごたすきゅうひくはち＝□
⓫じゅうよんひくよんたすじゅうたすご＝□
⓬じゅうにたすじゅうさんひくごひくに＝□
⓭ななたすろくたすじゅうななひくじゅうご＝□
⓮さんじゅうひくじゅうきゅうひくいちたすなな＝□
⓯じゅうよんたすじゅうはちひくよんたすきゅう＝□
⓰ろくじゅうろくひくよんじゅうろくひくじゅうたすじゅうさん＝□
⓱にじゅうよんひくじゅうにたすじゅうはちひくじゅう＝□
⓲じゅうさんたすじゅうななひくじゅうよんたすにじゅうなな＝□

解答
❶7、❷2、❸9、❹4、❺18、❻5、❼2、❽10、❾16、
❿17、⓫25、⓬18、⓭15、⓮17、⓯37、⓰23、⓱20、⓲43

認知症に
ならない！させない！
世界の実証メソッドを網羅！
脳の名医が教える
最高の脳活大全

2021年 11月16日　第1刷発行

編集人	石井弘行
編集	わかさ出版／水城孝敬
編集協力	オーエムツー／荻 和子　梅沢和子
装丁	下村成子
本文デザイン	赤坂デザイン制作所
イラスト	魚住理恵子　長尾道子　前田達彦
料理制作	廣瀬綾子（料理教室1/f）
発行人	山本周嗣
発行所	株式会社文響社 〒105-0001　東京都港区虎ノ門2丁目2－5 共同通信会館9階 ホームページ　https://bunkyosha.com お問い合わせ　info@bunkyosha.com
印刷	三松堂株式会社
製本	古宮製本株式会社

ISBN 978-4-86651-384-3

P166~ のドリル問題は『脳活道場』（わかさ出版刊）に掲載されたものを一部改変の上、収録しています。

本書は専門家の監修のもと安全性に配慮して編集していますが、本書の内容を実践して万が一体調が悪化する場合は、すぐに中止して医師にご相談ください。また、疾患の状態には個人差があり、本書の内容がすべての人に当てはまるわけではないことをご承知おきのうえご覧ください。